anatomía del
pilates

Título original: *The Student's Manual of Pilates Anatomy*

© 2025 Librero b.v. (edición española)
www.librero.nl

© 2025 Quarto Publishing plc

Concepto, diseño y producción de este libro:
The Bright Press, un sello editorial de The Quarto Group

Edición: James Evans
Dirección editorial: Isheeta Mustafi
Redacción: Nick Pierce
Dirección artística: James Lawrence
Dirección del proyecto: David Price-Goodfellow
Diseño: Namrita Price-Goodfellow
Ilustraciones (anatomía): Dra. Joanna Butler (medical-artist.com)
Ilustraciones (pasos): Robert Brandt

Créditos fotográficos
Página 52: Sianstock/Shutterstock.
Página 53, izquierda: catalin eremia/Shutterstock.
Página 53, derecha: Avocado_studio/Shutterstock.

Producción de la edición española:
Traducción: Esther García y Anabel Martín para Delivering iBooks & Design
Redacción y maquetación: Delivering iBooks & Design, Barcelona

Distribución exclusiva de la edición española:
Librero IBP S. L.
C/ Paseo de los Olmos, n.º 20
Planta 1.ª, oficina 7
28005 Madrid, España
www.librero-ibp.es

Impreso en China
ISBN: 978-94-6499-027-0

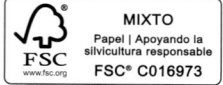

MIXTO
Papel | Apoyando la
silvicultura responsable
FSC® C016973

Se han realizado todos los esfuerzos posibles para garantizar que la información recogida en este libro
sea correcta. En caso de error u omisión al consignar los derechos de autor de las imágenes incluidas en la
obra, Librero b.v. pide disculpas y se compromete a enmendar la información en futuras ediciones del libro.

Se recomienda que cualquier persona que esté considerando participar en un programa de ejercicios consulte
a un médico antes de comenzar, y que nadie intente realizar un ejercicio nuevo sin la supervisión de un profesional
cualificado. Aunque se ha tenido mucho cuidado al presentar este material, la información anatómica y médica
no pretende reemplazar el consejo médico profesional. Ni los autores ni el editor serán responsables de ningún
tipo de daño o perjuicio causado por el mal uso de la información contenida en este libro.

anatomía del
pilates

Posturas esenciales analizadas, explicadas e ilustradas

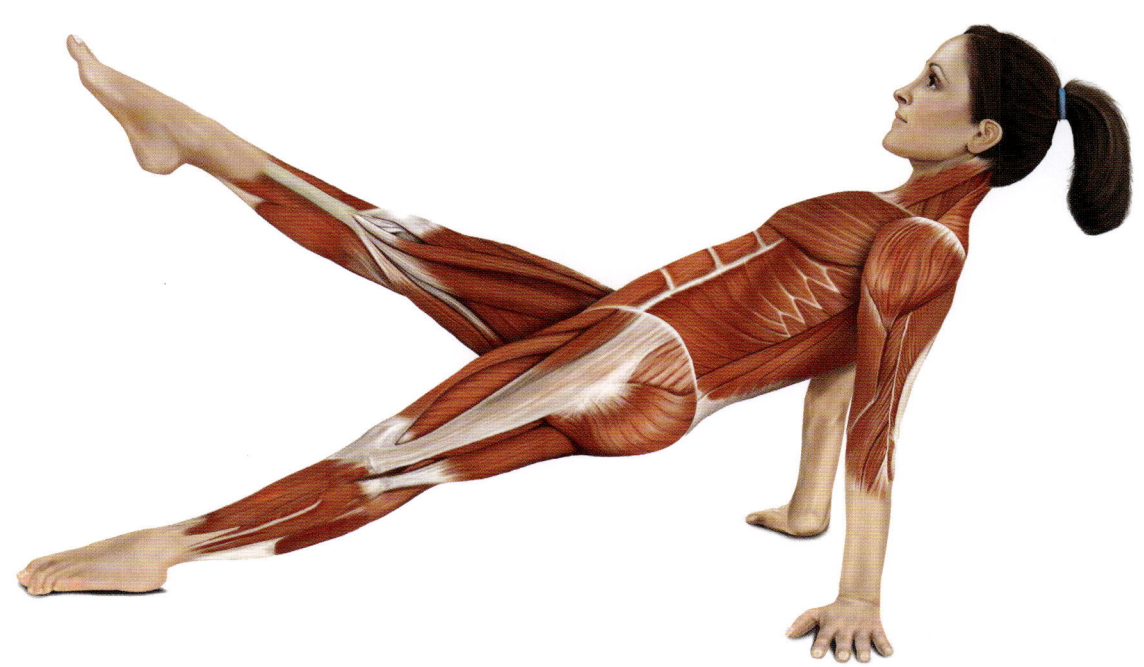

Joni Jacobs y Michelle Pettet

Librero

Índice

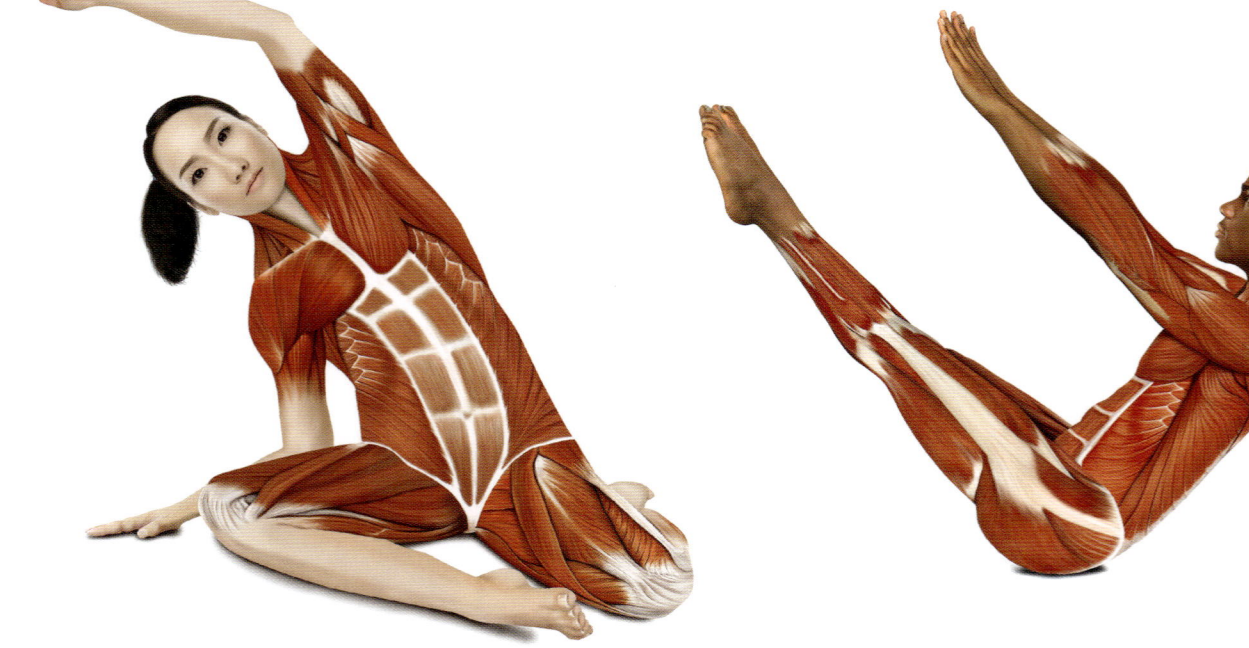

Cómo utilizar este libro

Este libro está organizado en tres secciones: una visión general de anatomía a todo color, una sección sobre los principios y fundamentos del pilates, y una guía ilustrada a todo color de veinticinco ejercicios.

La visión general de anatomía proporciona ilustraciones detalladas y anatómicamente correctas, con etiquetas claras e informativas para los distintos sistemas y regiones del cuerpo.

La siguiente sección, sobre los principios y fundamentos del pilates, examina los orígenes y la historia del pilates, su evolución y sus principios básicos. Además, introduce algunos de los accesorios comunes y aparatos de estudio que se utilizan como parte de un programa de pilates.

Y la última sección, la parte principal, explora veinticinco ejercicios, incluidos algunos del repertorio clásico y sus variaciones, así como otros contemporáneos que se utilizan hoy día en muchos programas de pilates. El método pilates es para todos y este libro pretende ofrecer una pequeña muestra de la gran variedad de ejercicios que pueden modificarse y adaptarse a las necesidades del participante y de su cuerpo.

Cada ejercicio consta de cuatro páginas: las dos primeras páginas proporcionan instrucciones claras y paso a paso para guiarle en la preparación y ejecución del ejercicio, junto con variaciones y consejos útiles; y las dos últimas, más técnicas, contienen información anatómica sobre el ejercicio.

Para terminar, se incluyen tres rutinas de 30 minutos con diferentes niveles de dificultad, basadas en los ejercicios de este libro. El manual que tiene en sus manos está dirigido a profesores de pilates que deseen refrescar sus conocimientos de anatomía, a futuros profesores de pilates que comienzan su camino en la enseñanza, y a entusiastas del pilates que quieran explorar el programa un poco más a fondo.

PÁGINAS DE LA VISIÓN GENERAL DE ANATOMÍA

Esta sección contiene páginas dobles a todo color que ofrecen una visión general de las partes importantes de un sistema corporal en particular.

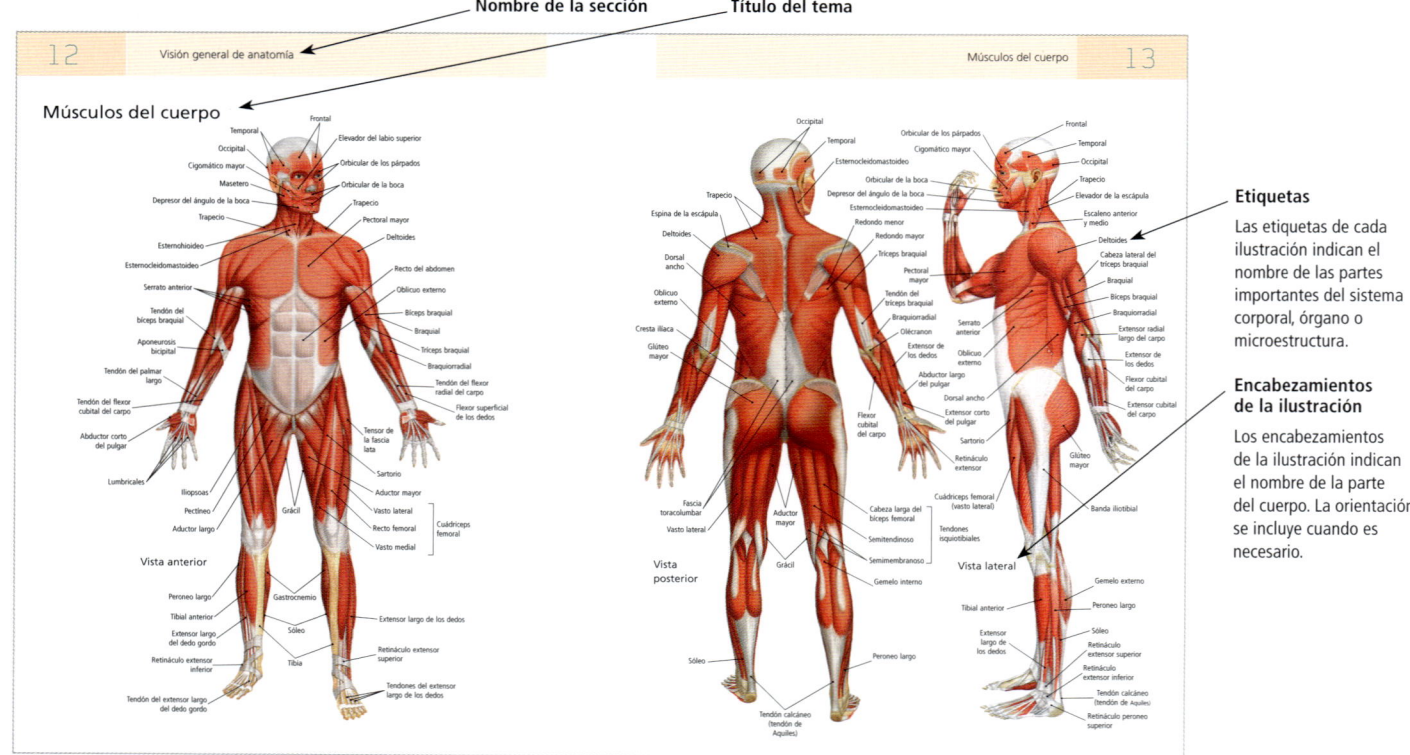

PÁGINAS DE PILATES PASO A PASO

Nombre del capítulo

Nombre del ejercicio

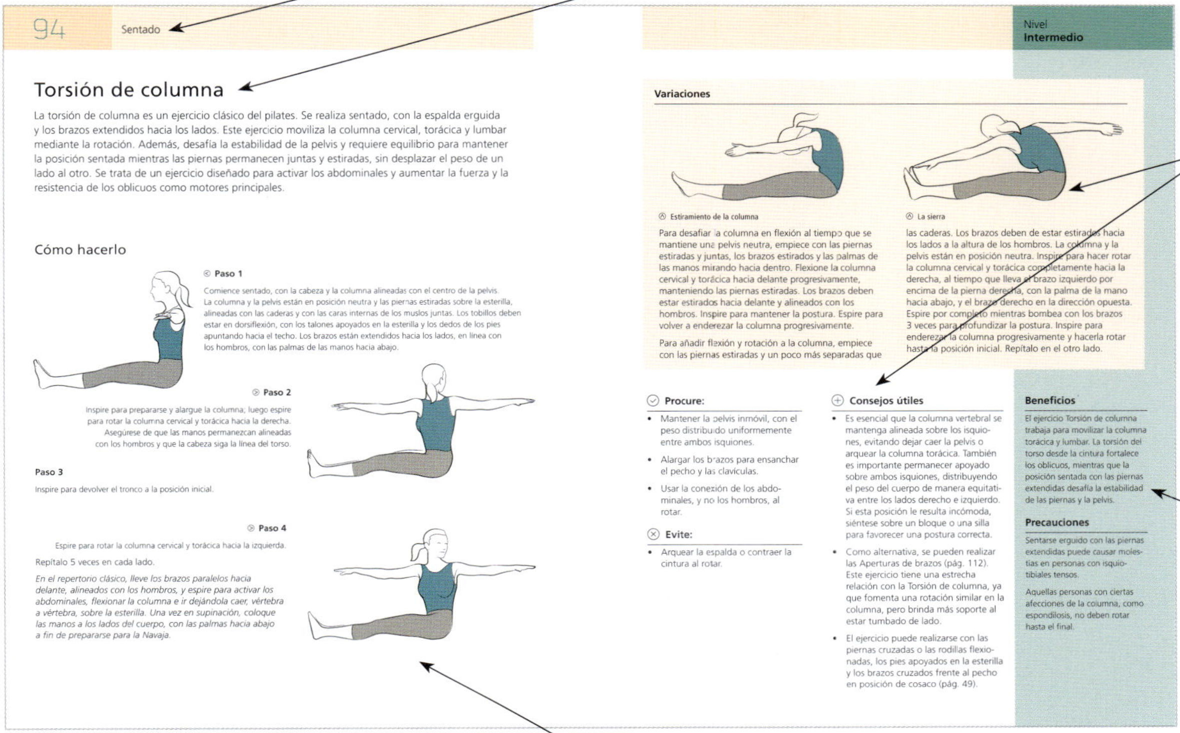

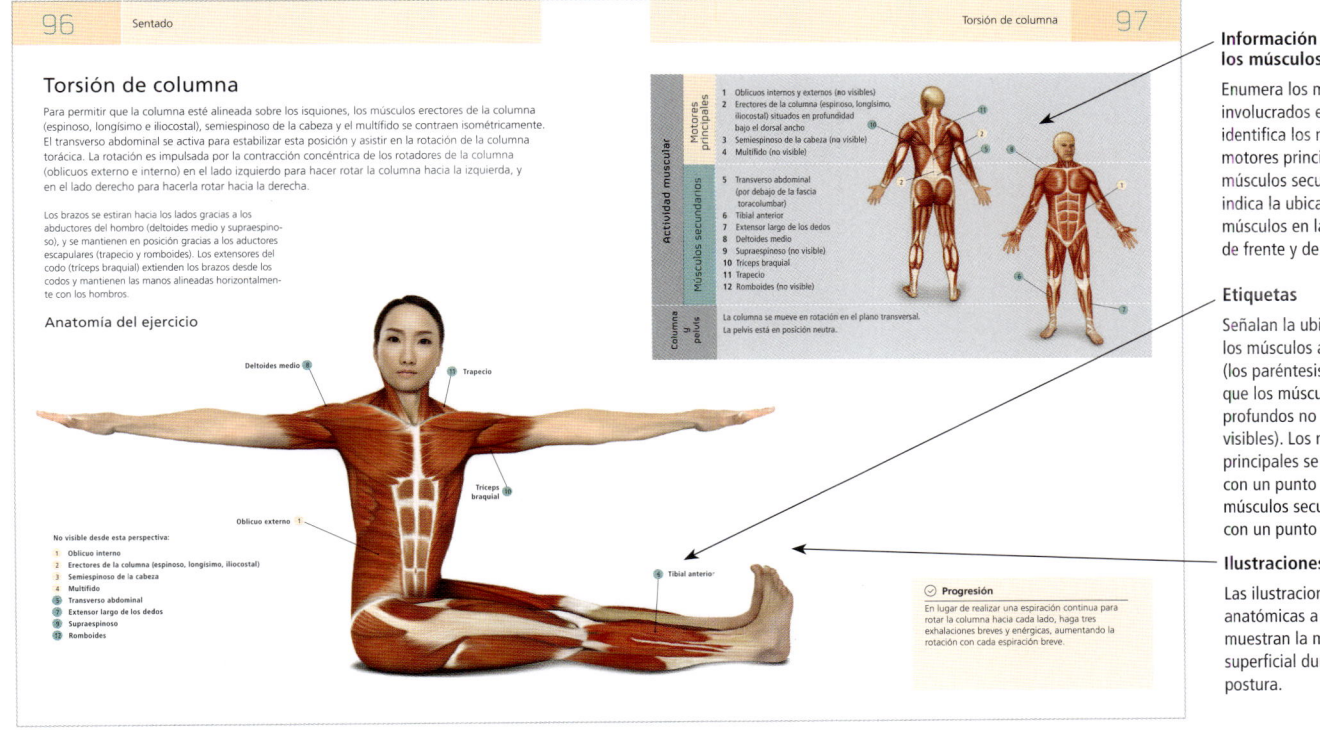

94 Sentado

Nivel **Intermedio**

Torsión de columna

La torsión de columna es un ejercicio clásico del pilates. Se realiza sentado, con la espalda erguida y los brazos extendidos hacia los lados. Este ejercicio moviliza la columna cervical, torácica y lumbar mediante la rotación. Además, desafía la estabilidad de la pelvis y requiere equilibrio para mantener la posición sentada mientras las piernas permanecen juntas y estiradas, sin desplazar el peso de un lado al otro. Se trata de un ejercicio diseñado para activar los abdominales y aumentar la fuerza y la resistencia de los oblicuos como motores principales.

Cómo hacerlo

Paso 1

Comience sentado, con la cabeza y la columna alineadas con el centro de la pelvis. La columna y la pelvis están en posición neutra y las piernas estiradas sobre la esterilla, alineadas con las caderas y con las caras internas de los muslos juntas. Los tobillos deben estar en dorsiflexión, con los talones apoyados en la esterilla y los dedos de los pies apuntando hacia el techo. Los brazos están extendidos hacia los lados, en línea con los hombros, con las palmas de las manos hacia abajo.

Paso 2

Inspire para prepararse y alargue la columna; luego espire para rotar la columna cervical y torácica hacia la derecha. Asegúrese de que las manos permanezcan alineadas con los hombros y que la cabeza siga la línea del torso.

Paso 3

Inspire para devolver el tronco a la posición inicial.

Paso 4

Espire para rotar la columna cervical y torácica hacia la izquierda. Repítalo 5 veces en cada lado.

En el repertorio clásico, lleve los brazos paralelos hacia delante, alineados con los hombros, y espire para activar los abdominales, flexionar la columna e ir dejándola caer, vértebra a vértebra, sobre la esterilla. Una vez en supinación, coloque las manos a los lados del cuerpo, con las palmas hacia abajo a fin de prepararse para la Navaja.

Variaciones

Estiramiento de la columna

Para desafiar la columna en flexión al tiempo que se mantiene una pelvis neutra, empiece con las piernas estiradas y juntas, los brazos estirados y las palmas de las manos mirando hacia dentro. Flexione la columna cervical y torácica hacia delante progresivamente, manteniendo las piernas estiradas. Los brazos deben estar estirados hacia delante para mantener la postura. Espire para volver a enderezar la columna progresivamente.

Para añadir flexión y rotación a la columna, empiece con las piernas estiradas y un poco más separadas que

La sierra

las caderas. Los brazos deben de estar estirados hacia los lados a la altura de los hombros. La columna y la pelvis están en posición neutra. Inspire para hacer rotar la columna cervical y torácica completamente hacia la derecha, al tiempo que lleva el brazo izquierdo por encima de la pierna derecha, con la palma de la mano hacia abajo, y el brazo derecho en la dirección opuesta. Espire por completo mientras bombea con los brazos 3 veces para profundizar la postura. Inspire para enderezar la columna progresivamente y hacerla rotar hasta la posición inicial. Repítalo en el otro lado.

Procure:
- Mantener la pelvis inmóvil, con el peso distribuido uniformemente entre ambos isquiones.
- Alargar los brazos para ensanchar el pecho y las clavículas.
- Usar la conexión de los abdominales, y no los hombros, al rotar.

Evite:
- Arquear la espalda o contraer la cintura al rotar.

Consejos útiles
- Es esencial que la columna vertebral se mantenga alineada sobre los isquiones, evitando dejar caer la pelvis o arquear la columna torácica. También es importante permanecer apoyado sobre ambos isquiones, distribuyendo el peso del cuerpo de manera equitativa entre los lados derecho e izquierdo. Si esta posición le resulta incómoda, siéntese sobre un bloque o una silla para favorecer una postura correcta.
- Como alternativa, se pueden realizar las Aperturas de brazos (pág. 112). Este ejercicio tiene una estrecha relación con la Torsión de columna, ya que fomenta una rotación similar en la columna, pero brinda más soporte al estar tumbado de lado.
- El ejercicio puede realizarse con las piernas cruzadas o las rodillas flexionadas, los pies apoyados en la esterilla y los brazos cruzados frente al pecho en posición de cosaco (pág. 49).

Beneficios

El ejercicio Torsión de columna trabaja para movilizar la columna torácica y lumbar. La torsión del torso desde la cintura fortalece los oblicuos, mientras que la posición sentada con las piernas extendidas desafía la estabilidad de las piernas y la pelvis.

Precauciones

Sentarse erguido con las piernas extendidas puede causar molestias en personas con isquiotibiales tensos.

Aquellas personas con ciertas afecciones de la columna, como espondilosis, no deben rotar hasta el final.

Variaciones / Procure / Evite / Consejos útiles

Contiene información sobre cómo adaptar la postura a la capacidad individual, consejos para perfeccionar la postura y errores comunes que deben evitarse.

Panel informativo

Información básica sobre la postura: su nivel de dificultad, sus beneficios y cualquier contraindicación —como una enfermedad o lesión— que deba tenerse en cuenta.

Instrucciones paso a paso

Indicaciones sencillas para realizar la postura.

PÁGINAS DE ANATOMÍA DE PILATES

96 Sentado

Torsión de columna **97**

Torsión de columna

Para permitir que la columna esté alineada sobre los isquiones, los músculos erectores de la columna (espinoso, longísimo e iliocostal), semiespinoso de la cabeza y el multífido se contraen isométricamente. El transverso abdominal se activa para estabilizar esta posición y asistir en la rotación de la columna torácica. La rotación es impulsada por la contracción concéntrica de los rotadores de la columna (oblicuos externo e interno) en el lado izquierdo para hacer rotar la columna hacia la izquierda, y en el lado derecho para hacerla rotar hacia la derecha.

Los brazos se estiran hacia los lados gracias a los abductores del hombro (deltoides medio y supraespinoso), y se mantienen en posición gracias a los aductores escapulares (trapecio y romboides). Los extensores del codo (tríceps braquial) extienden los brazos desde los codos y mantienen las manos alineadas horizontalmente con los hombros.

Anatomía del ejercicio

Actividad muscular	Motores principales	1 Oblicuos internos y externos (no visibles)
		2 Erectores de la columna (espinoso, longísimo, iliocostal) situados en profundidad bajo el dorsal ancho
		3 Semiespinoso de la cabeza (no visible)
		4 Multífido (no visible)
	Músculos secundarios	5 Transverso abdominal (por debajo de la fascia toracolumbar)
		6 Tibial anterior
		7 Extensor largo de los dedos
		8 Deltoides medio
		9 Supraespinoso (no visible)
		10 Tríceps braquial
		11 Trapecio
		12 Romboides (no visible)
Columna y pelvis		La columna se mueve en rotación en el plano transversal. La pelvis está en posición neutra.

Deltoides medio

Trapecio

Tríceps braquial

Oblicuo externo

No visible desde esta perspectiva:
1 Oblicuo interno
2 Erectores de la columna (espinoso, longísimo, iliocostal)
3 Semiespinoso de la cabeza
4 Multífido
5 Transverso abdominal
7 Extensor largo de los dedos
9 Supraespinoso
12 Romboides

Tibial anterior

Progresión

En lugar de realizar una espiración continua para rotar la columna hacia cada lado, haga tres exhalaciones breves y enérgicas, aumentando la rotación con cada espiración breve.

Información sobre los músculos

Enumera los músculos involucrados en la postura, identifica los músculos motores principales y los músculos secundarios, e indica la ubicación de los músculos en las figuras de frente y de espaldas.

Etiquetas

Señalan la ubicación de los músculos analizados (los paréntesis indican que los músculos más profundos no son visibles). Los motores principales se identifican con un punto beige y los músculos secundarios, con un punto verde.

Ilustraciones

Las ilustraciones anatómicas a todo color muestran la musculatura superficial durante cada postura.

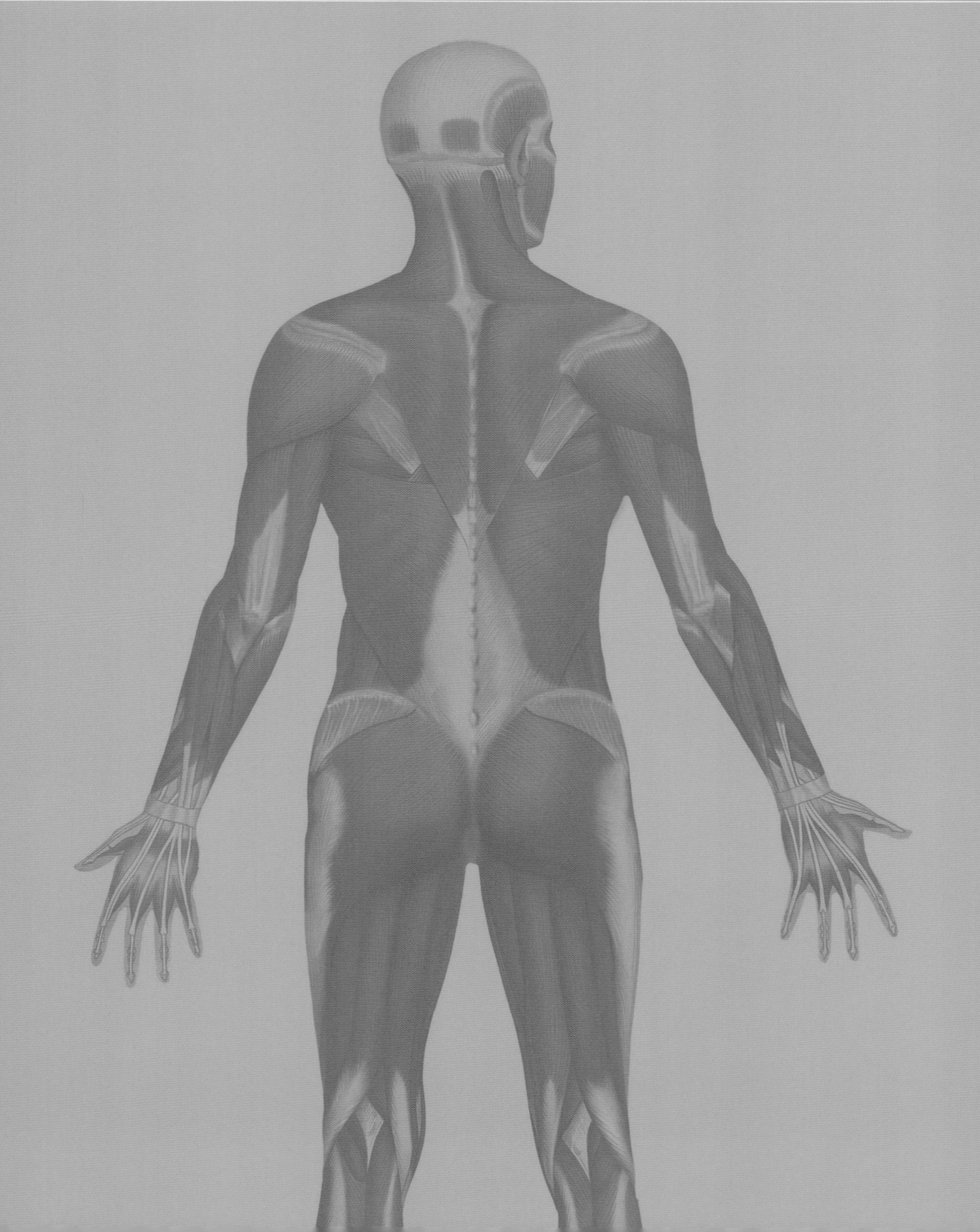

Visión general de anatomía

Regiones del cuerpo

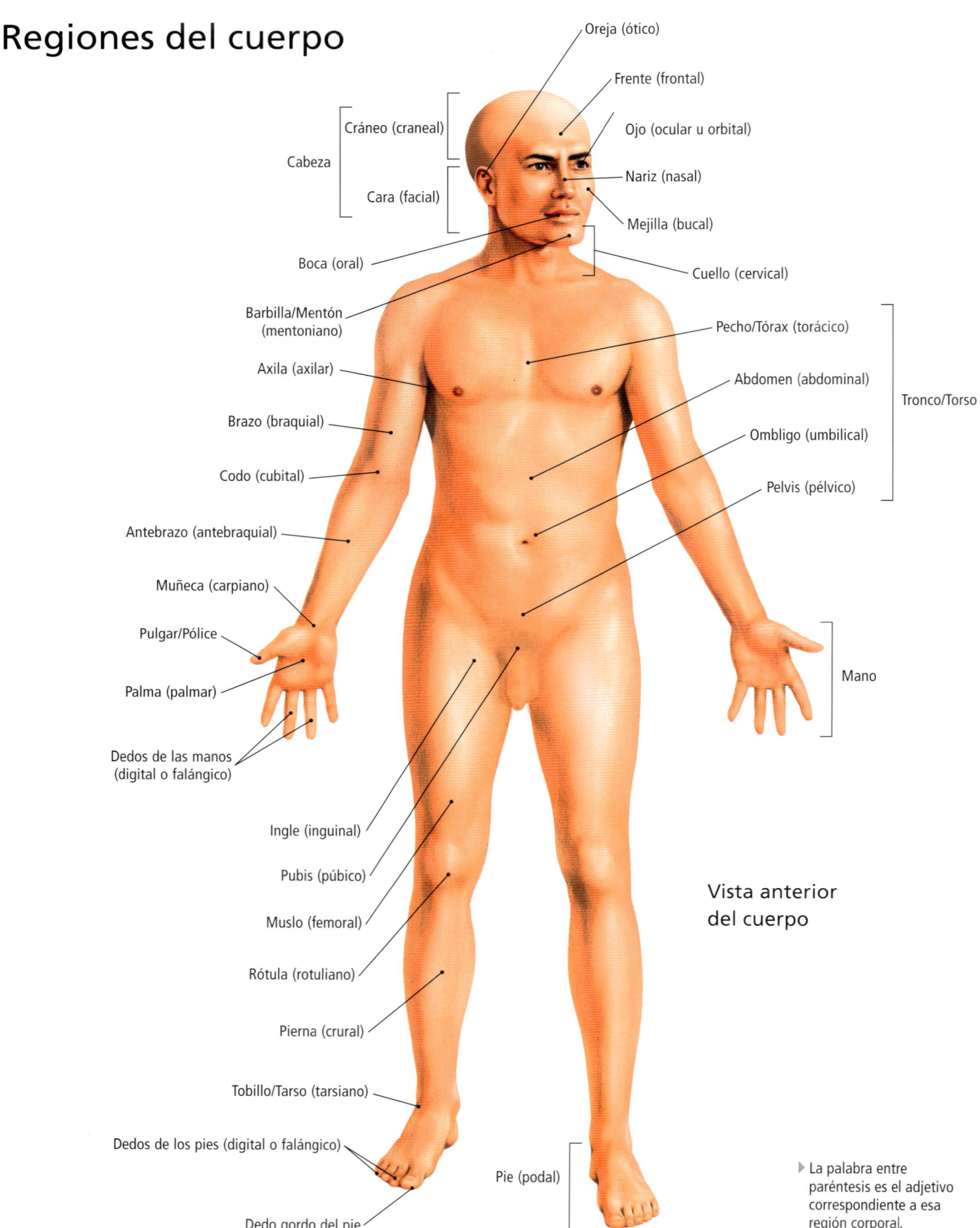

Oreja (ótico)

Frente (frontal)

Cráneo (craneal)

Cabeza

Ojo (ocular u orbital)

Cara (facial)

Nariz (nasal)

Mejilla (bucal)

Boca (oral)

Cuello (cervical)

Barbilla/Mentón (mentoniano)

Pecho/Tórax (torácico)

Axila (axilar)

Abdomen (abdominal)

Brazo (braquial)

Ombligo (umbilical)

Tronco/Torso

Codo (cubital)

Pelvis (pélvico)

Antebrazo (antebraquial)

Muñeca (carpiano)

Pulgar/Pólice

Palma (palmar)

Mano

Dedos de las manos (digital o falángico)

Ingle (inguinal)

Pubis (púbico)

Muslo (femoral)

Vista anterior del cuerpo

Rótula (rotuliano)

Pierna (crural)

Tobillo/Tarso (tarsiano)

Dedos de los pies (digital o falángico)

Pie (podal)

Dedo gordo del pie

▷ La palabra entre paréntesis es el adjetivo correspondiente a esa región corporal.

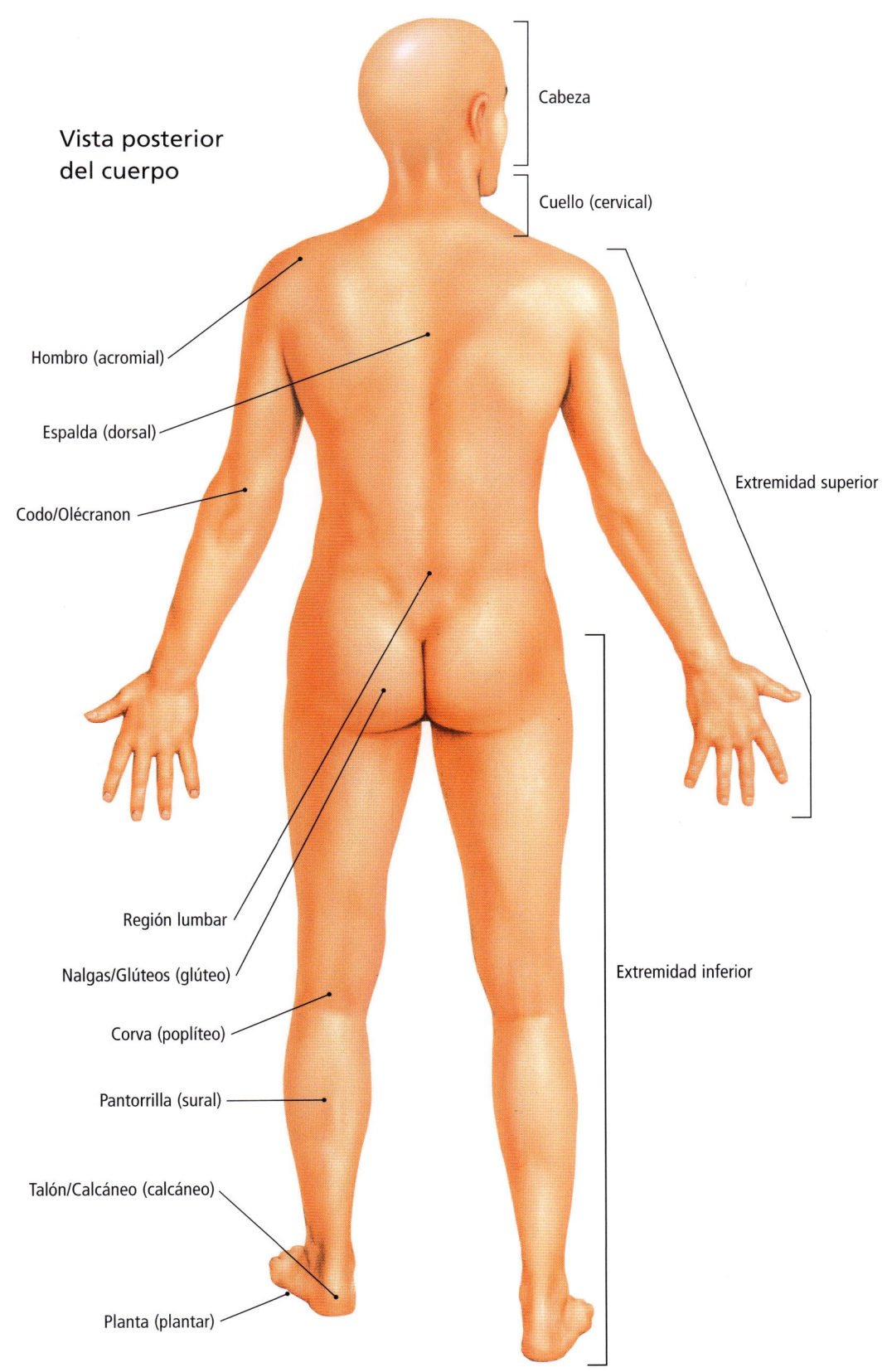

Vista posterior
del cuerpo

Cabeza

Cuello (cervical)

Hombro (acromial)

Espalda (dorsal)

Codo/Olécranon

Extremidad superior

Región lumbar

Nalgas/Glúteos (glúteo)

Corva (poplíteo)

Extremidad inferior

Pantorrilla (sural)

Talón/Calcáneo (calcáneo)

Planta (plantar)

Músculos del cuerpo

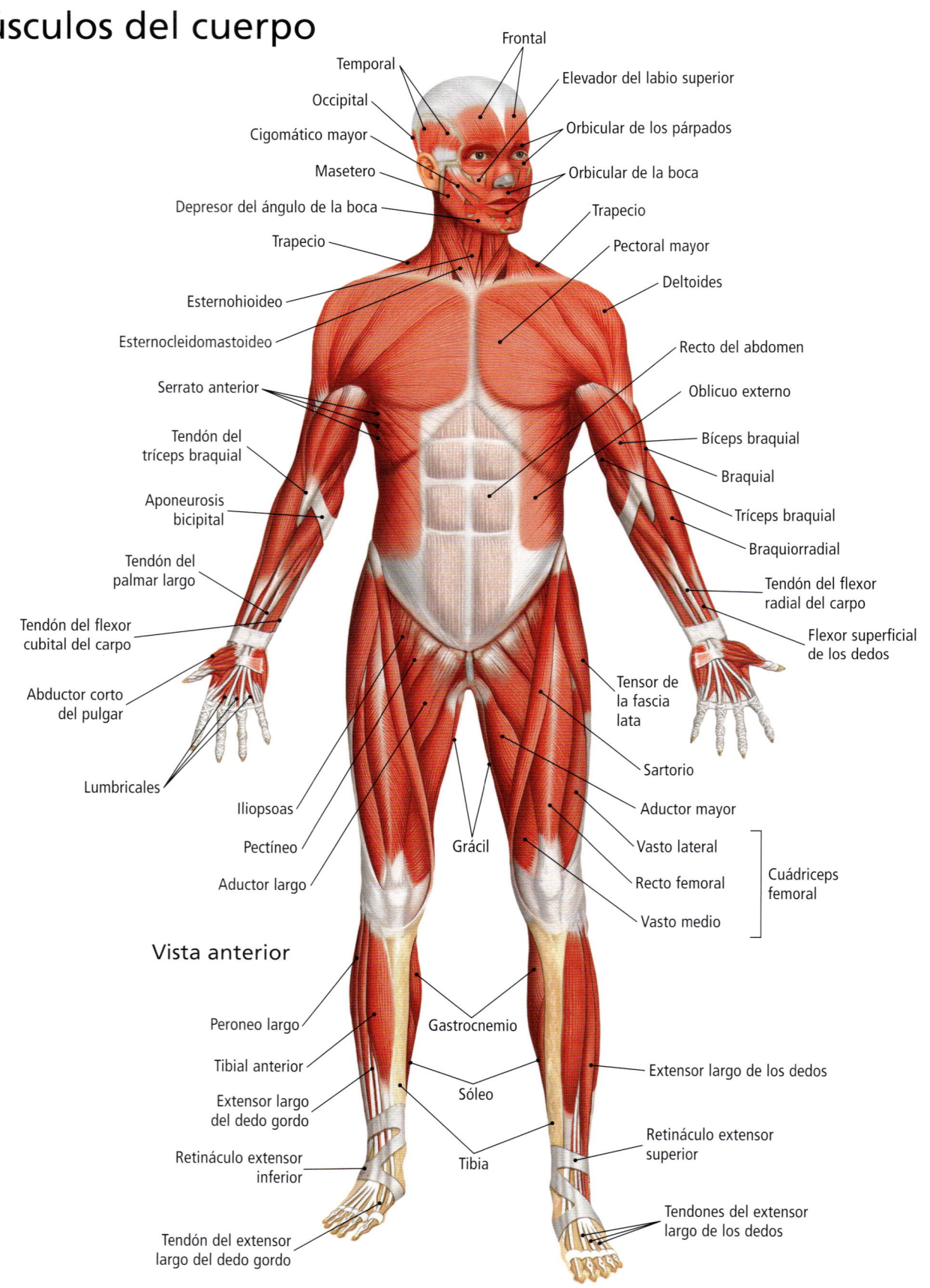

Frontal

Temporal

Occipital

Cigomático mayor

Masetero

Depresor del ángulo de la boca

Trapecio

Esternohioideo

Esternocleidomastoideo

Serrato anterior

Tendón del tríceps braquial

Aponeurosis bicipital

Tendón del palmar largo

Tendón del flexor cubital del carpo

Abductor corto del pulgar

Lumbricales

Iliopsoas

Pectíneo

Aductor largo

Vista anterior

Peroneo largo

Tibial anterior

Extensor largo del dedo gordo

Retináculo extensor inferior

Tendón del extensor largo del dedo gordo

Elevador del labio superior

Orbicular de los párpados

Orbicular de la boca

Trapecio

Pectoral mayor

Deltoides

Recto del abdomen

Oblicuo externo

Bíceps braquial

Braquial

Tríceps braquial

Braquiorradial

Tendón del flexor radial del carpo

Flexor superficial de los dedos

Tensor de la fascia lata

Sartorio

Aductor mayor

Vasto lateral

Recto femoral

Vasto medio

Cuádriceps femoral

Gastrocnemio

Extensor largo de los dedos

Sóleo

Retináculo extensor superior

Tibia

Tendones del extensor largo de los dedos

Grácil

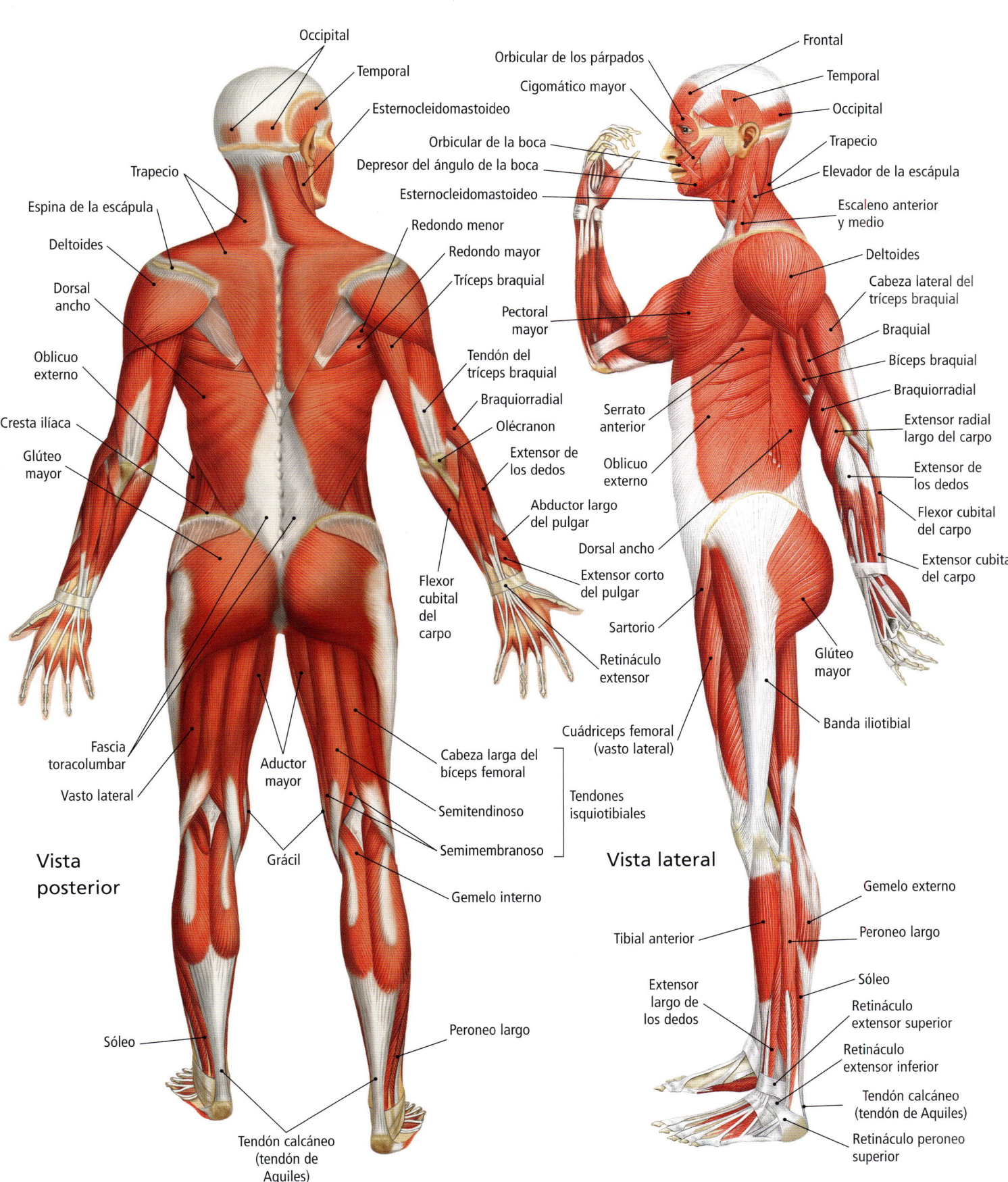

Occipital

Temporal

Esternocleidomastoideo

Trapecio

Espina de la escápula

Deltoides

Dorsal ancho

Oblicuo externo

Cresta ilíaca

Glúteo mayor

Fascia toracolumbar

Vasto lateral

Vista posterior

Aductor mayor

Grácil

Sóleo

Orbicular de los párpados

Cigomático mayor

Orbicular de la boca

Depresor del ángulo de la boca

Esternocleidomastoideo

Redondo menor

Redondo mayor

Tríceps braquial

Pectoral mayor

Tendón del tríceps braquial

Braquiorradial

Olécranon

Extensor de los dedos

Abductor largo del pulgar

Flexor cubital del carpo

Extensor corto del pulgar

Cabeza larga del bíceps femoral

Semitendinoso

Semimembranoso

Gemelo interno

Peroneo largo

Tendón calcáneo (tendón de Aquiles)

Frontal

Temporal

Occipital

Trapecio

Elevador de la escápula

Escaleno anterior y medio

Deltoides

Cabeza lateral del tríceps braquial

Braquial

Bíceps braquial

Braquiorradial

Extensor radial largo del carpo

Extensor de los dedos

Flexor cubital del carpo

Extensor cubital del carpo

Serrato anterior

Oblicuo externo

Dorsal ancho

Sartorio

Retináculo extensor

Cuádriceps femoral (vasto lateral)

Tendones isquiotibiales

Vista lateral

Glúteo mayor

Banda iliotibial

Gemelo externo

Peroneo largo

Tibial anterior

Extensor largo de los dedos

Sóleo

Retináculo extensor superior

Retináculo extensor inferior

Tendón calcáneo (tendón de Aquiles)

Retináculo peroneo superior

Músculos del abdomen y la espalda

Vista anterior de los músculos del abdomen

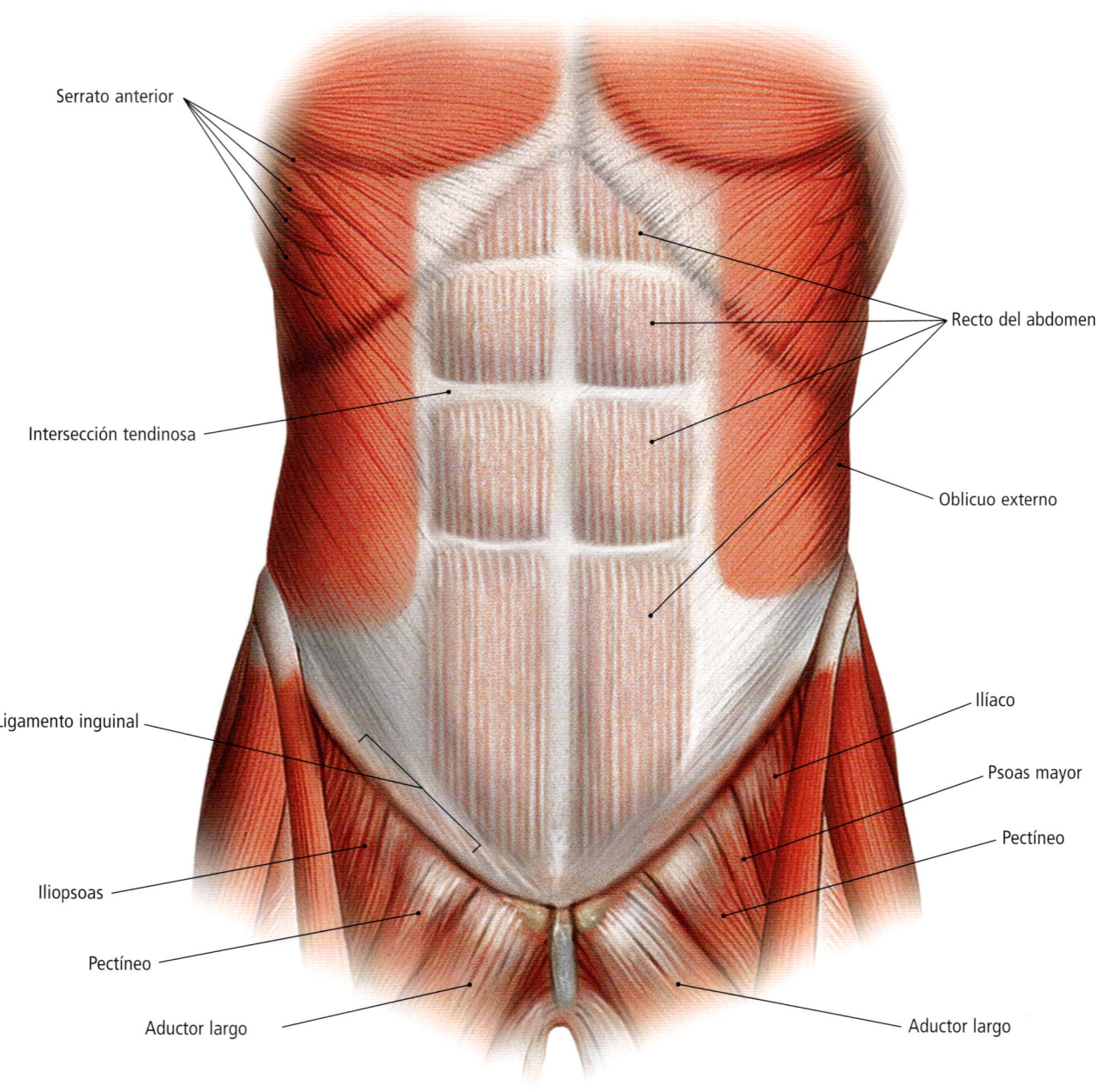

Serrato anterior

Recto del abdomen

Intersección tendinosa

Oblicuo externo

Ligamento inguinal

Ilíaco

Psoas mayor

Pectíneo

Iliopsoas

Pectíneo

Aductor largo

Aductor largo

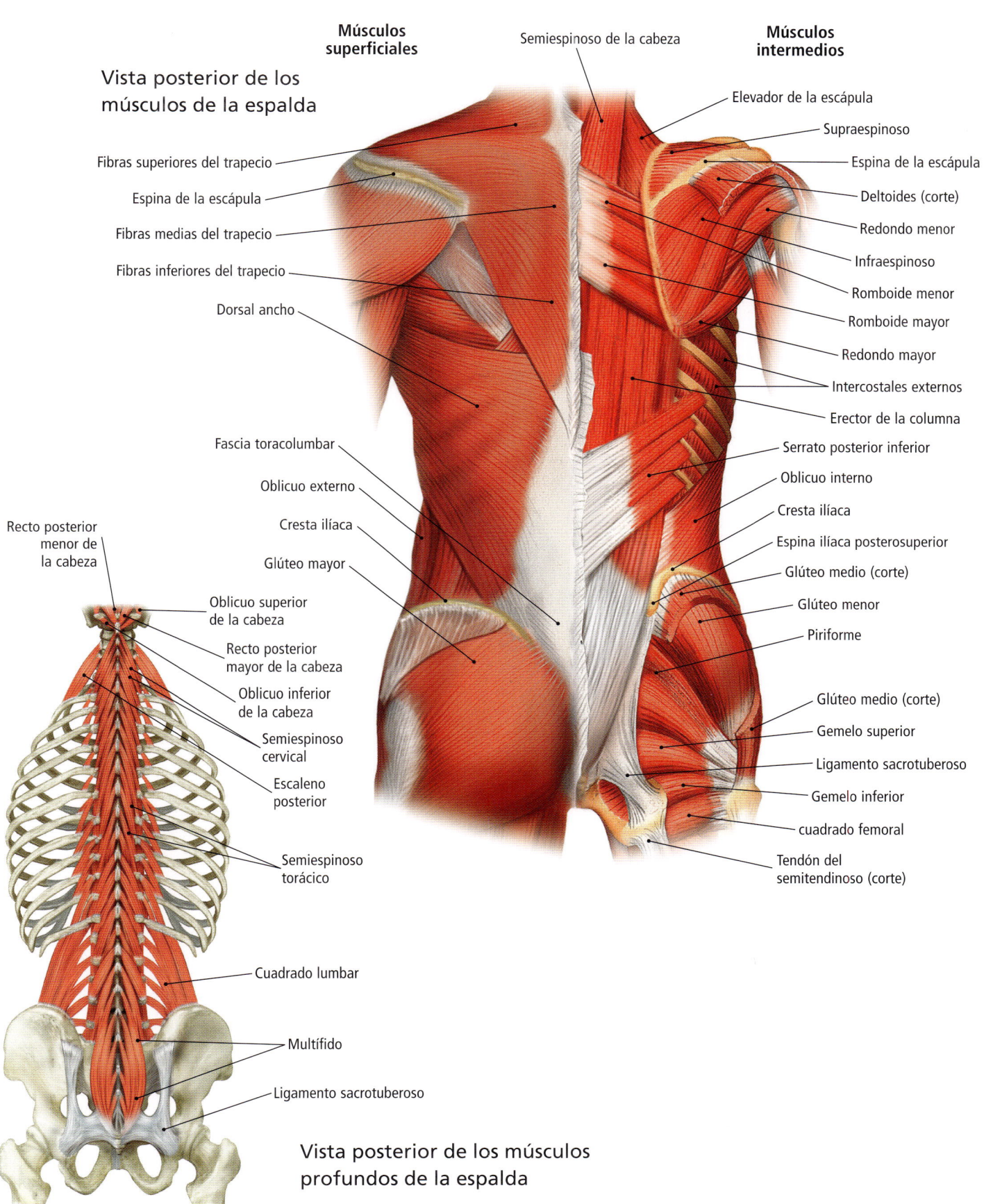

Músculos superficiales

Semiespinoso de la cabeza

Músculos intermedios

Vista posterior de los músculos de la espalda

Fibras superiores del trapecio

Espina de la escápula

Fibras medias del trapecio

Fibras inferiores del trapecio

Dorsal ancho

Elevador de la escápula

Supraespinoso

Espina de la escápula

Deltoides (corte)

Redondo menor

Infraespinoso

Romboide menor

Romboide mayor

Redondo mayor

Intercostales externos

Erector de la columna

Fascia toracolumbar

Oblicuo externo

Cresta ilíaca

Glúteo mayor

Serrato posterior inferior

Oblicuo interno

Cresta ilíaca

Espina ilíaca posterosuperior

Glúteo medio (corte)

Glúteo menor

Piriforme

Recto posterior menor de la cabeza

Oblicuo superior de la cabeza

Recto posterior mayor de la cabeza

Oblicuo inferior de la cabeza

Semiespinoso cervical

Escaleno posterior

Semiespinoso torácico

Glúteo medio (corte)

Gemelo superior

Ligamento sacrotuberoso

Gemelo inferior

cuadrado femoral

Tendón del semitendinoso (corte)

Cuadrado lumbar

Multífido

Ligamento sacrotuberoso

Vista posterior de los músculos profundos de la espalda

Músculos de las extremidades superiores e inferiores

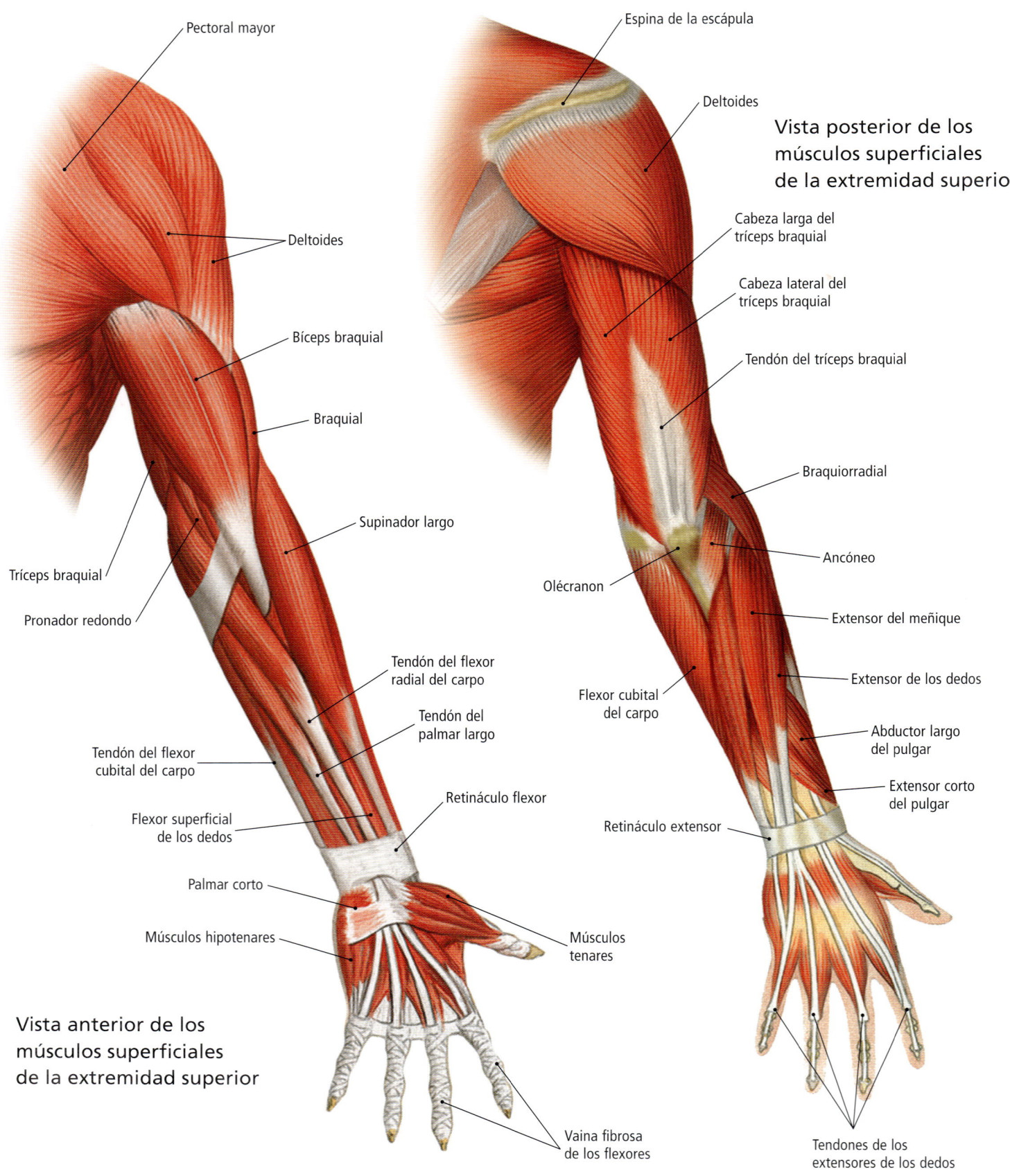

Pectoral mayor

Espina de la escápula

Deltoides

Vista posterior de los músculos superficiales de la extremidad superior

Deltoides

Cabeza larga del tríceps braquial

Bíceps braquial

Cabeza lateral del tríceps braquial

Braquial

Tendón del tríceps braquial

Supinador largo

Braquiorradial

Tríceps braquial

Ancóneo

Pronador redondo

Olécranon

Extensor del meñique

Tendón del flexor radial del carpo

Flexor cubital del carpo

Extensor de los dedos

Tendón del palmar largo

Tendón del flexor cubital del carpo

Abductor largo del pulgar

Flexor superficial de los dedos

Extensor corto del pulgar

Retináculo flexor

Retináculo extensor

Palmar corto

Músculos hipotenares

Músculos tenares

Vista anterior de los músculos superficiales de la extremidad superior

Vaina fibrosa de los flexores

Tendones de los extensores de los dedos

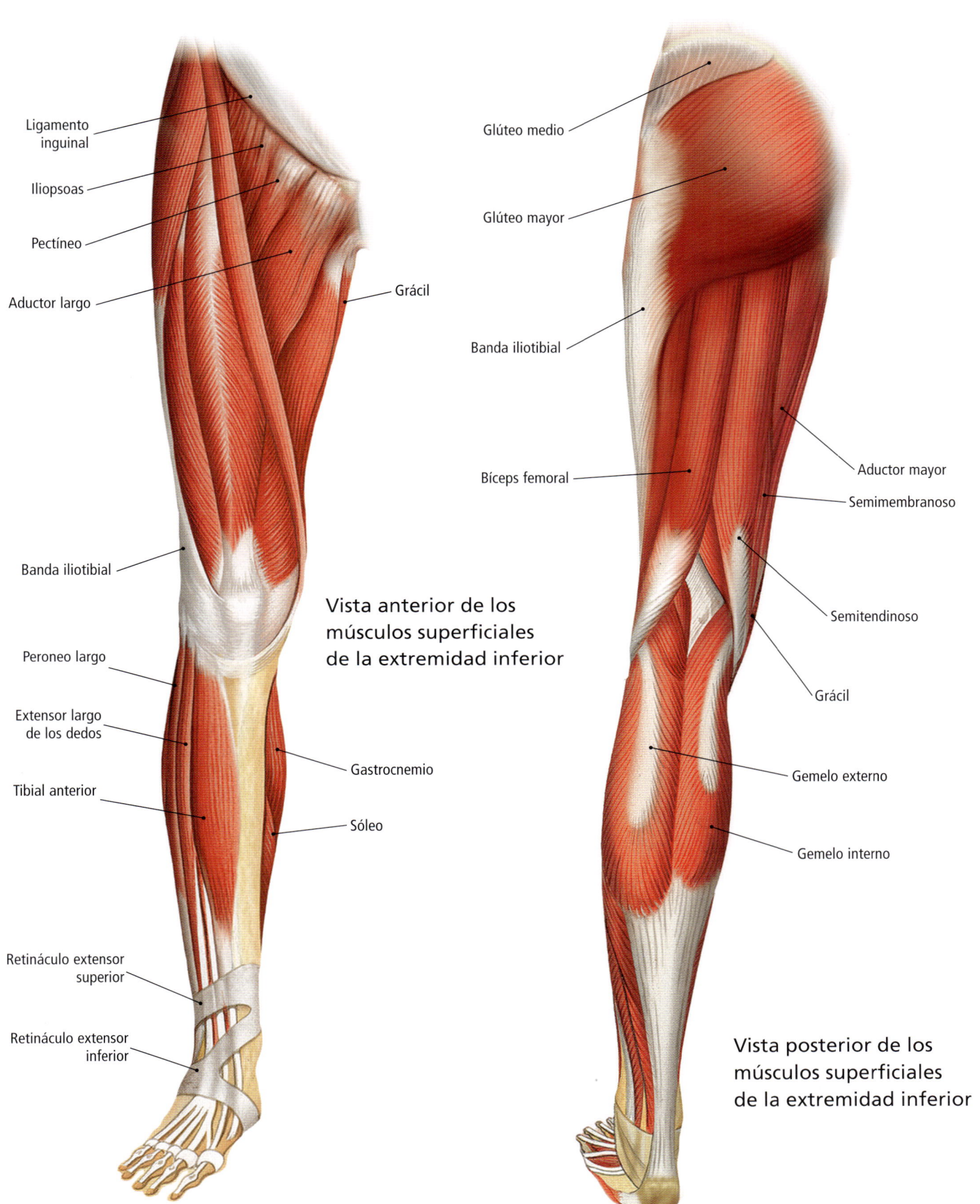

Ligamento inguinal

Iliopsoas

Pectíneo

Aductor largo

Grácil

Banda iliotibial

Peroneo largo

Extensor largo de los dedos

Tibial anterior

Gastrocnemio

Sóleo

Retináculo extensor superior

Retináculo extensor inferior

Vista anterior de los músculos superficiales de la extremidad inferior

Glúteo medio

Glúteo mayor

Banda iliotibial

Bíceps femoral

Aductor mayor

Semimembranoso

Semitendinoso

Grácil

Gemelo externo

Gemelo interno

Vista posterior de los músculos superficiales de la extremidad inferior

Huesos del cuerpo

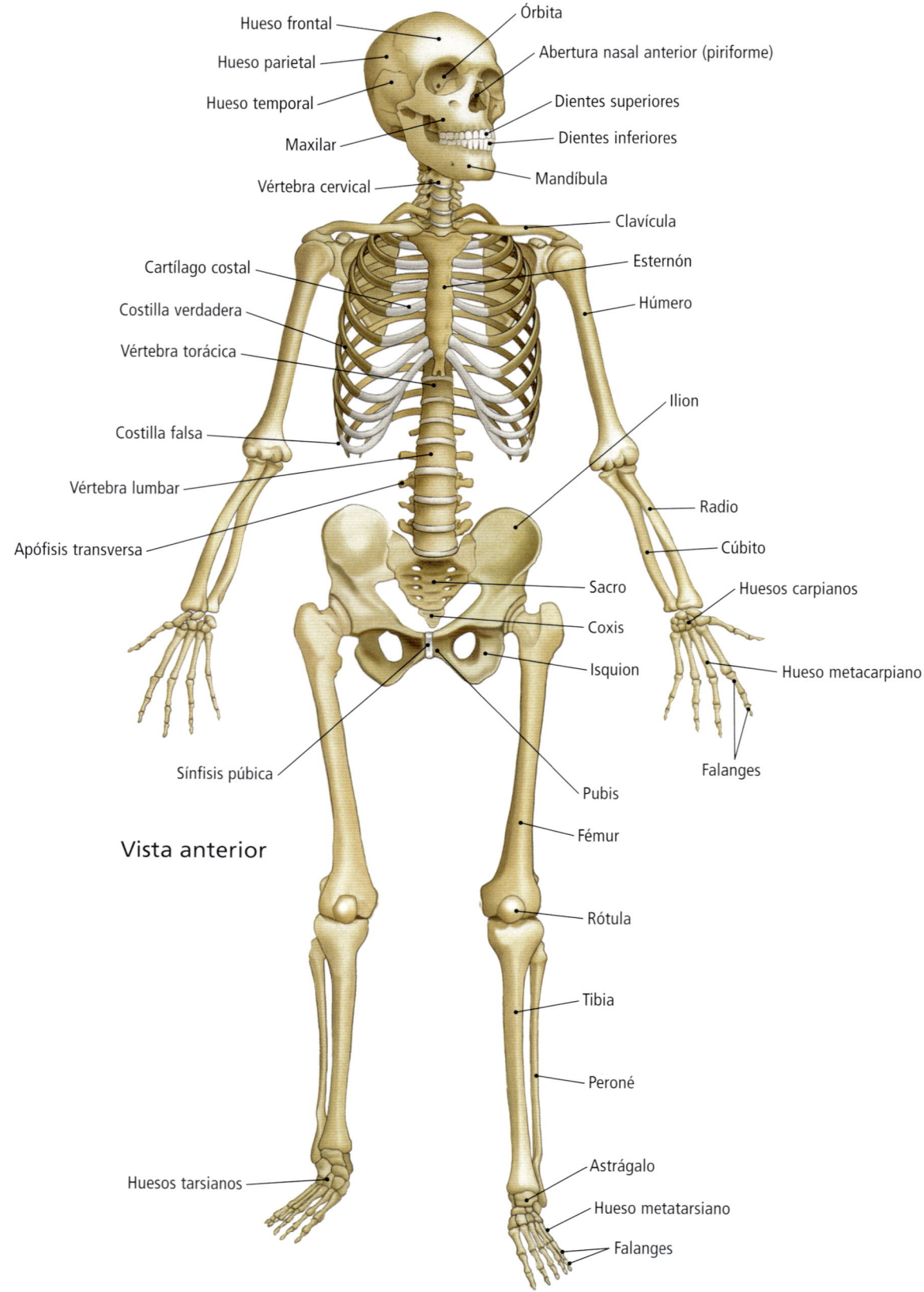

Hueso frontal

Órbita

Hueso parietal

Abertura nasal anterior (piriforme)

Hueso temporal

Dientes superiores

Maxilar

Dientes inferiores

Vértebra cervical

Mandíbula

Clavícula

Cartílago costal

Esternón

Costilla verdadera

Húmero

Vértebra torácica

Ilion

Costilla falsa

Vértebra lumbar

Radio

Apófisis transversa

Cúbito

Sacro

Huesos carpianos

Coxis

Isquion

Hueso metacarpiano

Síntisis púbica

Falanges

Pubis

Vista anterior

Fémur

Rótula

Tibia

Peroné

Astrágalo

Huesos tarsianos

Hueso metatarsiano

Falanges

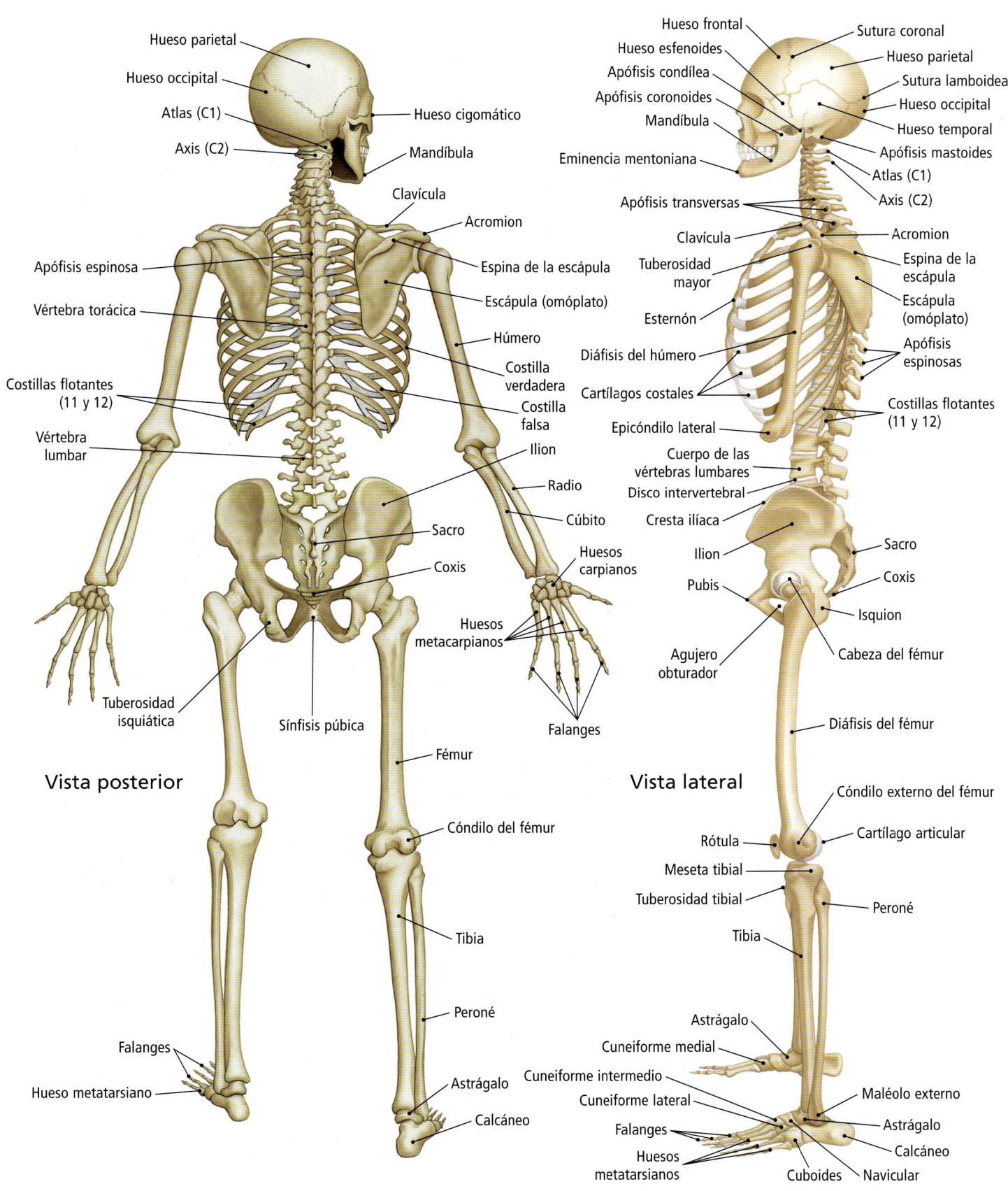

Hueso parietal

Hueso occipital

Atlas (C1)

Axis (C2)

Hueso cigomático

Mandíbula

Clavícula

Acromion

Espina de la escápula

Escápula (omóplato)

Húmero

Costilla verdadera

Costilla falsa

Ilion

Radio

Cúbito

Sacro

Coxis

Huesos carpianos

Huesos metacarpianos

Falanges

Fémur

Cóndilo del fémur

Tibia

Peroné

Astrágalo

Calcáneo

Apófisis espinosa

Vértebra torácica

Costillas flotantes (11 y 12)

Vértebra lumbar

Tuberosidad isquiática

Síntfisis púbica

Falanges

Hueso metatarsiano

Vista posterior

Hueso frontal

Hueso esfenoides

Apófisis condílea

Apófisis coronoides

Mandíbula

Eminencia mentoniana

Apófisis transversas

Clavícula

Tuberosidad mayor

Esternón

Diáfisis del húmero

Cartílagos costales

Epicóndilo lateral

Cuerpo de las vértebras lumbares

Disco intervertebral

Cresta ilíaca

Ilion

Pubis

Agujero obturador

Sutura coronal

Hueso parietal

Sutura lamboidea

Hueso occipital

Hueso temporal

Apófisis mastoides

Atlas (C1)

Axis (C2)

Acromion

Espina de la escápula

Escápula (omóplato)

Apófisis espinosas

Costillas flotantes (11 y 12)

Sacro

Coxis

Isquion

Cabeza del fémur

Diáfisis del fémur

Cóndilo externo del fémur

Cartílago articular

Rótula

Meseta tibial

Tuberosidad tibial

Peroné

Tibia

Astrágalo

Cuneiforme medial

Cuneiforme intermedio

Cuneiforme lateral

Falanges

Huesos metatarsianos

Cuboides

Navicular

Maléolo externo

Astrágalo

Calcáneo

Vista lateral

Columna vertebral

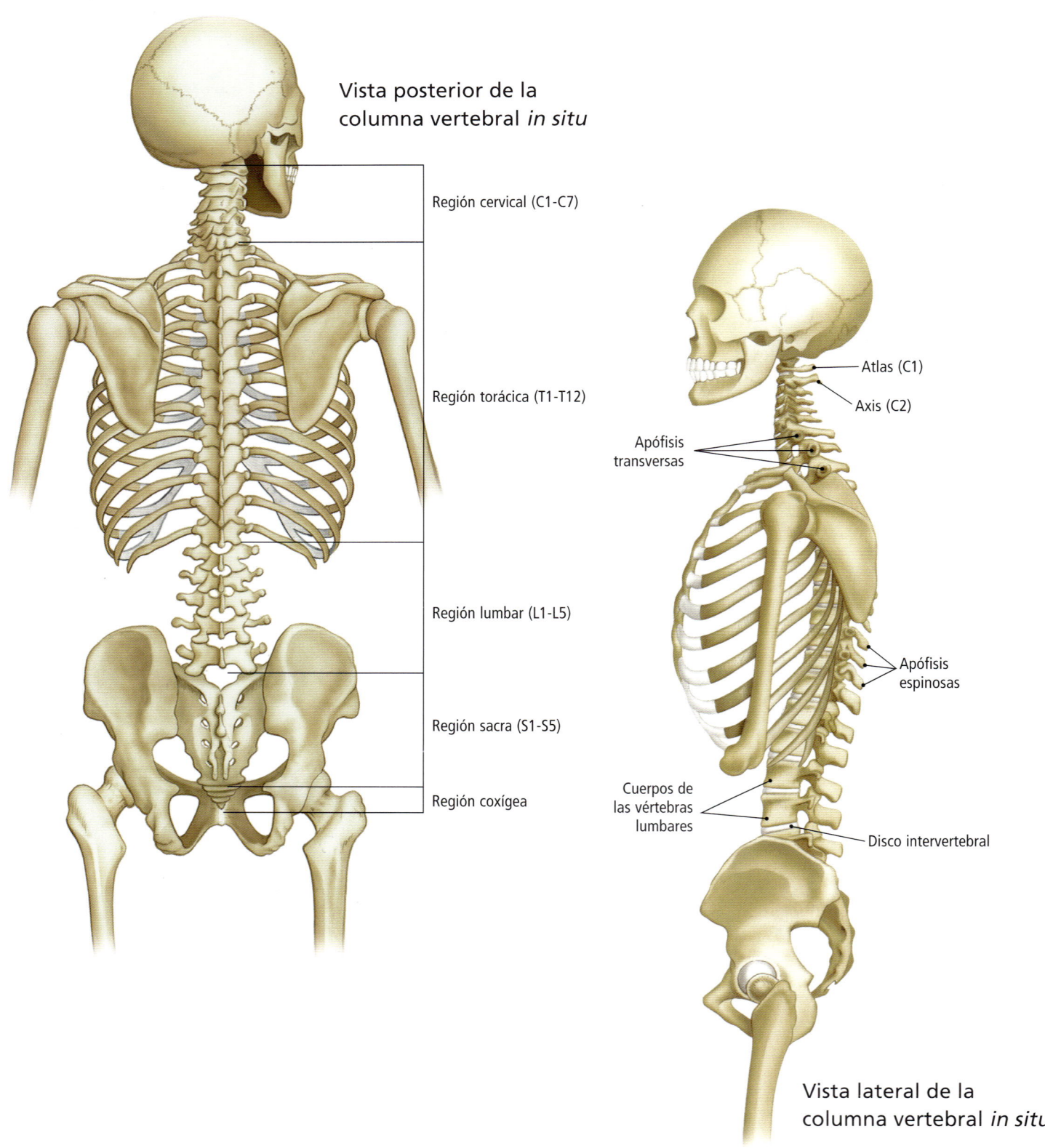

Vista posterior de la
columna vertebral *in situ*

Región cervical (C1-C7)

Región torácica (T1-T12)

Región lumbar (L1-L5)

Región sacra (S1-S5)

Región coxígea

Atlas (C1)

Axis (C2)

Apófisis
transversas

Apófisis
espinosas

Cuerpos de
las vértebras
lumbares

Disco intervertebral

Vista lateral de la
columna vertebral *in situ*

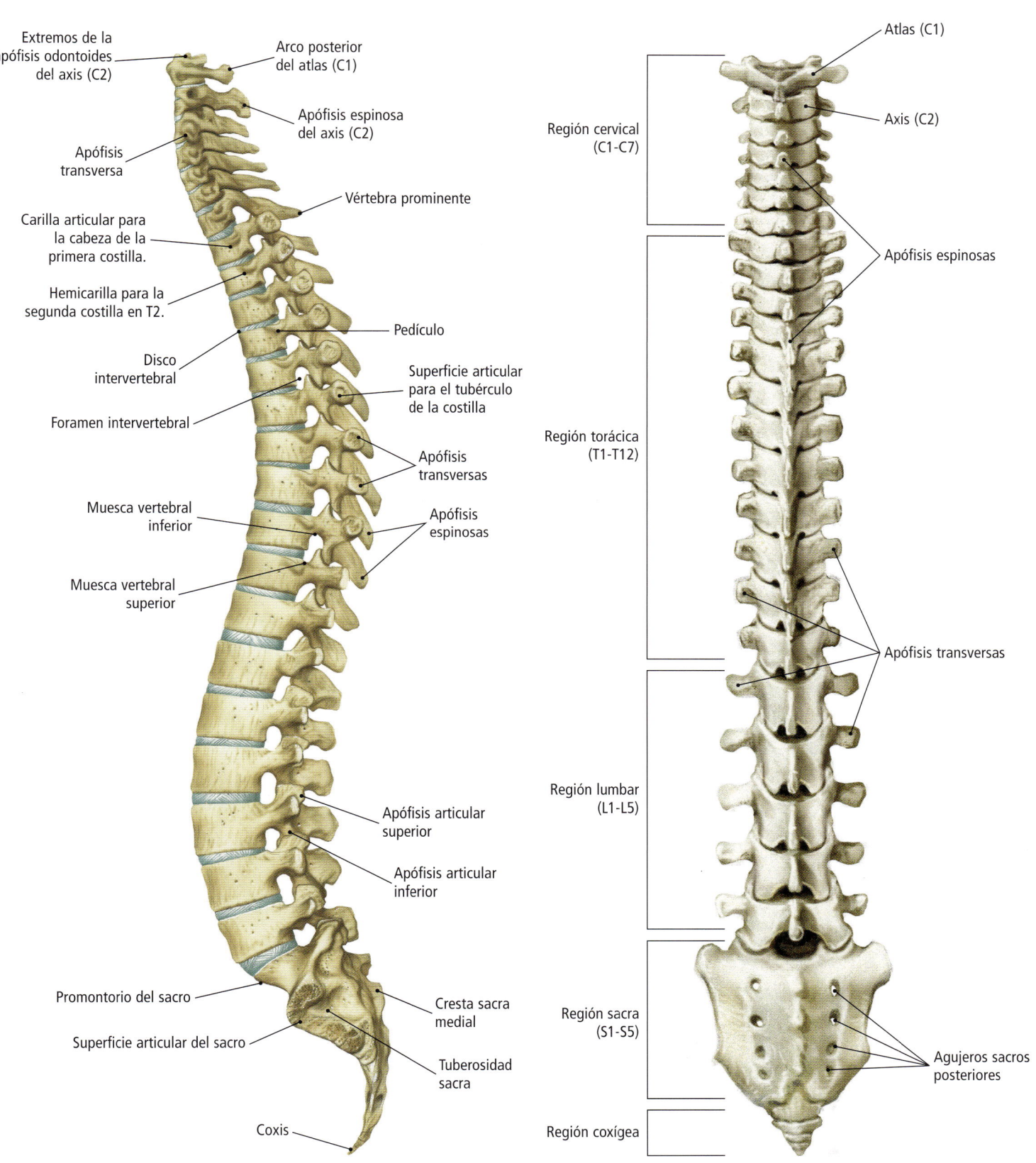

Extremos de la apófisis odontoides del axis (C2)

Arco posterior del atlas (C1)

Apófisis espinosa del axis (C2)

Apófisis transversa

Vértebra prominente

Carilla articular para la cabeza de la primera costilla.

Hemicarilla para la segunda costilla en T2.

Pedículo

Superficie articular para el tubérculo de la costilla

Disco intervertebral

Foramen intervertebral

Apófisis transversas

Muesca vertebral inferior

Apófisis espinosas

Muesca vertebral superior

Apófisis articular superior

Apófisis articular inferior

Promontorio del sacro

Cresta sacra medial

Superficie articular del sacro

Tuberosidad sacra

Coxis

Atlas (C1)

Región cervical (C1-C7)

Axis (C2)

Apófisis espinosas

Región torácica (T1-T12)

Apófisis transversas

Región lumbar (L1-L5)

Región sacra (S1-S5)

Agujeros sacros posteriores

Región coxígea

Vista lateral de la columna vertebral

Vista posterior de la columna vertebral

Huesos de las extremidades superiores e inferiores

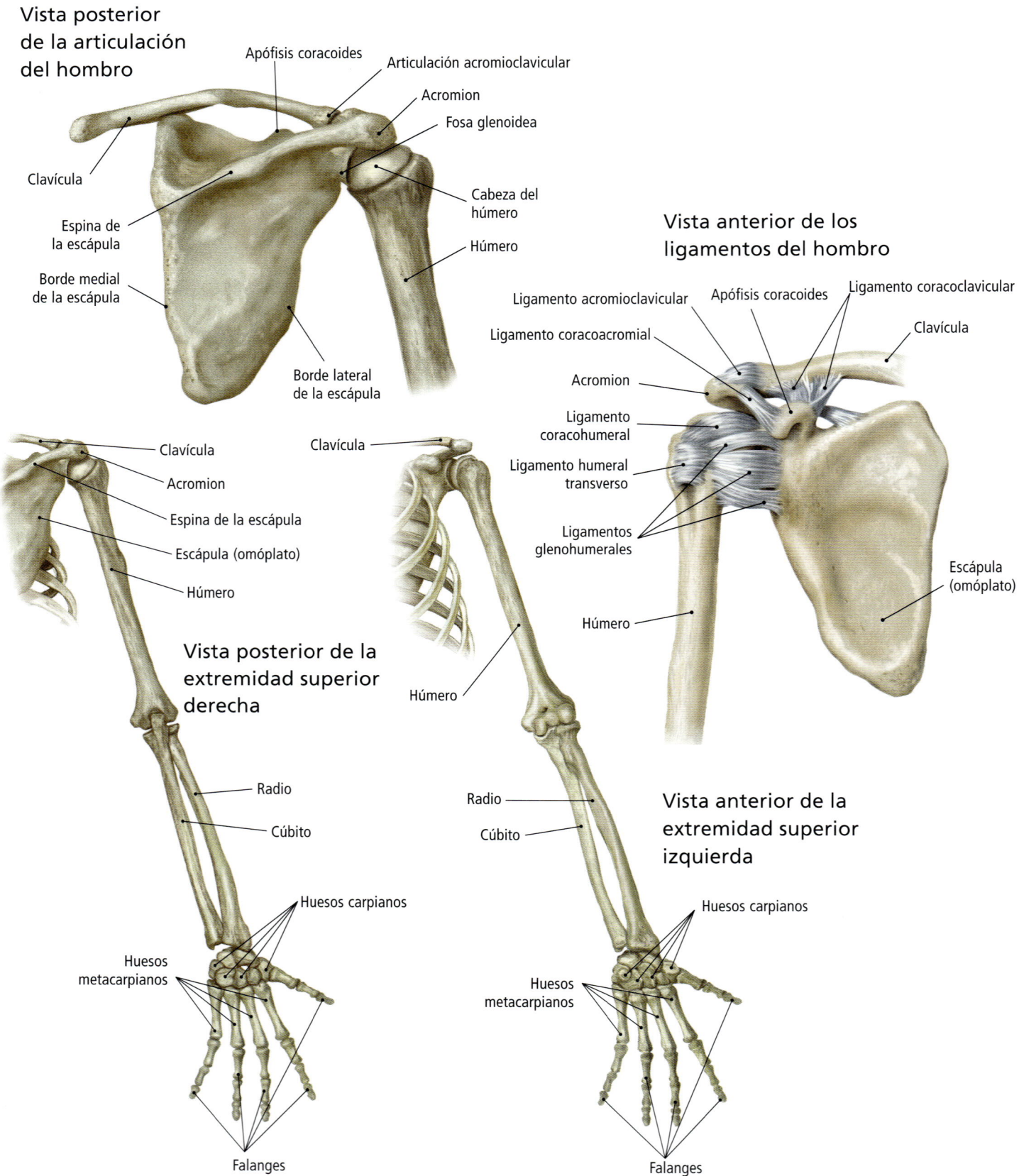

Vista posterior de la articulación del hombro

Apófisis coracoides

Articulación acromioclavicular

Acromion

Fosa glenoidea

Clavícula

Cabeza del húmero

Espina de la escápula

Húmero

Borde medial de la escápula

Borde lateral de la escápula

Vista anterior de los ligamentos del hombro

Ligamento acromioclavicular

Apófisis coracoides

Ligamento coracoclavicular

Ligamento coracoacromial

Clavícula

Acromion

Ligamento coracohumeral

Ligamento humeral transverso

Ligamentos glenohumerales

Escápula (omóplato)

Húmero

Clavícula

Acromion

Espina de la escápula

Escápula (omóplato)

Húmero

Clavícula

Húmero

Vista posterior de la extremidad superior derecha

Radio

Cúbito

Radio

Cúbito

Vista anterior de la extremidad superior izquierda

Huesos carpianos

Huesos metacarpianos

Huesos carpianos

Huesos metacarpianos

Falanges

Falanges

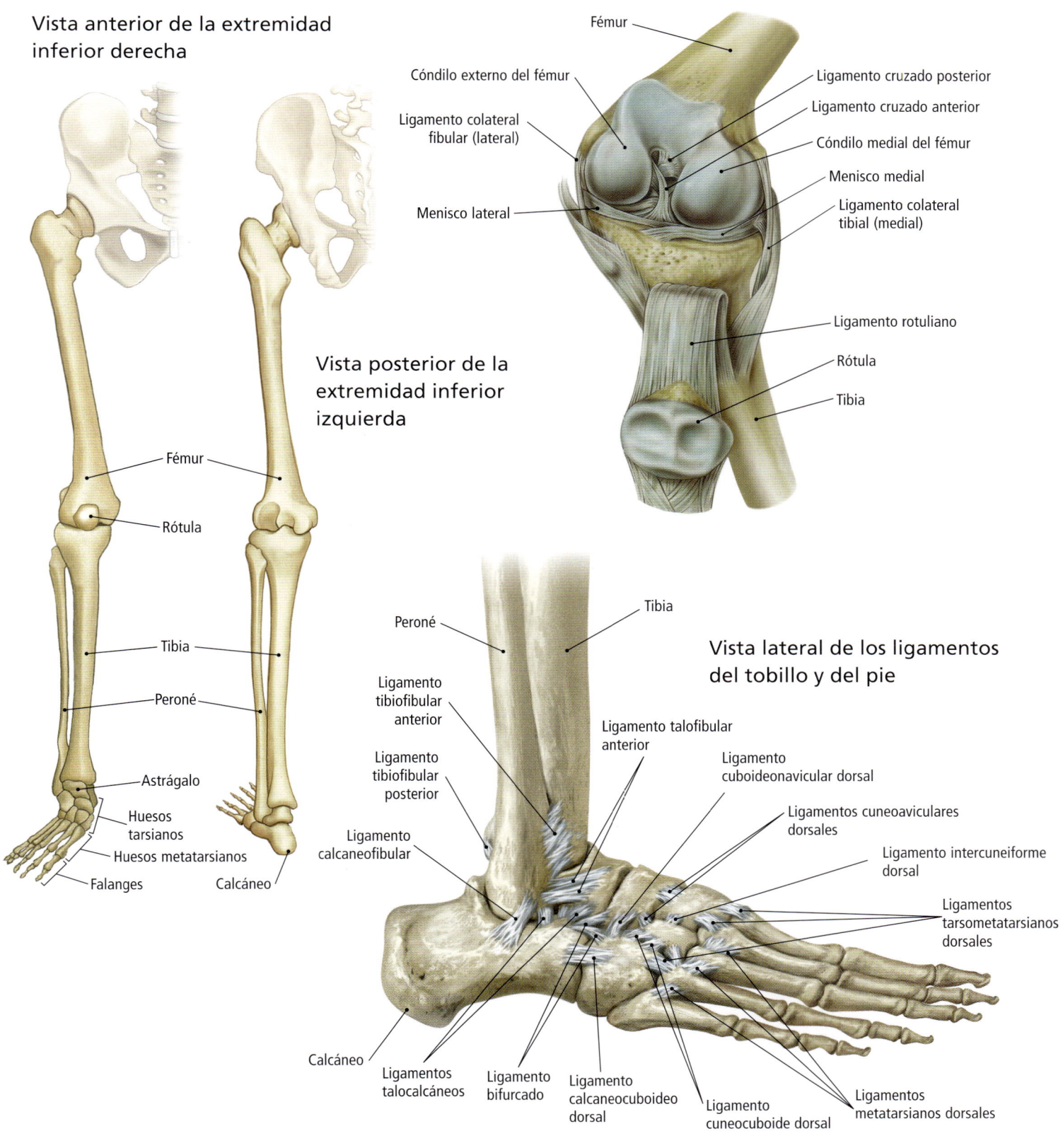

Vista anterior de los huesos y ligamentos de la rodilla

Fémur

Cóndilo externo del fémur

Ligamento colateral fibular (lateral)

Menisco lateral

Ligamento cruzado posterior

Ligamento cruzado anterior

Cóndilo medial del fémur

Menisco medial

Ligamento colateral tibial (medial)

Ligamento rotuliano

Rótula

Tibia

Vista anterior de la extremidad inferior derecha

Vista posterior de la extremidad inferior izquierda

Fémur

Rótula

Tibia

Peroné

Astrágalo

Huesos tarsianos

Huesos metatarsianos

Falanges

Calcáneo

Vista lateral de los ligamentos del tobillo y del pie

Peroné

Tibia

Ligamento tibiofibular anterior

Ligamento tibiofibular posterior

Ligamento calcaneofibular

Ligamento talofibular anterior

Ligamento cuboideonavicular dorsal

Ligamentos cuneoaviculares dorsales

Ligamento intercuneiforme dorsal

Ligamentos tarsometatarsianos dorsales

Calcáneo

Ligamentos talocalcáneos

Ligamento bifurcado

Ligamento calcaneocuboideo dorsal

Ligamento cuneocuboide dorsal

Ligamentos metatarsianos dorsales

Sistema nervioso

Vista anterior
del sistema nervioso

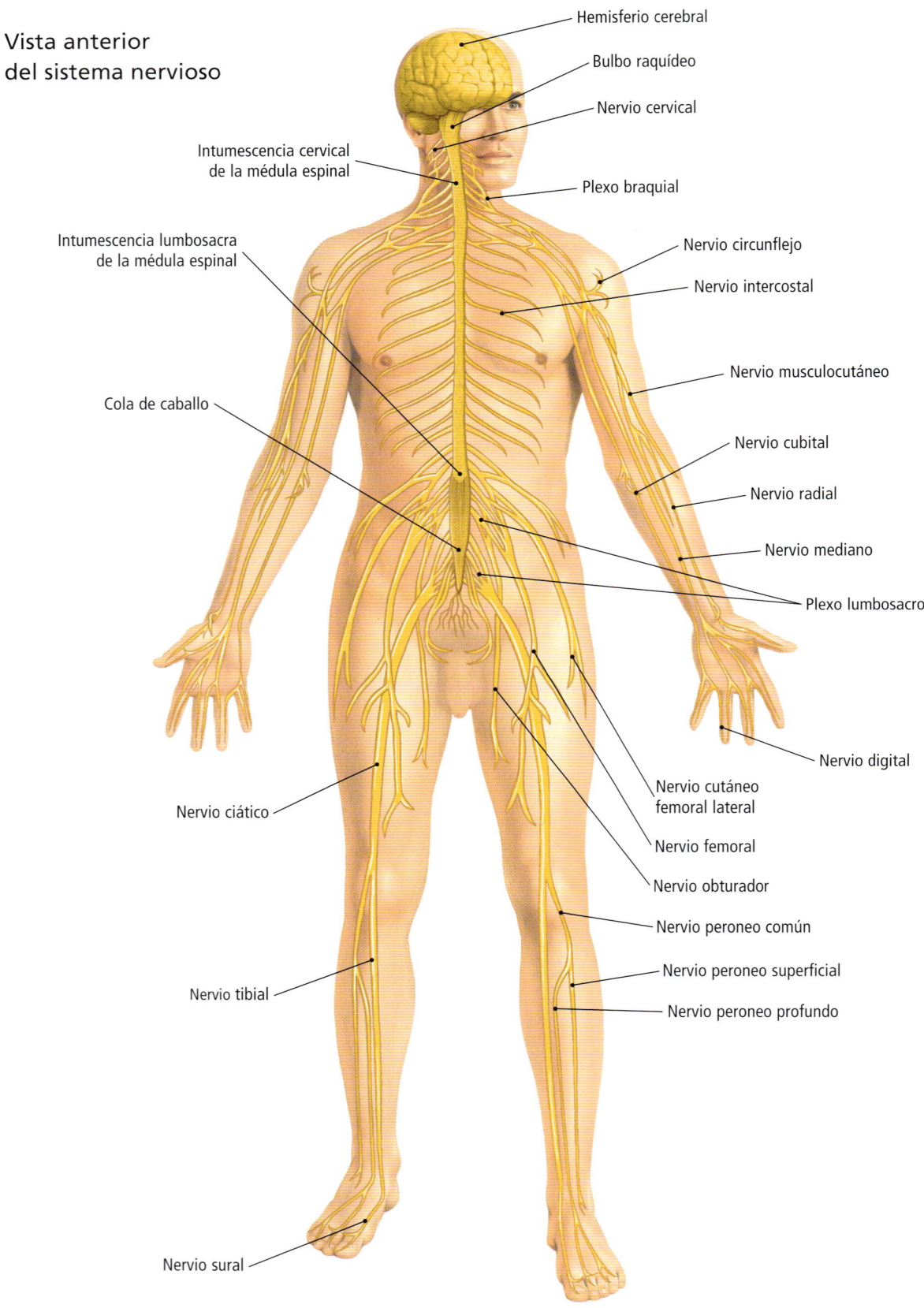

Hemisferio cerebral

Bulbo raquídeo

Nervio cervical

Intumescencia cervical
de la médula espinal

Plexo braquial

Intumescencia lumbosacra
de la médula espinal

Nervio circunflejo

Nervio intercostal

Nervio musculocutáneo

Cola de caballo

Nervio cubital

Nervio radial

Nervio mediano

Plexo lumbosacro

Nervio digital

Nervio cutáneo
femoral lateral

Nervio ciático

Nervio femoral

Nervio obturador

Nervio peroneo común

Nervio peroneo superficial

Nervio tibial

Nervio peroneo profundo

Nervio sural

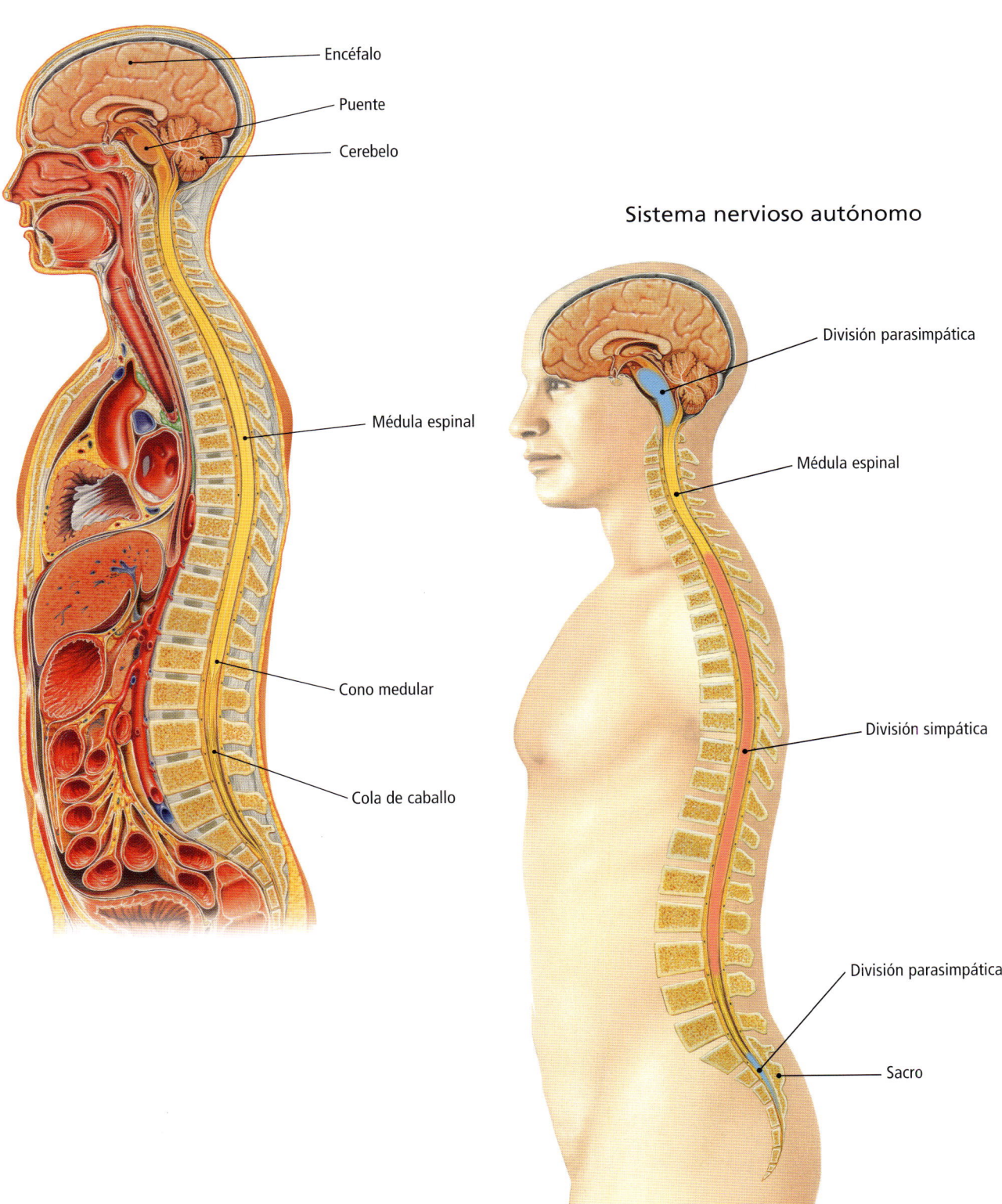

Sistema nervioso central

Encéfalo

Puente

Cerebelo

Médula espinal

Cono medular

Cola de caballo

Sistema nervioso autónomo

División parasimpática

Médula espinal

División simpática

División parasimpática

Sacro

Médula espinal

Vista transversal de la médula espinal

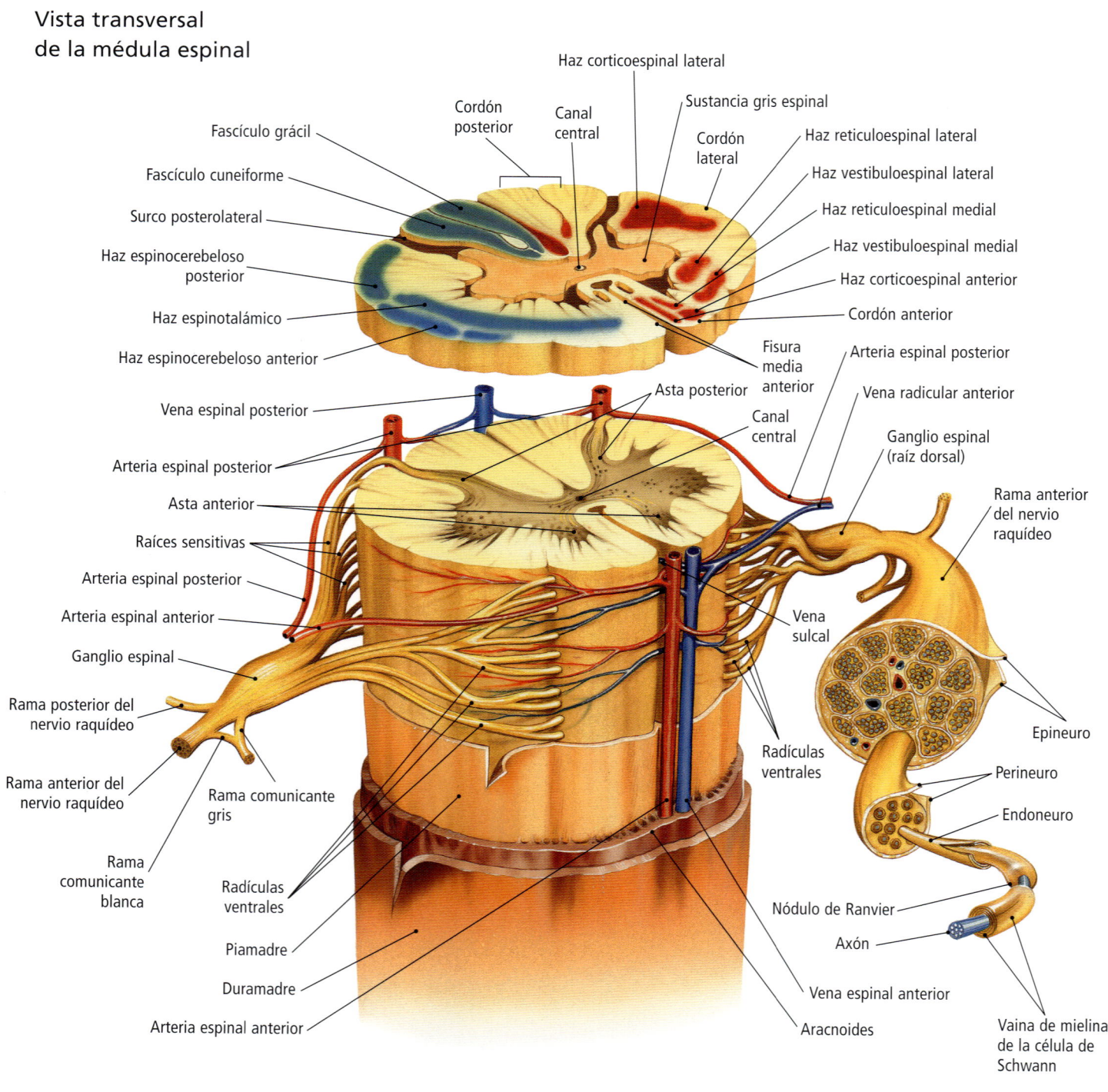

Haz corticoespinal lateral

Cordón posterior

Canal central

Sustancia gris espinal

Fascículo grácil

Cordón lateral

Haz reticuloespinal lateral

Fascículo cuneiforme

Haz vestibuloespinal lateral

Surco posterolateral

Haz reticuloespinal medial

Haz espinocerebeloso posterior

Haz vestibuloespinal medial

Haz espinotalámico

Haz corticoespinal anterior

Haz espinocerebeloso anterior

Cordón anterior

Fisura media anterior

Arteria espinal posterior

Vena espinal posterior

Asta posterior

Vena radicular anterior

Arteria espinal posterior

Canal central

Ganglio espinal (raíz dorsal)

Asta anterior

Rama anterior del nervio raquídeo

Raíces sensitivas

Arteria espinal posterior

Arteria espinal anterior

Vena sulcal

Ganglio espinal

Rama posterior del nervio raquídeo

Epineuro

Rama anterior del nervio raquídeo

Radículas ventrales

Perineuro

Rama comunicante gris

Endoneuro

Rama comunicante blanca

Radículas ventrales

Nódulo de Ranvier

Piamadre

Axón

Duramadre

Vena espinal anterior

Arteria espinal anterior

Aracnoides

Vaina de mielina de la célula de Schwann

Nervios raquídeos

Vista anterior de la médula espinal

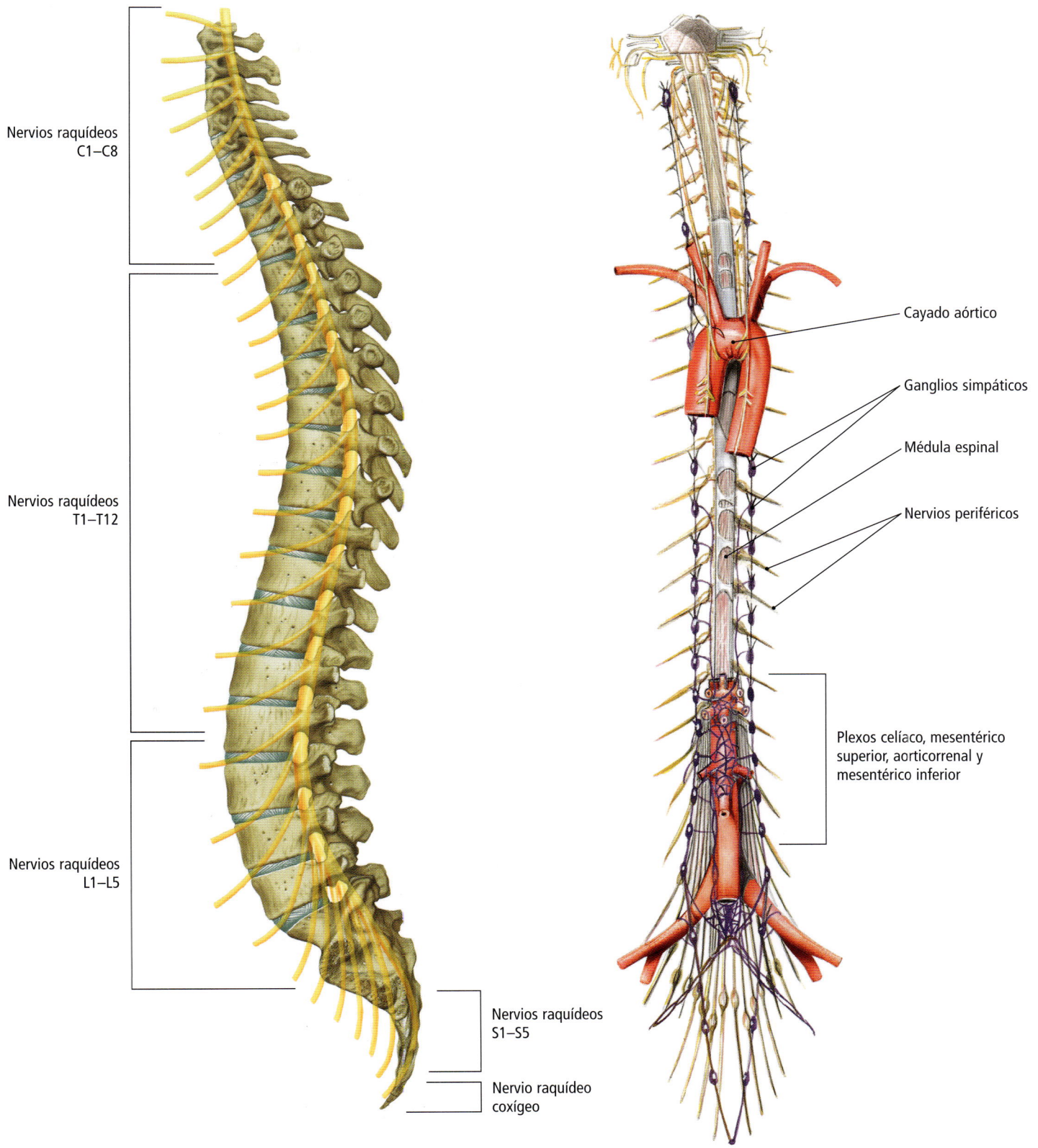

Nervios raquídeos
C1–C8

Nervios raquídeos
T1–T12

Nervios raquídeos
L1–L5

Nervios raquídeos
S1–S5

Nervio raquídeo
coxígeo

Cayado aórtico

Ganglios simpáticos

Médula espinal

Nervios periféricos

Plexos celíaco, mesentérico
superior, aorticorrenal y
mesentérico inferior

Aparato respiratorio

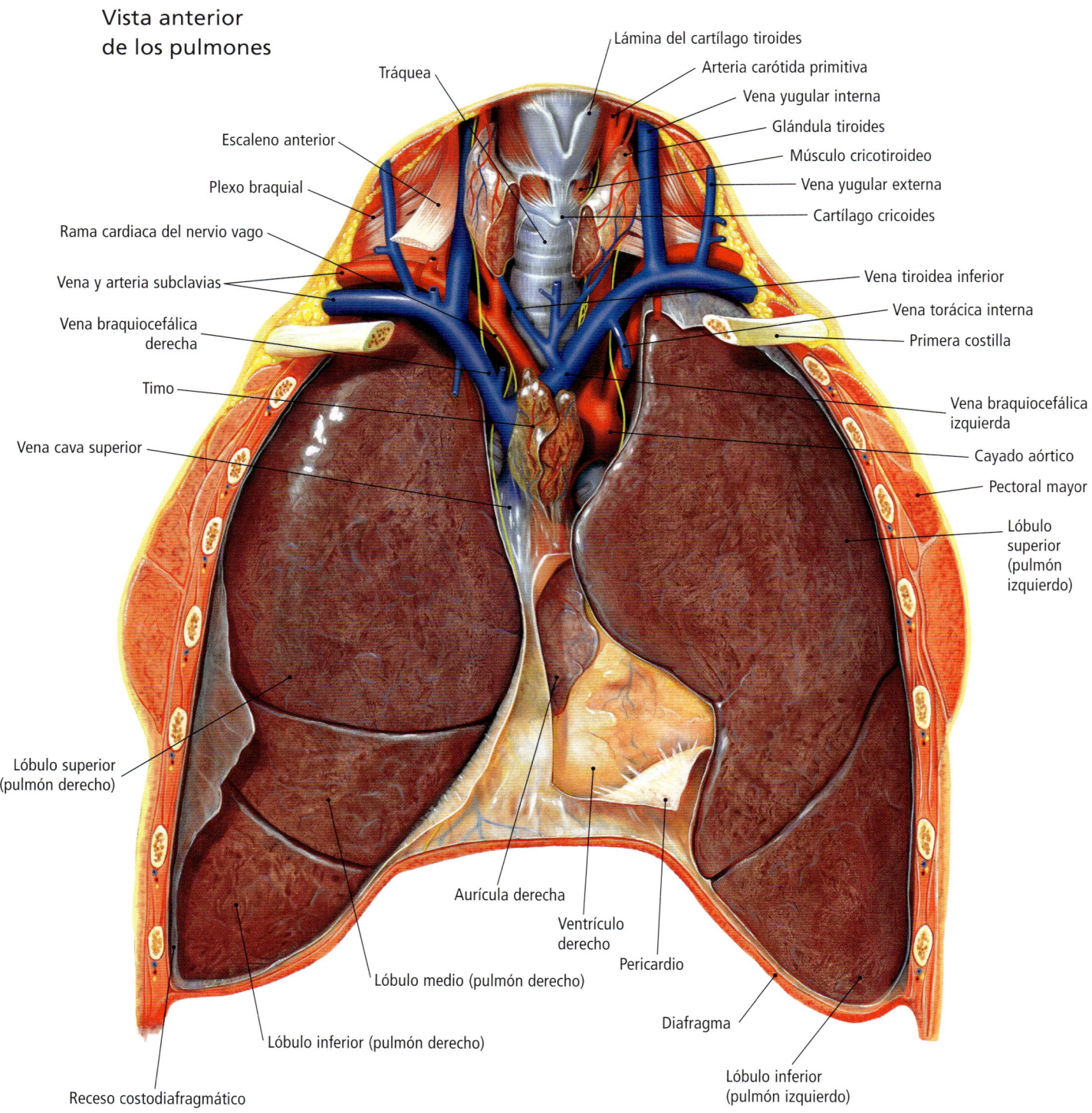

Vista anterior
de los pulmones

Lámina del cartílago tiroides

Tráquea

Arteria carótida primitiva

Vena yugular interna

Escaleno anterior

Glándula tiroides

Músculo cricotiroideo

Plexo braquial

Vena yugular externa

Rama cardiaca del nervio vago

Cartílago cricoides

Vena y arteria subclavias

Vena tiroidea inferior

Vena braquiocefálica
derecha

Vena torácica interna

Primera costilla

Timo

Vena braquiocefálica
izquierda

Vena cava superior

Cayado aórtico

Pectoral mayor

Lóbulo
superior
(pulmón
izquierdo)

Lóbulo superior
(pulmón derecho)

Aurícula derecha

Ventrículo
derecho

Pericardio

Lóbulo medio (pulmón derecho)

Diafragma

Lóbulo inferior (pulmón derecho)

Lóbulo inferior
(pulmón izquierdo)

Receso costodiafragmático

Vista anterior del aparato respiratorio

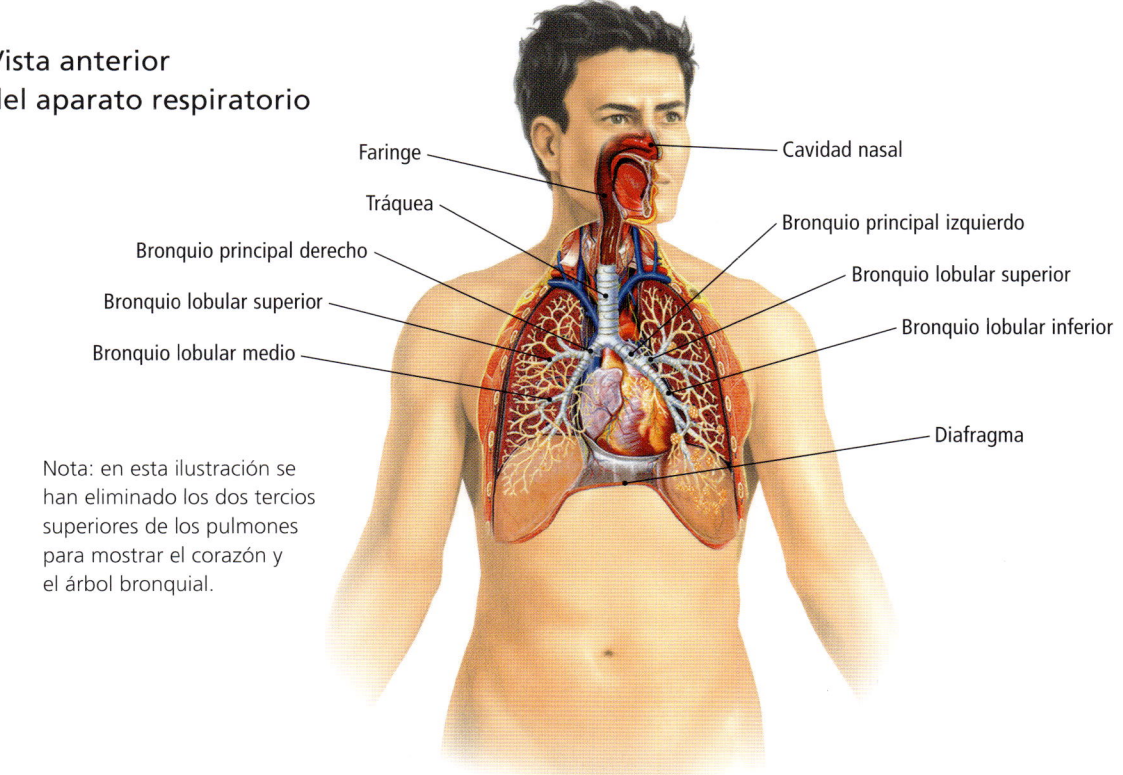

Faringe

Cavidad nasal

Tráquea

Bronquio principal izquierdo

Bronquio principal derecho

Bronquio lobular superior

Bronquio lobular superior

Bronquio lobular inferior

Bronquio lobular medio

Diafragma

Nota: en esta ilustración se han eliminado los dos tercios superiores de los pulmones para mostrar el corazón y el árbol bronquial.

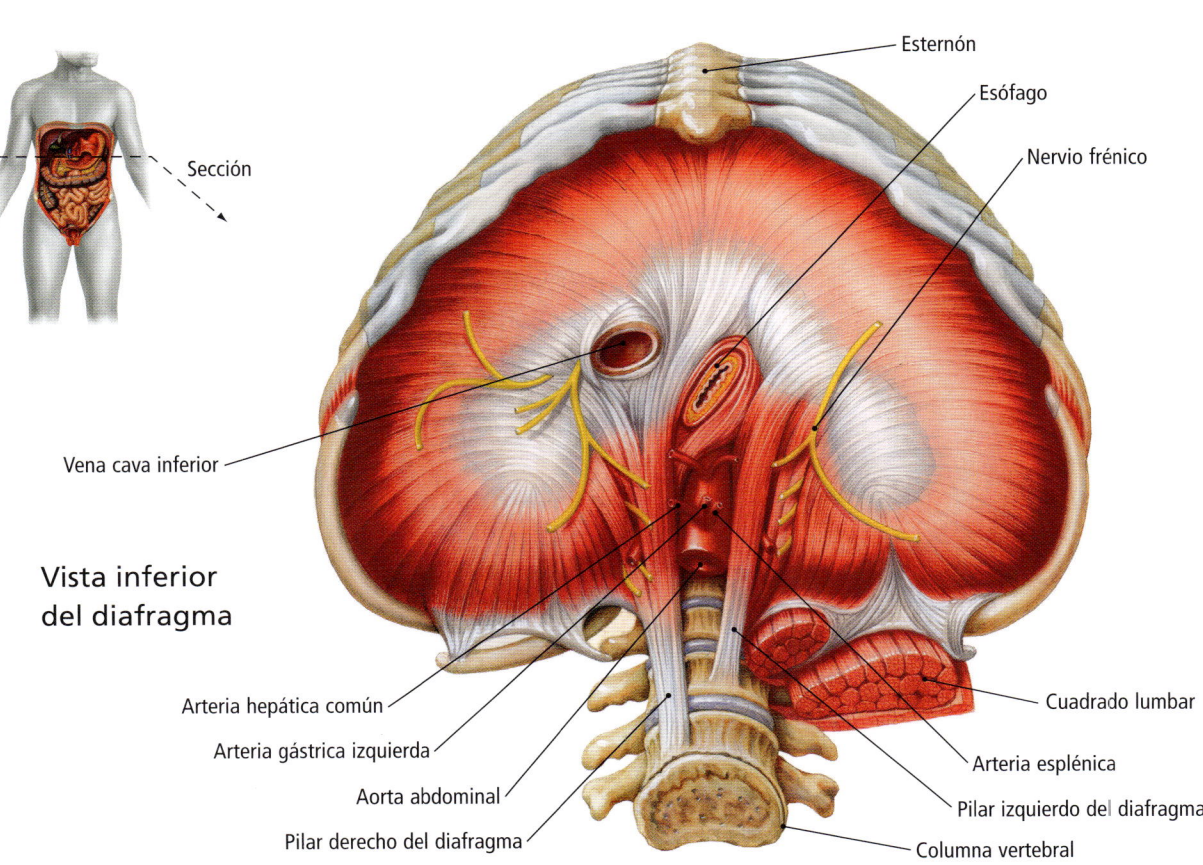

Sección

Esternón

Esófago

Nervio frénico

Vena cava inferior

Vista inferior del diafragma

Cuadrado lumbar

Arteria hepática común

Arteria gástrica izquierda

Arteria esplénica

Aorta abdominal

Pilar izquierdo del diafragma

Pilar derecho del diafragma

Columna vertebral

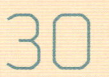

Movimientos del cuerpo

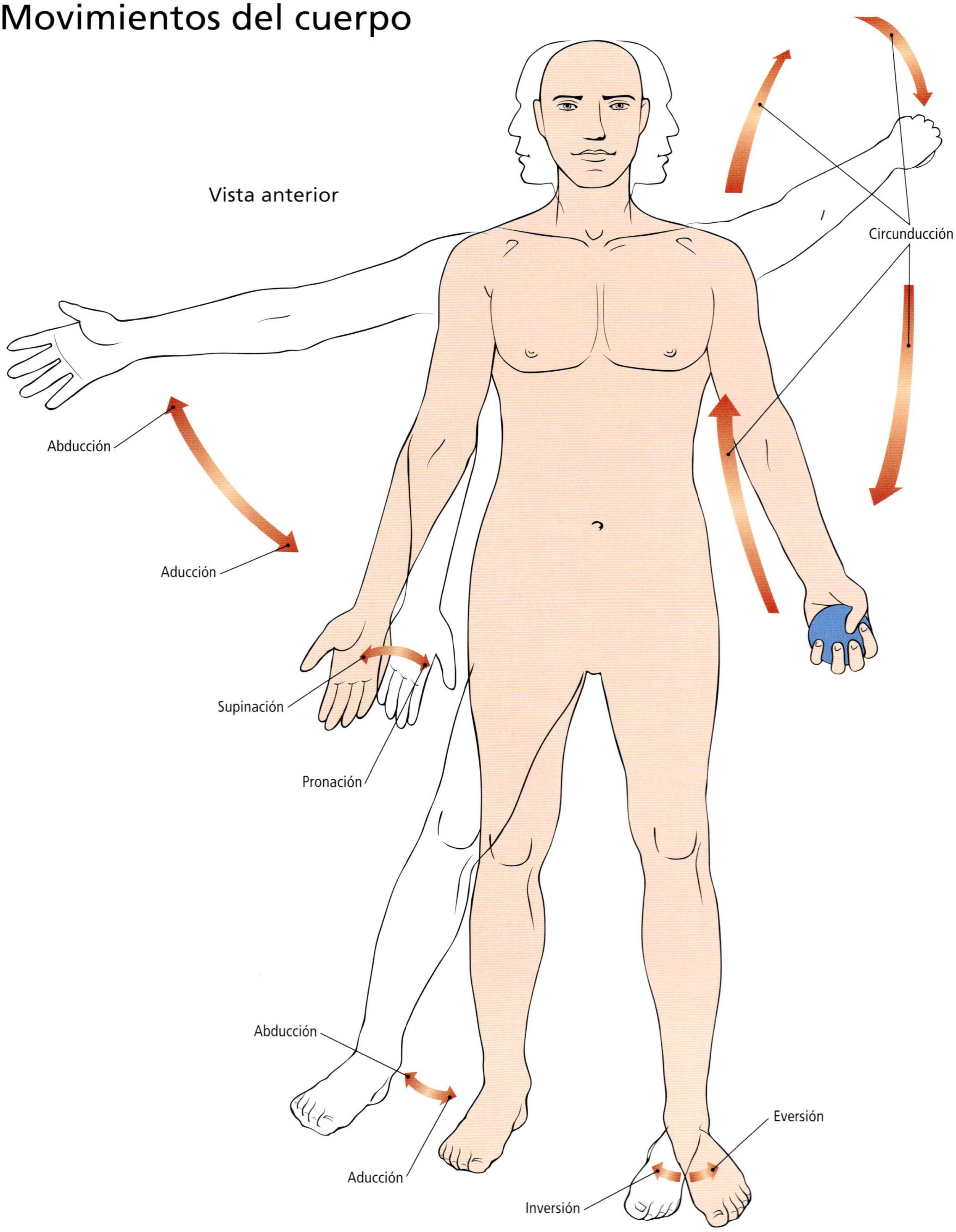

Vista anterior

Circunducción

Abducción

Aducción

Supinación

Pronación

Abducción

Aducción

Eversión

Inversión

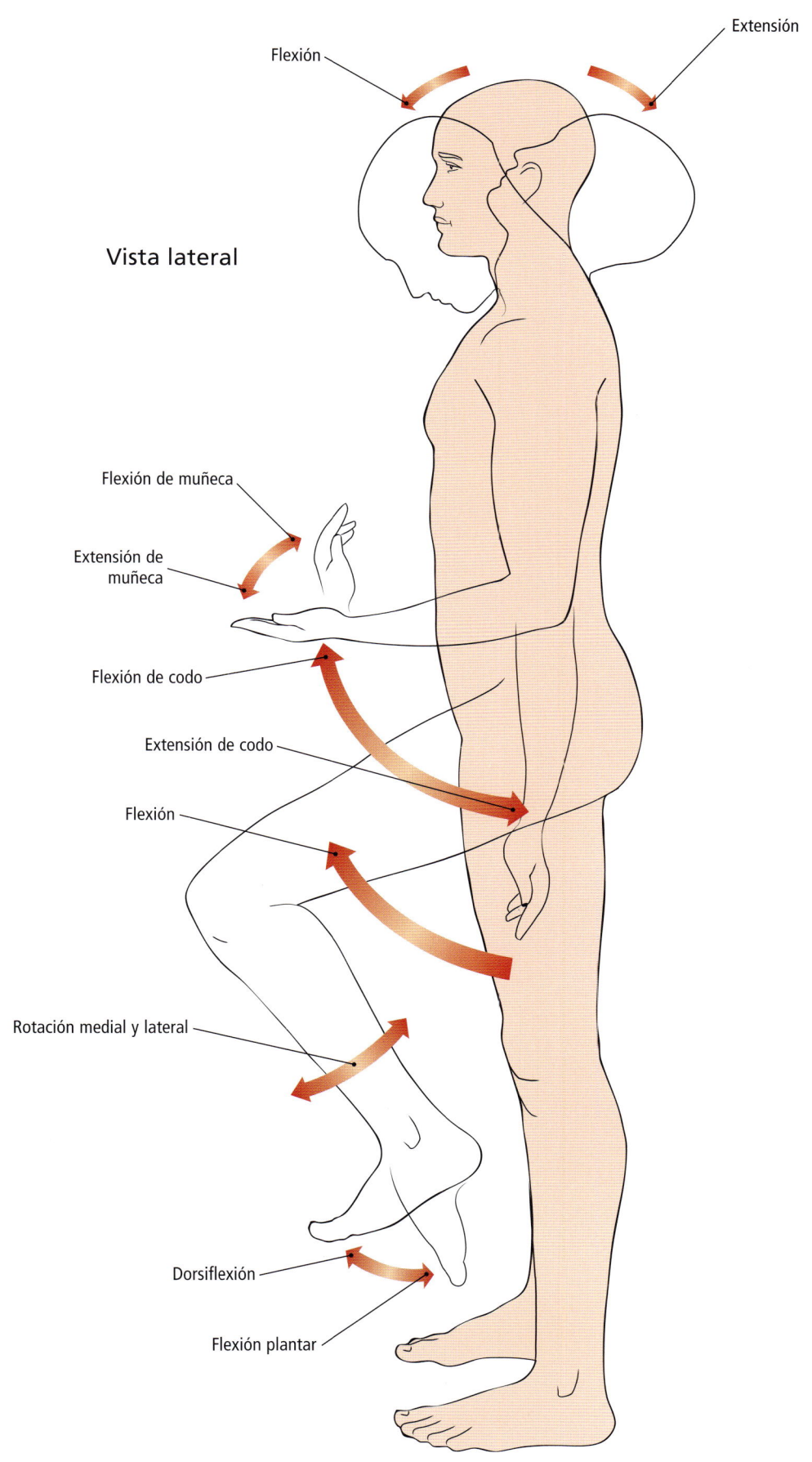

Extensión

Flexión

Vista lateral

Flexión de muñeca

Extensión de muñeca

Flexión de codo

Extensión de codo

Flexión

Rotación medial y lateral

Dorsiflexión

Flexión plantar

Tipos de actividad muscular

Los músculos del cuerpo se dividen en tres tipos principales: esqueléticos, lisos y cardíacos. Los músculos esqueléticos son aquellos que están unidos al esqueleto, y son los responsables de producir movimiento al acortarse y tirar de un hueso a través de su tendón. El estudio de estos músculos es el objetivo de este libro.

La mayoría de los músculos trabajan en pares opuestos para permitir la extensión y la flexión activa en las articulaciones. Cuando uno se contrae y se acorta, el otro se alarga en respuesta, y viceversa. Cuando nos movemos en el pilates, nos centramos principalmente en los músculos que se alargan como resultado del acortamiento de otro músculo. En el contexto del pilates, las contracciones musculares pueden dividirse en dos tipos principales: isotónicas e isométricas.

Contracción muscular isotónica

Se habla de contracción isotónica cuando un músculo cambia de longitud para generar movimiento. Las contracciones musculares isotónicas se dividen en dos tipos de actividad: concéntrica o excéntrica.

La actividad **concéntrica** se da cuando el músculo se acorta para generar movimiento. Por ejemplo, cuando se dobla la articulación de la rodilla, que pasa de estar recta a estar flexionada, como en el ejercicio Puente sobre los hombros (pág. 80). Esto provoca una contracción concéntrica de los músculos isquiotibiales a medida que la pierna flexionada desciende hacia la colchoneta. Cuando un músculo realiza una contracción concéntrica, se le denomina **motor principal** o **agonista**.

La actividad muscular **excéntrica**, en cambio, ocurre cuando el músculo se alarga para permitir el movimiento. En el ejemplo del Puente sobre los hombros (ilustrado aquí), para doblar la rodilla, los músculos opuestos, es decir los músculos vastos del cuádriceps femoral, deben alargarse mediante una contracción excéntrica. Un músculo que trabaja de manera excéntrica también se conoce como **antagonista**. En este libro, en la sección anatómica de cada ejercicio, estos músculos se agrupan bajo el término «músculos secundarios».

Para lograr un movimiento estable y coordinado, otros músculos a menudo se contraen o asisten al motor principal. Estos músculos se conocen como **sinergistas**. Por ejemplo, si la articulación de la rodilla se dobla, el músculo gastrocnemio (ubicado en el lado posterior de la parte inferior de la pierna) se contrae para ayudar a los músculos isquiotibiales en este movimiento; en este caso, el gastrocnemio actúa como sinergista. En este libro, en la sección anatómica de cada ejercicio, estos músculos también se agrupan bajo el término «músculos secundarios».

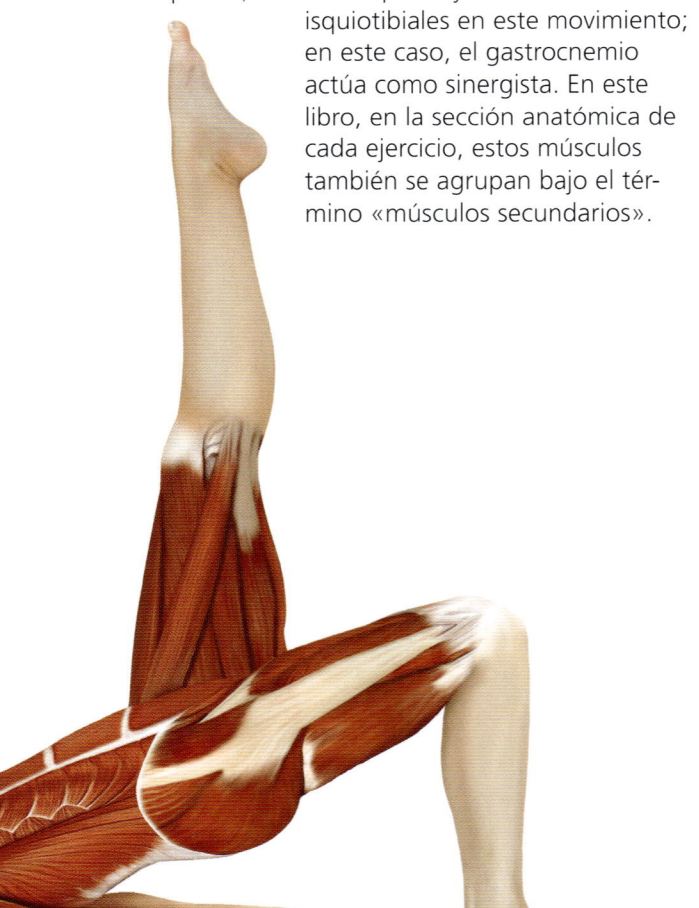

ⓥ Puente sobre los hombros, página 80
Para lograr esta posición con la pierna izquierda estirada, los isquiotibiales se contraen de manera excéntrica, actuando como antagonistas. Al mismo tiempo, los cuádriceps deben acortarse de forma concéntrica para permitir este movimiento, actuando como agonistas.

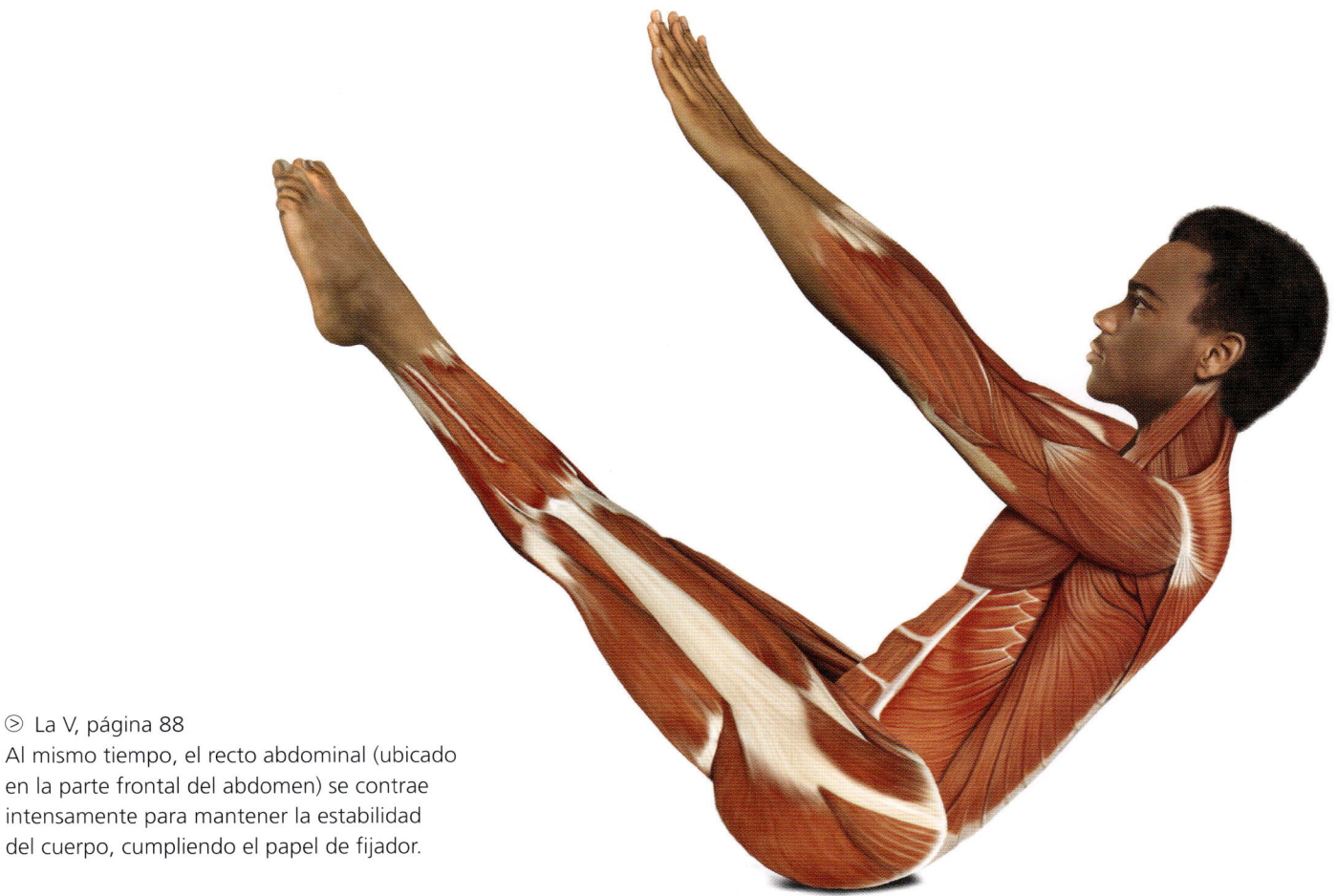

⊗ La V, página 88
Al mismo tiempo, el recto abdominal (ubicado
en la parte frontal del abdomen) se contrae
intensamente para mantener la estabilidad
del cuerpo, cumpliendo el papel de fijador.

Contracción muscular isométrica

Las contracciones isométricas no producen cambios en la
longitud del músculo, pero este se contrae para sostener
o fijar el cuerpo en una posición. Por ejemplo, en el
ejercicio La V (pág. 88), el recto abdominal no se alarga ni
se acorta, pero se contrae para mantener la columna
vertebral en su lugar una vez que el cuerpo ha alcanzado
la posición deseada. En este caso, al músculo recto abdominal se le denominaría **fijador**.

En resumen:

- **Motores principales:** son los responsables de iniciar el
  movimiento de una articulación. También se les conoce
  como **agonistas** y generan movimiento a través de una
  contracción concéntrica.

- **Antagonistas:** se alargan para permitir el acortamiento
  del motor principal o agonista. Este proceso implica una
  contracción excéntrica.

- **Actividad muscular concéntrica:** el músculo se acorta
  para permitir el movimiento. También conocidos como
  agonistas.

- **Actividad muscular excéntrica:** el músculo se alarga
  para permitir el movimiento. También conocidos como
  antagonistas.

- **Sinergistas:** se contraen para asistir al motor principal.

- **Fijadores:** se contraen de manera estática para estabilizar la posición adoptada, una vez que el movimiento
  ha ocurrido.

Con respecto a la actividad muscular analizada en este
libro, los músculos se han dividido en **motores principales** (aquellos que inician el movimiento acortándose) y
antagonistas (aquellos que permiten el movimiento
alargándose). Este manual también explora el papel de los
sinergistas y fijadores. En la sección anatómica de cada
ejercicio, a estos músculos que no son motores principales
se les denomina colectivamente **músculos secundarios**.

El pilates y la columna vertebral

Vista de perfil, la columna vertebral de un adulto dibuja una curva natural en forma de S. Las regiones del cuello y la zona lumbar presentan una ligera curva cóncava, mientras que las regiones torácica y sacra tienen una ligera curva convexa. El propósito de estas curvas es absorber impactos, transmitir fuerzas, mantener el equilibrio y permitir una amplitud de movimiento a lo largo de la columna vertebral.

Para que la columna permanezca sana, es fundamental mantener estas curvas naturales. Esto se puede lograr mediante la práctica regular de un programa de pilates que haga hincapié en la alineación adecuada de la columna. Los ejercicios del pilates, realizados correctamente, pueden ayudar a mejorar la flexibilidad. Se genera espacio entre las vértebras, lo que alivia la presión sobre los discos intervertebrales. Los movimientos secuenciales adecuados contribuyen a preservar la hidratación de los discos intervertebrales. La circulación mejora, lo cual favorece la regeneración a nivel celular. Además, aumenta la densidad ósea, que ayuda a minimizar la degeneración de los huesos.

Un programa equilibrado de pilates debe incluir ejercicios que muevan la columna en rotación, flexión lateral, flexión hacia adelante y extensión. Cuando se practican regularmente todos estos tipos de movimientos, la columna tiende a adoptar una alineación neutra, evitando patrones posturales negativos. Una buena postura nos ayuda a respirar con mayor libertad y mejora nuestro bienestar al prevenir tensión y debilidad muscular, factores que pueden contribuir al dolor de espalda. Cómo una posición neutra de la columna beneficia la práctica del pilates se aborda en la pág. 42.

La columna vertebral se compone de lo siguiente:
- 33 vértebras
- Articulaciones facetarias que permiten a las vértebras deslizarse unas contra otras.
- Discos intervertebrales que se encuentran entre las vértebras y actúan como amortiguadores.
- La médula espinal y los nervios que transcurren a través del canal raquídeo.
- Tejidos blandos (ligamentos, tendones y músculos) que ayudan a mantener la columna en su lugar y a facilitar su movimiento.
- Fascia que rodea y separa los músculos y huesos de la columna y sus alrededores.

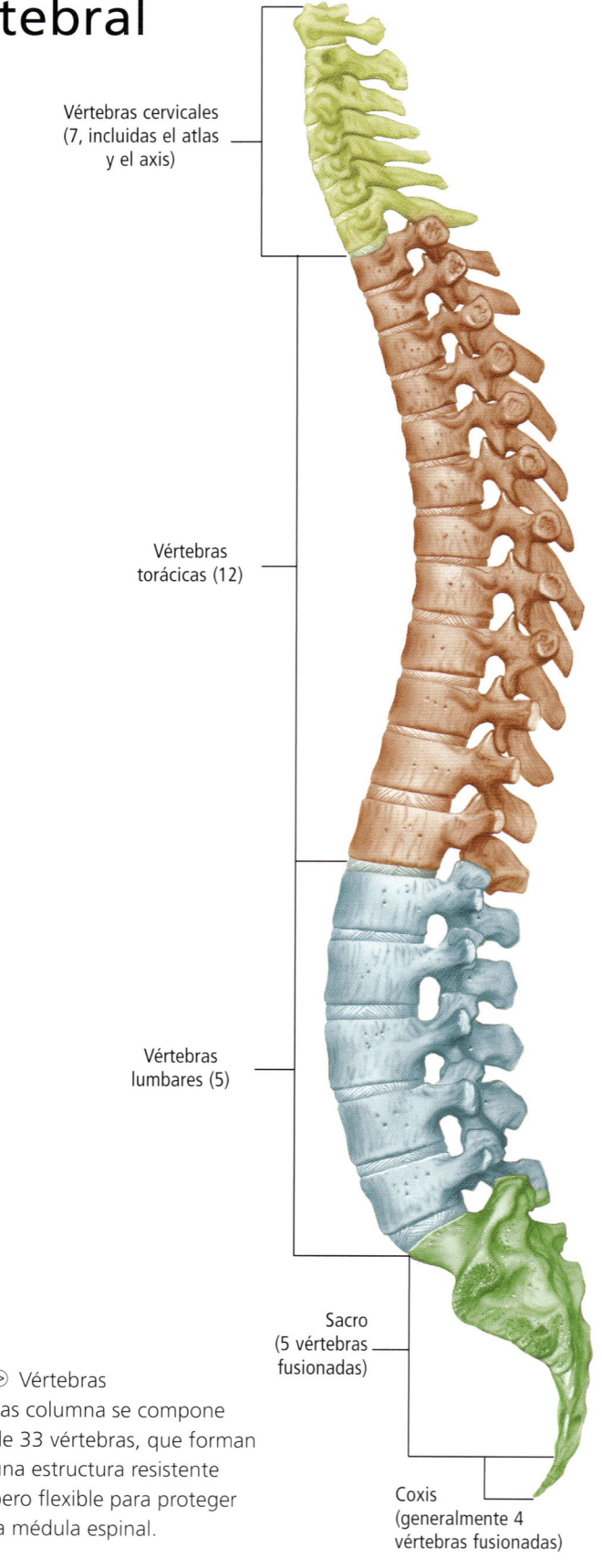

Vértebras cervicales (7, incluidas el atlas y el axis)

Vértebras torácicas (12)

Vértebras lumbares (5)

Sacro (5 vértebras fusionadas)

Coxis (generalmente 4 vértebras fusionadas)

⊘ Vértebras
Las columna se compone de 33 vértebras, que forman una estructura resistente pero flexible para proteger la médula espinal.

Articulaciones y movimiento

Un programa de pilates bien equilibrado debe incorporar la mayor variedad posible de amplitudes de movimiento para asegurar que cada articulación funciona de manera óptima. En el esqueleto existen tres tipos de articulaciones, clasificadas según el grado de movimiento que permiten.

Tipos de articulaciones

Los huesos de las **articulaciones fibrosas** están unidos por tejido fibroso que no permite movimiento (por ejemplo, en las uniones de los huesos del cráneo). Los huesos de las **articulaciones cartilaginosas** están unidos por cartílago. Estas articulaciones brindan estabilidad y no permiten una gran amplitud de movimiento. Por ejemplo, la articulación sacroilíaca, donde la columna se encuentra con la pelvis, y las articulaciones esternocostales, donde las costillas anteriores se unen al esternón.

Los huesos de las **articulaciones sinoviales** se encuentran dentro de una cápsula articular. Ejemplos de estas incluyen la articulación de la rodilla, donde el fémur se encuentra con la tibia, y la articulación del codo, donde el húmero se une con el radio y el cúbito. Estas articulaciones son las más comunes y móviles, y serán las que más se mencionarán en este libro. El cuerpo cuenta con seis tipos de articulaciones sinoviales, cuya amplitud de movimiento puede mejorarse con la práctica regular del pilates.

⊙ Los tres planos básicos utilizados en anatomía humana.

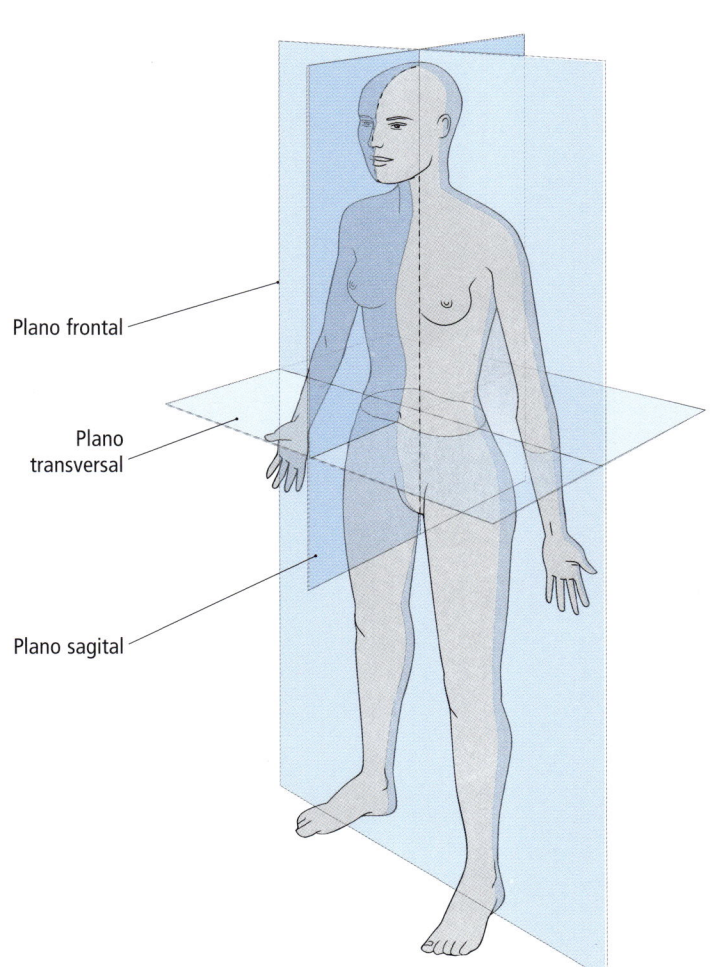

Plano frontal

Plano transversal

Plano sagital

Planos de movimiento

Los movimientos del cuerpo pueden clasificarse según la dirección en la que ocurren. Estos tipos de movimiento también tienen lugar dentro de un plano de movimiento. Un plano anatómico es, en esencia, una línea imaginaria —vertical u horizontal— trazada a través del cuerpo.

Existen tres planos básicos utilizados en anatomía humana.

El plano frontal: es vertical y divide el cuerpo en una parte trasera (posterior) y una parte delantera (anterior).

El plano transversal: es paralelo al suelo y separa la mitad superior del cuerpo de la mitad inferior.

El plano sagital: es vertical y divide el cuerpo en una parte izquierda y una derecha.

Estos planos se utilizan para describir los movimientos del cuerpo. Por ejemplo, durante el ejercicio Torsión de columna (pág. 94), la columna rota en el plano transversal.

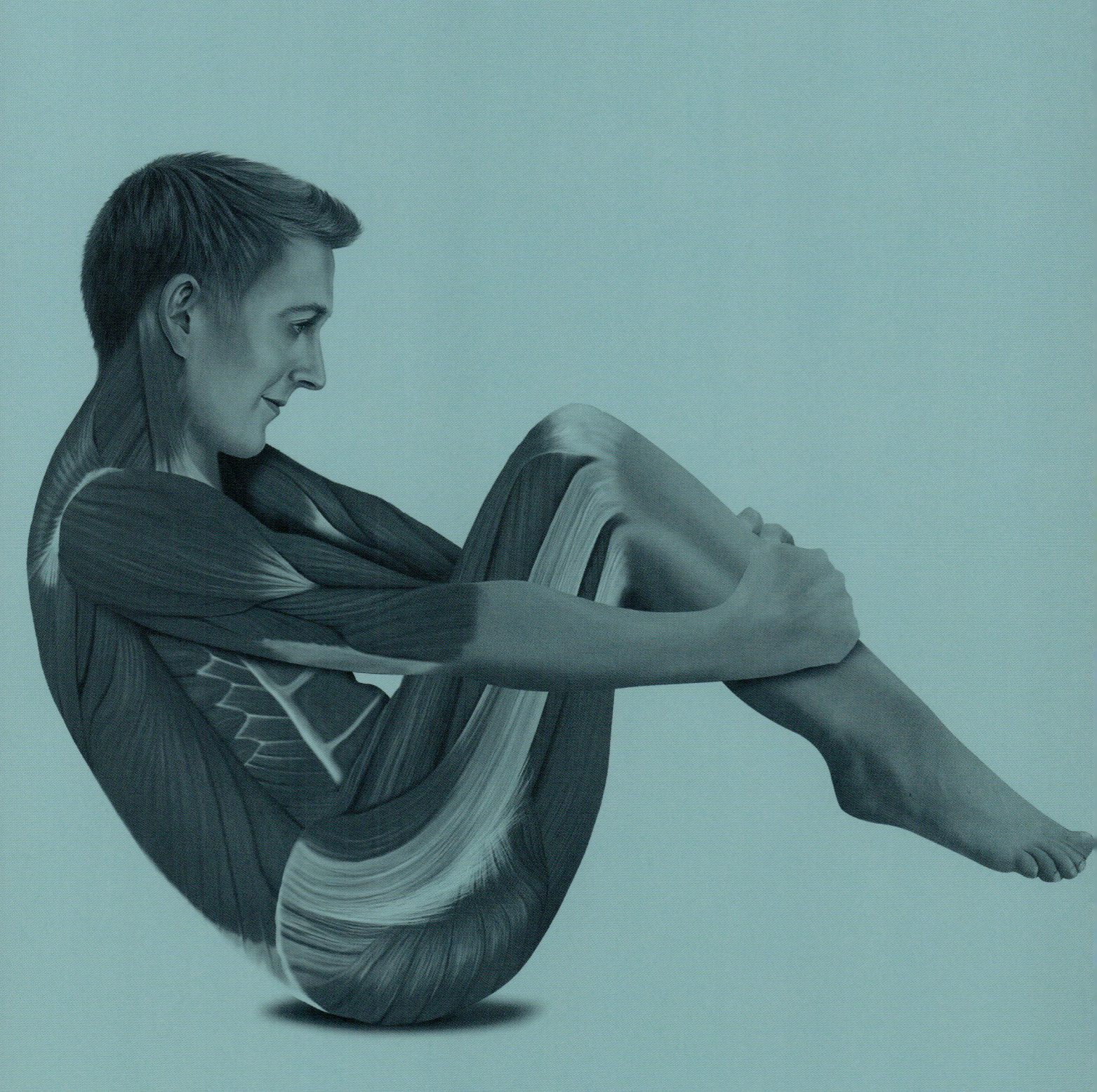

Principios y fundamentos del pilates

El método pilates es un sistema de entrenamiento físico que se centra en la alineación, la respiración y el control. Su objetivo principal es alcanzar la correcta posición de la columna vertebral, la pelvis y las escápulas, así como la adecuada amplitud de movimiento de estas. Cuando se practica junto con los principios básicos (pág. 40), el pilates tiene un impacto positivo en quienes buscan mejorar la fuerza muscular, aliviar el dolor y recuperarse de lesiones, lo cual también favorece el bienestar mental y emocional.

¿Qué es el pilates?

El pilates es una forma de ejercicio físico que no ha parado de ganar popularidad desde la publicación en 1945 del libro de Joseph Pilates *Vuelva a la vida con la contrología*. Originalmente, se trataba de un estricto repertorio de 34 ejercicios realizados en secuencia (llamado «contrología»), pero ha evolucionado a su forma contemporánea de diferentes niveles de dificultad con la inclusión de ejercicios desarrollados a partir del mayor entendimiento de la anatomía y la fisiología que existe hoy día. Esta evolución ha hecho que los ejercicios sean más accesibles, lo que permite que personas de cualquier edad y capacidad física puedan beneficiarse del pilates.

El pilates clásico todavía cuenta con un amplio y leal seguimiento. Se enseña en muchos estudios a nivel internacional y es considerado el pilates más puro. Los ejercicios se enseñan en un orden concreto: se comienza con el Cien (pág. 56) y se termina con la Flexión (pág. 162), y se repiten un número exacto de veces. El patrón de respiración es muy específico y no se puede dominar un ejercicio sin la correcta coordinación de la respiración. Existen modificaciones de cada ejercicio del repertorio clásico que ayudan a los participantes a comprender el movimiento, la respiración y la posición de la columna vertebral, pero en general se espera que los ejercicios clásicos se realicen a un nivel constante, alcanzando la máxima amplitud de movimiento mediante el máximo esfuerzo. El repertorio clásico muestra una preferencia por la flexión con carga y la columna recta, lo que lo hace inadecuado para personas que tienen problemas óseos o articulares (por ejemplo, osteoartritis u osteoporosis).

A través de los discípulos de Joseph Pilates y con la fundación de las diferentes escuelas de metodología, se han realizado adaptaciones y desarrollos del repertorio clásico, sobretodo a partir de ejercicios del ballet y otras formas de movimiento que han ayudado a crear el pilates contemporáneo. En la actualidad, una clase de pilates tiene en cuenta la condición física del participante y selecciona los ejercicios que mejor se adaptan a ella a fin de encontrar un equilibrio entre el movimiento nutritivo y accesible de pilates y la exigencia o desafío que permita la mejora y el progreso del practicante. No existe un orden estricto en el que deban realizarse los ejercicios. El pilates contemporáneo se centra en calentar suavemente los músculos y avanzar hacia ejercicios más desafiantes una vez que el cuerpo está suficientemente preparado. El número de repeticiones de cada ejercicio depende del resultado deseado. En lugar de hacer hincapié en apoyar toda la columna en el suelo, el pilates contemporáneo se basa en la alineación neutra de la columna, lo que permite la activación del transverso abdominal y de los músculos profundos del core (centro de gravedad del cuerpo) o faja abdominal. Se presta una mayor atención a una contracción óptima de los músculos, en detrimento de una contracción máxima, y se usan lo suficiente como para realizar cada ejercicio a un alto nivel, pero sin fatigarlos prematuramente.

En lo que el pilates clásico y el contemporáneo están de acuerdo es en los principios básicos. Al realizar cada ejercicio teniendo en cuenta estos principios, se fortalece la conexión mente-cuerpo y se crea un momento de esfuerzo y relajación que convierte al pilates no solo en una forma de ejercicio, sino también en una forma de atención plena.

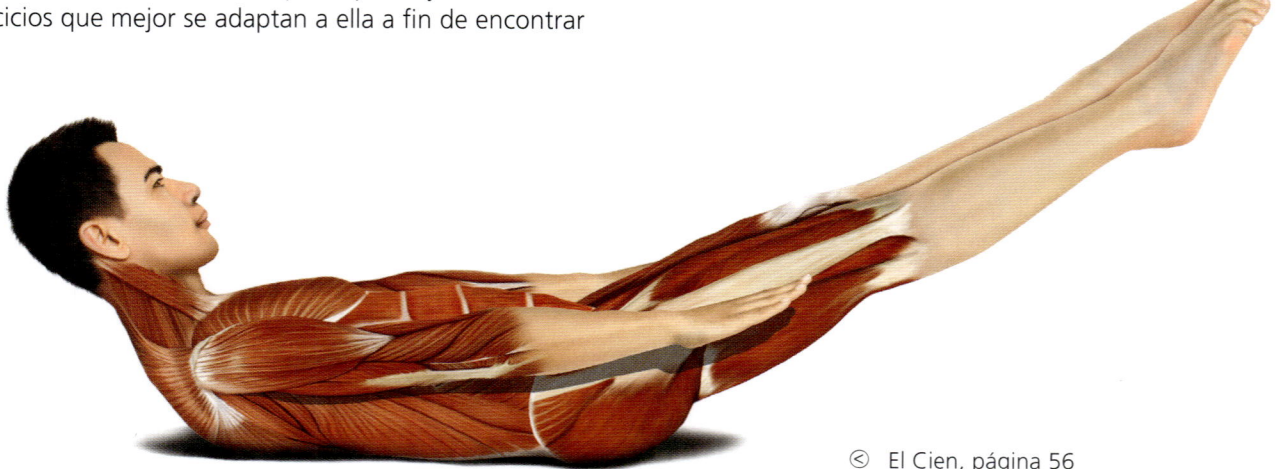

◎ El Cien, página 56

Origen e historia del pilates

Joseph Pilates nació en las afueras de Düsseldorf, Alemania, en 1883. Las imágenes que existen de él muestran a un hombre en la cúspide de la forma física: delgado, con músculos definidos y una postura erguida que desprendía seguridad y confianza. Sin embargo, cuando era niño, Pilates sufría de diversas afecciones médicas, entre ellas fiebre reumática, raquitismo y asma. Los médicos a cargo de su cuidado creían que estaba tan enfermo que era improbable que viviera más allá de la infancia.

Contra todo pronóstico, Pilates desarrolló una obsesión por la forma física durante su adolescencia. Esta fijación lo condujo a practicar levantamiento de pesas, boxeo y artes marciales. Asimismo, la movilidad y la concentración necesarias para practicar yoga despertaron en él un gran interés, por lo que dedicó tiempo a estudiarlo junto con sus otros intereses. Su estudio del movimiento lo llevó hasta Hamburgo, donde conoció al pionero de la danza Rudolf Laban. Se dice que Laban observó las técnicas de Pilates e incorporó algunos de los ejercicios de musculación en sus propias enseñanzas. Gracias al entrenamiento de fuerza, Pilates desarrolló una complexión tan musculosa que fue contratado como modelo para ilustraciones anatómicas.

En 1912, a la edad de 28 años, se mudó a Inglaterra. Fue allí donde se valió de su entrenamiento para enseñar técnicas de acondicionamiento físico y artes marciales. Durante la Primera Guerra Mundial, Pilates fue arrestado y encarcelado como «extranjero enemigo», y se le asignó el trabajo de enfermero en un hospital donde ayudaba a los heridos. Una de sus técnicas de rehabilitación pasaba por adaptar las camas del hospital —mediante la instalación de correas, muelles y poleas— para que los pacientes encamados pudieran hacer ejercicio usando la resistencia de los muelles. Así es como se gestó el reformer, el primer aparato que ideó Pilates.

En 1926, Pilates emigró a Nueva York. Durante la travesía, conoció a Clara Zeuner, quien más tarde se convertiría en su esposa. La colaboración de Clara fue fundamental para la apertura del primer estudio de Pilates. La ubicación del estudio fue significativa, ya que estaba cerca de la Escuela de Ballet de Nueva York, y, en consecuencia, los bailarines acudían a Pilates en busca de ayuda para la recuperación de lesiones relacionadas con la danza.

En el año 1945, Pilates publicó *Return to Life Through Contrology* (Vuelva a la vida con la contrología). Utilizado como la base del repertorio clásico (originalmente denominado «contrología»), el libro contiene 34 ejercicios diseñados para realizarse en un orden específico, además de un conjunto de principios básicos. Posteriormente, Pilates acogió a varios aprendices de todo el mundo, entre ellos Alan Herdman, quien introduciría el pilates en el Reino Unido, y Penny Latey, que lo llevó a Australia e introdujo a Lynne Robinson en la metodología. Robinson fundaría más tarde el grupo Body Control Pilates. Otra discípula fue la bailarina Romana Kryzanowska, quien introduciría a una de sus alumnas, Moira Merrithew, en el método gimnástico de Pilates. Posteriormente, Merrithew desarrolló el sistema Stott Pilates. Todo esto llevó a que la metodología se extendiera a nivel internacional y al desarrollo de diferentes escuelas de pilates.

Joseph Pilates falleció en 1967, pero Clara continuó dirigiendo su estudio hasta su muerte en 1977. Por aquel entonces, el legado del creador de este método de entrenamiento ya estaba asegurado gracias al trabajo de sus discípulos y de todos sus alumnos.

⊙ Estiramiento de piernas juntas, pág. 72

Principios básicos del pilates

Cuando Joseph Pilates desarrolló su metodología, observó que, para que los ejercicios se realizaran al más alto nivel, debían practicarse teniendo en cuenta un conjunto de principios básicos. Descubrió que practicar cada ejercicio siguiendo estos principios aseguraba la obtención del máximo beneficio de cada movimiento. Hoy en día, las diferentes escuelas de pilates se centran en principios ligeramente distintos. Sin embargo, todas siguen los mismos principios fundamentales.

Los principios fundamentales del método pilates son los siguientes:

1. Respiración
2. Concentración
3. Control
4. Centramiento
5. Precisión
6. Fluidez

1. RESPIRACIÓN. La respiración debe coordinarse con el movimiento. En general, la inspiración se usa para preparar al cuerpo antes del movimiento, y la espiración se utiliza en la fase de esfuerzo del ejercicio. El pilates emplea la respiración «lateral» (respiración hacia los lados del cuerpo, llenando los pulmones y expandiendo la caja torácica) para fomentar la activación de los músculos del core y para ayudar a evitar la acumulación de tensión en el cuerpo.

Joseph Pilates decía que

«Para respirar correctamente, se debe espirar e inspirar completamente, intentando siempre extraer cada átomo de aire impuro de los pulmones de la misma manera que eliminaríamos cualquier gota de agua al escurrir un trapo».

2. CONCENTRACIÓN. La concentración es clave para ejecutar cada ejercicio. Comprender dónde está el cuerpo en el espacio (propiocepción) y cómo cada parte individual del cuerpo necesita moverse para activar el músculo o grupo de músculos correcto solo se puede hacer con concentración. Concentrarse solo en el movimiento correcto significa eliminar cualquier distracción. Esto a menudo da como resultado una sensación de calma.

3. CONTROL. Antes de acuñar el término «pilates», el nombre original de Joseph Pilates para su método era «contrología», ya que el control se sitúa en el centro de su programa. Este principio fomenta la activación de los músculos correctos con la cantidad adecuada de contracción isotónica o isométrica y el aislamiento del movimiento en una parte del cuerpo o un grupo de ellas.

4. CENTRAMIENTO. La idea de centrar el cuerpo puede ser difícil de asimilar, pero, básicamente, se trata del proceso de activar los músculos del core, el grupo de músculos responsable de estabilizar el torso o tronco del cuerpo. Joseph Pilates se refería a esta área como el *powerhouse* o centro de energía, desde donde se origina todo movimiento. Los ejercicios del pilates se concentran en estos músculos para asegurar la integridad de todos los movimientos subsiguientes.

5. PRECISIÓN. Se hace hincapié en la alineación antes de realizar cualquier ejercicio. La colocación exacta de cada parte del cuerpo es clave para asegurar que se active el músculo o grupo de músculos correcto. Ningún movimiento debe ser forzado; al contrario, el movimiento preciso, practicado y controlado permite dominar cualquier ejercicio. También hay un elemento de coordinación que requiere precisión; ya sea que diferentes partes del cuerpo se muevan al mismo tiempo o la coordinación entre la respiración y el movimiento. Una vez que se logra este nivel de precisión, se puede progresar con el ejercicio.

6. FLUIDEZ. Todos los ejercicios deben realizarse con gracia, mostrando control y fluidez en el movimiento. Cada ejercicio debe enlazarse con el siguiente de manera fluida, sin movimientos bruscos y sin que ninguno parezca forzado. El elemento de fluidez en los principios del pilates explica en parte su conexión con la danza y cómo este vínculo ha ayudado a modelar la práctica moderna del pilates que reconocemos hoy.

La evolución del pilates

Joseph Pilates predijo que algún día todo el mundo habría oído hablar de su sistema de entrenamiento. Aunque no dejó una extensa documentación escrita para guiar a las futuras generaciones, su legado se ha mantenido vivo gracias a material de archivo limitado y a clientes y profesores dedicados. La evolución de su método fue profundamente influenciada por sus discípulos, quienes se convertirían en la primera generación de profesores de pilates. Y la evolución continúa hasta hoy, con nuevos ejercicios, nuevos equipos y mejoras que complementan el programa original de 34 ejercicios.

En la actualidad, existen muchas escuelas de pilates. Algunas se adhieren muy de cerca al método original de Joseph Pilates, incorporando a menudo su propio toque personal, mientras que otras han evolucionado su método mediante nuevas herramientas y enfoques para crear variaciones innovadoras y desafiantes de los temas del pilates clásico. Al hacerlo, muchas escuelas han revisitado las enseñanzas originales y las han modificado de acuerdo con los últimos conocimientos sobre el cuerpo y los descubrimientos más recientes en las ciencias del deporte y la rehabilitación de la columna. Numerosas escuelas y profesores contemporáneos descomponen los ejercicios clásicos originales (muchos de los cuales son desafiantes

para la mayoría de las personas) y los enseñan de forma progresiva, poniendo más énfasis en los ejercicios de estabilización de la pelvis y la cintura escapular, así como en el concepto de columna y pelvis neutras. La esencia de las enseñanzas del pilates radica en los principios básicos (pág. 40).

Hoy en día, el pilates se puede encontrar en una variedad de entornos, desde estudios privados hasta centros de acondicionamiento físico y establecimientos médicos. Se emplea para mejorar la forma física, aumentar el rendimiento atlético y ayudar en la rehabilitación de lesiones.

⊘ El Gato, página 48

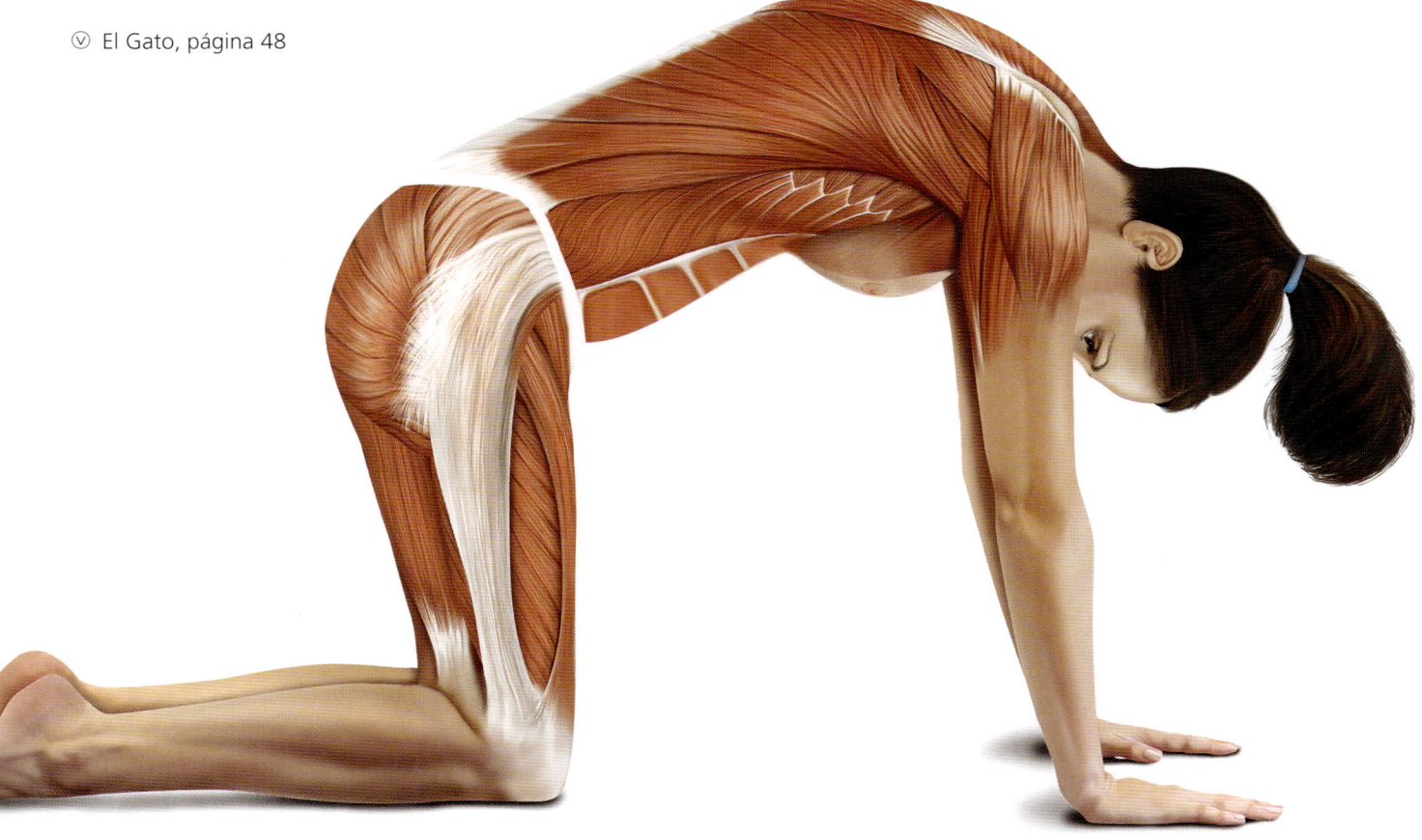

El pilates y la alineación

La alineación es la posición precisa de los huesos y músculos del cuerpo tanto en reposo como en movimiento. Si el cuerpo está desalineado, se puede generar tensión sobre las articulaciones y los tejidos blandos, lo que puede afectar la forma en que una persona se mueve. De hecho, hacer ejercicio sin la alineación correcta puede provocar un desgaste adicional, así como lesiones.

En el pilates, se busca siempre la alineación del cuerpo, de manera que los músculos se contraen desde su longitud de reposo óptima. Esto, a su vez, mejora la propiocepción y fortalece los músculos de manera más eficiente. Joseph Pilates siempre fue muy específico sobre la colocación, alineación y trayectoria de cada parte móvil del cuerpo. Consideraba que realizar correctamente un solo movimiento era más beneficioso que realizar incorrectamente varios.

Hay dos factores clave para lograr la alineación: una «columna neutra» y una «pelvis neutra».

Columna neutra

Con los años, las enseñanzas originales de Joseph Pilates se han adaptado y modificado de acuerdo con el conocimiento médico actual. Si bien su opinión sobre una columna recta puede que ya no se acepte, su idea de alargar la columna todavía se enseña hoy en día.

La columna vertebral tiene una curva natural en forma de S que actúa como amortiguador y protege la médula espinal y los discos intervertebrales (pág. 34). Si bien cada columna vertebral presenta diferencias, ciertas desviaciones pueden tener efectos significativos en otras partes del cuerpo. Mantener la columna en posición neutra mejora su función y la de sus curvas, y logra una alineación corporal que distribuye el peso de manera equilibrada para

reducir la presión sobre las articulaciones y los tejidos blandos. El método pilates ayuda a fortalecer los músculos posturales profundos que sostienen la columna y, por lo tanto, contribuye a mantener la columna alargada en la posición neutra. Una columna neutra alargada y fuerte permite una articulación más fluida.

Pelvis neutra

El ángulo de la pelvis tiene un impacto directo en la curvatura de la columna. Una pelvis equilibrada de manera uniforme en relación con la columna y los huesos del muslo favorece el equilibrio de las articulaciones y músculos circundantes. Una pelvis neutra es aquella en la que el hueso púbico y la espina ilíaca anterosuperior están al mismo nivel, es decir, aquella pelvis que no se inclina hacia delante ni hacia atrás. La espina ilíaca anterosuperior y el hueso púbico deben estar en el mismo plano. Los ejercicios de la página 55 ofrecen formas de ayudar a encontrar la posición neutra en supinación.

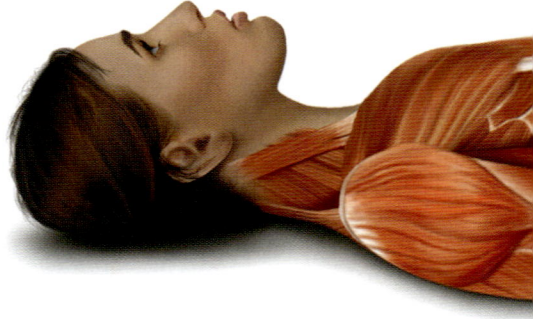

Otras zonas neutras

La alineación también es clave para los hombros, la caja torácica, las piernas y los pies.

Cada ejercicio de pilates comienza desde una posición en la que el cuerpo está alineado correctamente. Para muchos ejercicios, esta también es la posición a la que se debe volver, con control, después del movimiento. Esto es una parte tan importante del ejercicio como la acción principal. La alineación correcta en cada posición inicial se aborda en el capítulo correspondiente.

⊕ Consejo útil

Si mantener una pelvis neutra en supinación le resulta difícil, coloque una toalla pequeña doblada o un cojín delgado debajo de la columna lumbar.

«Asegúrese de tener todo el cuerpo bajo un control mental completo… La buena postura se logra únicamente cuando todo el mecanismo del cuerpo está bajo un control absoluto».

—Joseph Pilates, *Vuelva a la vida*

⊙ Círculos con una pierna, página 64

El pilates y la respiración

La respiración desempeña un papel vital en la oxigenación de la sangre y la expulsión de dióxido de carbono de los tejidos del cuerpo. Si bien el acto de respirar es un proceso automático e involuntario, aún así se puede controlar.

El diafragma es un gran músculo en forma de cúpula que separa la cavidad torácica (caja torácica) de la cavidad abdominal. Es el músculo más importante para la respiración y ayuda a aumentar la presión intraabdominal necesaria para la estabilidad.

Los pulmones están situados en la parte posterior de la caja torácica.

Durante una inspiración, los pulmones se expanden y los músculos intercostales ensanchan la caja torácica hacia arriba y hacia afuera. El diafragma desciende hacia la zona abdominal, lo que permite que el aire entre en los pulmones expandidos.

Durante una espiración, el diafragma comienza a elevarse, lo que permite conectar y activar los músculos abdominales profundos a medida que la caja torácica desciende y se retrae.

En el pilates, el uso de la respiración es de suma importancia. A lo largo de los años, han tenido lugar numerosos debates sobre los patrones de respiración establecidos.

No obstante, se acepta en general que un patrón de respiración controlado proporciona los siguientes beneficios:

- Fomenta la conexión entre el cuerpo y la mente.
- Proporciona un ritmo para el ejercicio, a menudo ralentizándolo.
- Afecta la calidad de la alineación postural del cuerpo.
- Mejora la relajación y reduce la presión arterial.
- Ayuda a no contener la respiración, lo que podría provocar una tensión muscular excesiva.

En el método pilates, se subraya la importancia de la respiración en distintos momentos del ejercicio. Incluso en las instrucciones originales de Joseph Pilates se hace hincapié en la inspiración y la espiración. Pilates comparaba nuestros pulmones con un fuelle y decía que debemos expandirlos y contraerlos por completo.

El método utiliza la respiración de diversas maneras para fomentar estos beneficios.

ⓥ Pulmones

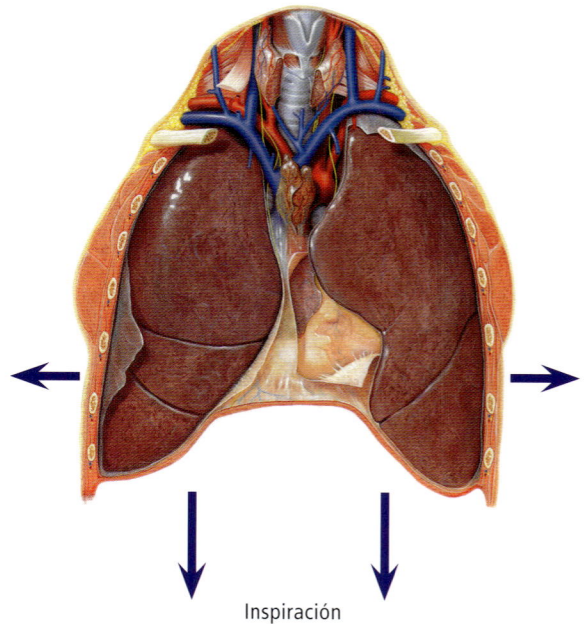

Inspiración

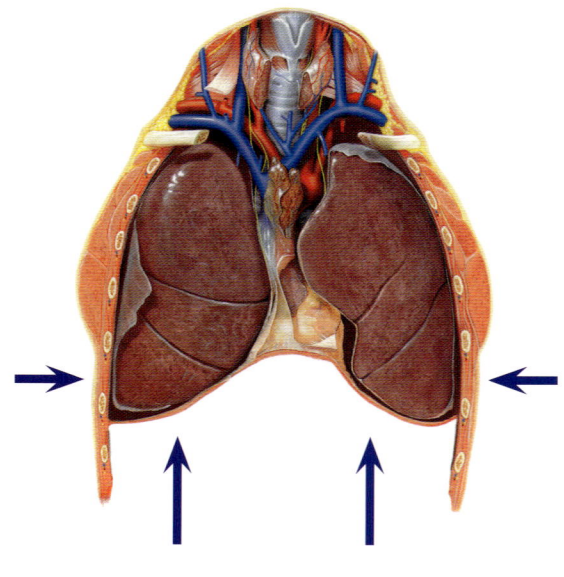

Espiración

Respiración lateral

La respiración lateral pone énfasis en el desplazamiento lateral de la caja torácica al inspirar y espirar. Se usa para ayudar a mantener la contracción abdominal mientras se realizan los ejercicios de pilates, lo cual contribuye a mantener la estabilidad en diversas partes del cuerpo. La inspiración debe hacerse por la nariz, manteniendo los hombros relajados. La espiración debe hacerse por la boca, manteniendo relajados el cuello, la mandíbula y la cara.

La espiración ocurre principalmente durante la fase de esfuerzo de un ejercicio, mientras que la espiración tiene lugar cuando nos concentramos en alargar la columna.

Ejercicio para ayudar con la respiración lateral

Tiéndase boca arriba. Coloque las manos en la parte anterior de la caja torácica, con los dedos tocándose suavemente, y relaje los codos. Inspire mientras siente cómo los pulmones se expanden progresivamente y los dedos se separan. Espire para vaciar por completo los pulmones, sintiendo cómo la parte posterior de la caja torácica presiona contra la esterilla y los dedos se juntan.

Repítalo hasta 10 veces.

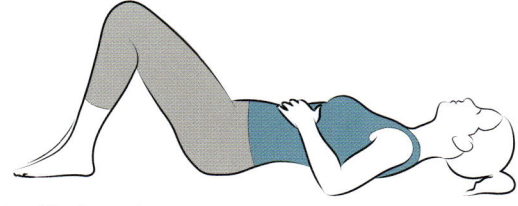

⌃ Respiración lateral

Respiración activa

Toda respiración requiere que los músculos relevantes estén activos. En el pilates, algunos ejercicios requieren que el participante espire de manera más enérgica de lo que normalmente haría durante la respiración lateral. Por ejemplo, en el Cien, se inspira y espira con más fuerza utilizando el patrón de la «respiración percusiva».

> «La respiración es el primer acto de la vida y el último. Nuestra propia vida depende de ella… Por encima de todo, aprenda a respirar correctamente.»

—Joseph Pilates, *Vuelva a la vida*

⊕ Consejos útiles

- Para los alumnos, a menudo es útil eliminar un patrón de respiración establecido y dar prioridad a la técnica física.

- Una vez que se ha aprendido la técnica física, coordine la respiración y el movimiento para ayudar a mejorar la fluidez del ejercicio.

⌄ Postura de descanso. Esta posición se usa a menudo para ayudar a los participantes a entender la respiración lateral. Durante la misma hay que centrarse en respirar hacia la parte posterior de los pulmones y de la caja torácica. El control se mantiene en el centro para evitar que el abdomen se hunda.

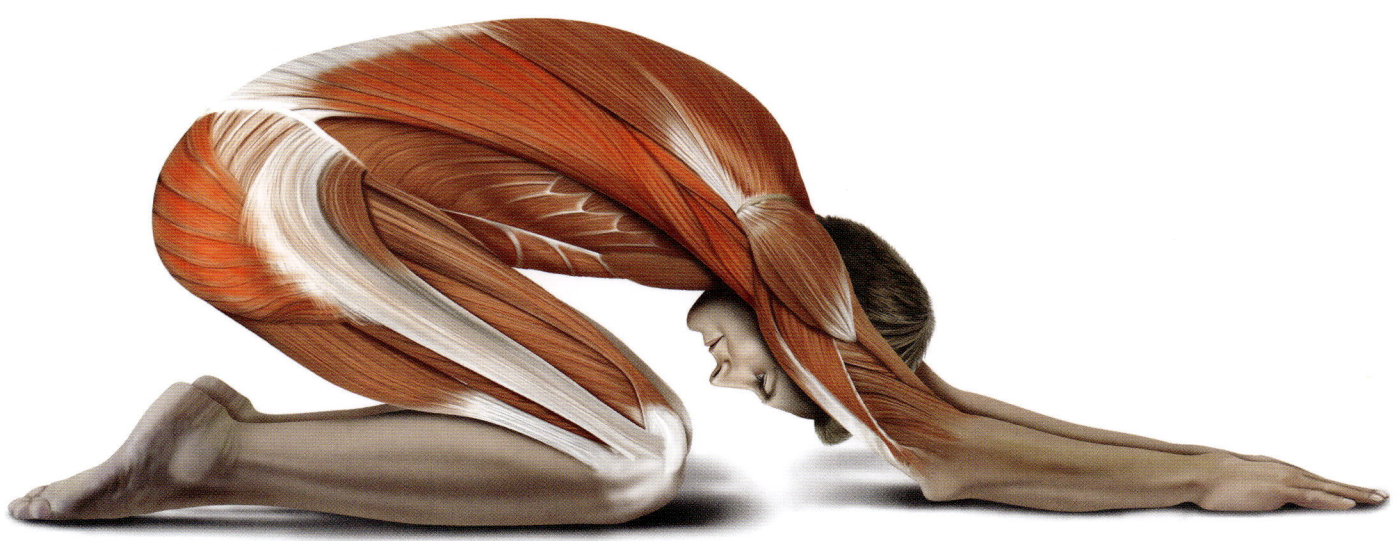

El pilates y el centramiento

El concepto de «centramiento» alude a la conexión con el centro del cuerpo para lograr mantener la estabilidad en una parte específica o mover esta con control (y, a menudo, ambas cosas al mismo tiempo). Se trata de uno de los principios fundamentales del método pilates. Para Joseph Pilates consistía en centrar la atención mental y física en el core o centro del cuerpo.

En el pilates, activamos los músculos profundos del core para proporcionar una base de soporte fuerte y estable (no necesariamente inmóvil) desde la cual moverse. La activación de estos músculos es dinámica y responde a las demandas específicas del movimiento; no se trata de «tensarlos» o «fijarlos» ni de dejarlos demasiado relajados. El objetivo es mantener el control. En todos los ejercicios de pilates se debe encontrar esta estabilidad del core y mantenerla a lo largo de ellos.

Encontrar el centro se puede lograr inicialmente concentrándose en la alineación correcta de las articulaciones (pág. 42) y en un patrón de respiración eficiente (pág. 44), junto con una conexión sutil de los músculos del suelo pélvico y la región abdominal. Todos los ejercicios que vienen a continuación comienzan en supinación y se utilizan como pasos fundamentales para crear un centro fuerte.

Bloqueo y ahuecamiento abdominal

Inspire para prepararse. Espire mientras bloquea los músculos del suelo pélvico, comenzando en el ano, como si estuviera reteniendo gases. Junte suavemente los huesos isquiones (tuberosidad isquiática) y luego lleve el bloqueo muscular hacia delante hasta el suelo pélvico anterior, como si estuviera reteniendo la orina. Los abdominales se tensan ligeramente. Continúe espirando y aumente suavemente el ahuecamiento que sienta en la región abdominal y pélvica sin forzar en exceso los abdominales. Inspire para mantener la contracción y espire para soltar.

Repítalo hasta 10 veces.

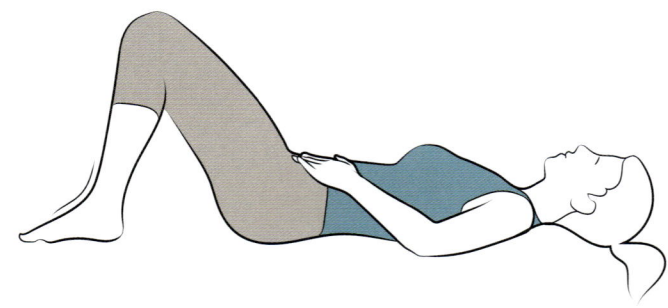

Flexión de una rodilla

Inspire para prepararse. Espire para levantar el pie izquierdo de la esterilla y flexionar la rodilla hacia el cuerpo, manteniendo la pelvis y la columna en posición neutra. Luego, inspire para mantener la posición de la pierna levantada, y espire para devolver lentamente el pie a la esterilla. Alterne las piernas.

Repítalo hasta 5 veces con cada pierna.

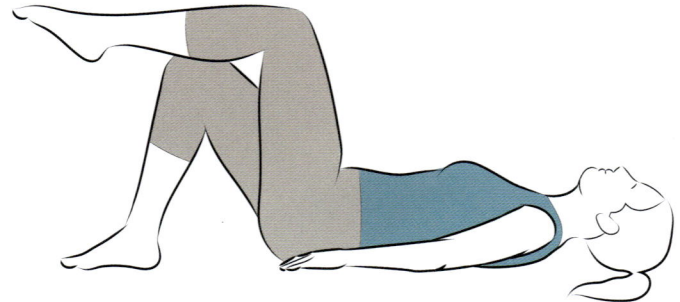

Doble flexión de rodillas

Inspire para prepararse. Espire para levantar el pie izquierdo de la esterilla y flexionar la rodilla hacia el cuerpo, manteniendo la pelvis y la columna en posición neutra. Inspire para mantener la posición de la pierna levantada. Espire para aumentar la conexión con el centro y levantar el pie derecho de la esterilla. Inspire para mantener las piernas levantadas (procure liberar cualquier tensión). Espire para devolver lentamente una pierna a la esterilla y después la otra.

Repítalo hasta 6 veces.

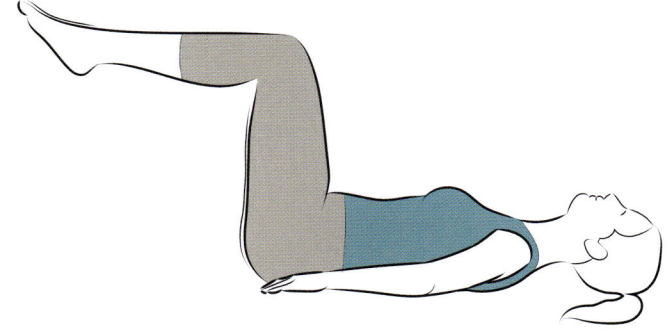

Abdominal

Entrelace las manos detrás de la cabeza, con los codos en el campo de visión periférica. Inspire para prepararse. Espire para inclinar la cabeza hacia delante y despegar vertebra a vertebra la parte superior de la columna de la esterilla. Mantenga las costillas inferiores en la esterilla y la pelvis inmóvil en posición neutra. Inspire hacia la parte posterior de las costillas y mantenga la postura del Abdominal. El Abdominal se utiliza para muchas posiciones iniciales en este libro. Al salir de un Abdominal, espire para dejar caer la columna sobre la esterilla vértebra a vértebra y con control.

Repítalo hasta 10 veces.

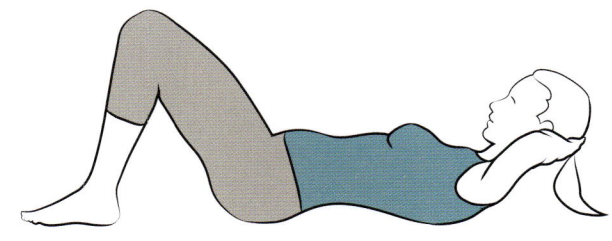

Cierre de la caja torácica

Inspire para levantar ambos brazos por encima de los hombros. Espire para llevar ambos brazos por encima de la cabeza hacia la esterilla, cerrando la caja torácica. Inspire para devolver los brazos por encima del pecho, sintiendo la caja torácica pesada y el pecho abierto. Espire para bajar los brazos hasta la esterilla.

Repítalo hasta 10 veces.

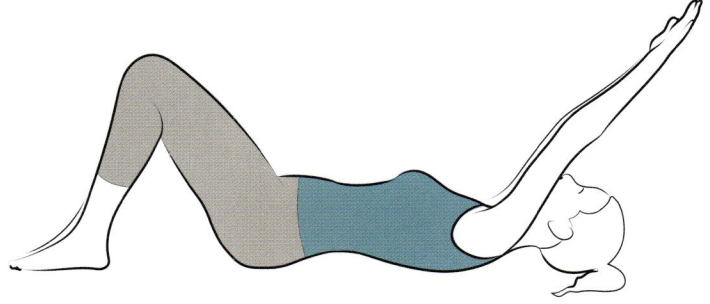

El pilates y la movilidad

El método pilates no solo se centra en la estabilidad, sino también en la movilidad y la amplitud de movimiento en una articulación o serie de articulaciones. Esta amplitud está determinada por la forma y estructura de los huesos y el cartílago, así como por la longitud de los músculos y tejidos conectivos (incluidos los ligamentos y tendones) que cruzan una articulación. La movilidad puede variar enormemente y es única para cada persona.

Una falta significativa de movilidad puede tener un impacto importante en la postura. Cuando las articulaciones no se mueven a través de toda su amplitud de movimiento, puede desarrollarse rigidez muscular y acortamiento adaptativo. Los programas de ejercicio desequilibrados que desarrollan en exceso un grupo muscular (motores primarios), mientras se descuida al grupo muscular opuesto (antagonistas), también pueden causar desequilibrios musculares que restringen la movilidad.

En el otro extremo del espectro, un alto grado de flexibilidad, o hipermovilidad, de una articulación puede conllevar una estabilidad articular reducida. Mantener la estabilidad de las articulaciones demasiado móviles es esencial para fomentar que otras articulaciones, menos móviles, sean más flexibles.

El pilates mejora la movilidad al establecer buenos patrones de movimiento, en lugar de simplemente estirar los músculos «tensos». Para lograr un movimiento eficiente debemos trabajar en toda la amplitud de movimiento de una articulación, asegurándonos de no excederla ni perder estabilidad al final del recorrido.

Articulación de la columna

Nuestro objetivo fundamental es tener una columna vertebral móvil y estable, capaz de articularse libremente y mover cada vértebra con un control segmentado. El método pilates desarrolla esta capacidad mediante diferentes ejercicios.

El Gato

El objetivo del Gato es desafiar la flexión de la columna lumbar y utilizar los músculos abdominales para que la cabeza, la columna y la pelvis formen una curva en forma de «C». En posición a cuatro patas, inspire para alargar la columna. Espire para llevar el coxis hacia adentro, flexionando lentamente la columna lumbar, luego la columna torácica y, por último, la columna cervical y la cabeza. Inspire en la parte posterior de la caja torácica para mantener una curva en forma de «C» uniformemente flexionada. Espire para alargar la columna de regreso a la posición neutra.

La Cobra

Este ejercicio desarrolla la extensión en la columna torácica. En pronación, con las piernas un poco más abiertas que el ancho de las caderas y giradas hacia fuera, inspire para prepararse. Espire para levantar la cabeza y la columna cervical, torácica y lumbar de forma progresiva al tiempo que estira los brazos. Las caderas se levantan de la esterilla y los pies apuntan hacia atrás para mantener activa la parte anterior del cuerpo y conectada con los músculos que trabajan en la parte posterior. Inspire para alargar la columna. El objetivo es encontrar una extensión uniforme a lo largo de toda la columna. Espire para volver a la posición inicial, bajando primero las caderas y haciendo descender progresivamente la columna después.

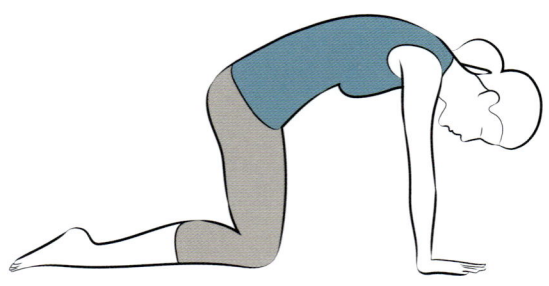

Torsión de cintura de pie

Este ejercicio desarrolla la rotación en la columna torácica.
De pie, con los brazos en posición de cosaco, inspire para
alargar la columna. Espire para hacer rotar progresivamente la cabeza, la columna cervical y la columna torácica
hacia la izquierda, manteniendo la pelvis estable. Inspire
para alargar la columna. Espire para realinear la columna
de forma progresiva, comenzando con la columna torácica. Repítalo hacia la derecha.

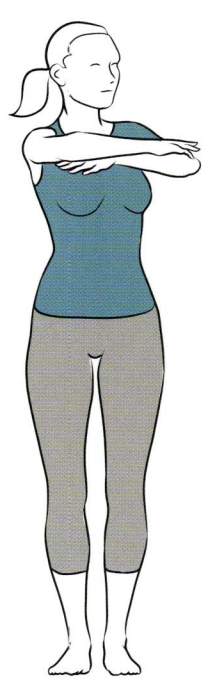

Estiramiento lateral de pie

Este ejercicio desarrolla la flexión lateral en la columna
torácica. De pie, inspire para levantar el brazo derecho.
Espire para flexionar progresivamente la columna cervical
y torácica hacia la izquierda, llegando solo hasta donde
se pueda mantener la pelvis en posición neutra. Inspire
para alargar la columna. Espire para realinear la columna
progresivamente, comenzando con la columna torácica.
Inspire para bajar el brazo. Repítalo en el otro lado.

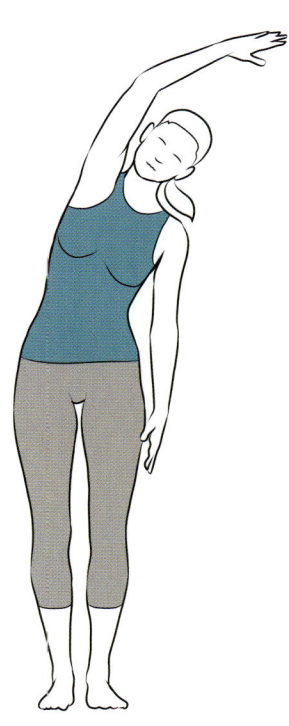

El pilates y la fascia

El enfoque clásico del método pilates en anatomía y fisiología está evolucionando. De manera creciente, se integra la importancia de la fascia en las técnicas de enseñanza de los profesionales del movimiento.

El sistema fascial consiste en un continuo tridimensional de tejido conectivo tanto denso como laxo, que contiene colágeno e impregna el cuerpo humano. Rodea e interpenetra todos los órganos, músculos, huesos y fibras nerviosas, dotando al cuerpo de estructura y proporcionando un entorno que permite que todos los sistemas del cuerpo operen de manera integrada (Schleip et al. 2019). La fascia mantiene todo conectado y al mismo tiempo separado. Como el órgano sensorial interno más influyente, la fascia mueve el cuerpo iniciando el movimiento a través de los receptores de estiramiento en los sistemas nervioso, muscular y esquelético.

El sistema fascial responde ante el estrés y las lesiones repetidas, y los pequeños cambios en la fascia de un área determinada pueden afectar al cuerpo en su conjunto. Por ejemplo, los cambios en el pie se comunican a lo largo de las líneas miofasciales (músculo y fascia) secuenciales, influyendo en la eficiencia del movimiento y la alineación postural debido a las adaptaciones del cuerpo. La falta de movimiento, la deshidratación y el estrés pueden hacer que la fascia se vuelva más gruesa y pegajosa. Una mala postura, la falta de flexibilidad y los movimientos repetitivos pueden llevar a que la fascia adopte patrones arraigados y origine la formación de adherencias. Si hay adherencias o si la fascia se vuelve pegajosa en lugar de poder deslizarse con respecto a sus estructuras vecinas (lo que permite transmitir la fuerza con facilidad), la fuerza adicional requerida puede llevar a sobrecarga, compresión e incomodidad. Por ejemplo, en un ejercicio como el Gato

⊗ El Gato

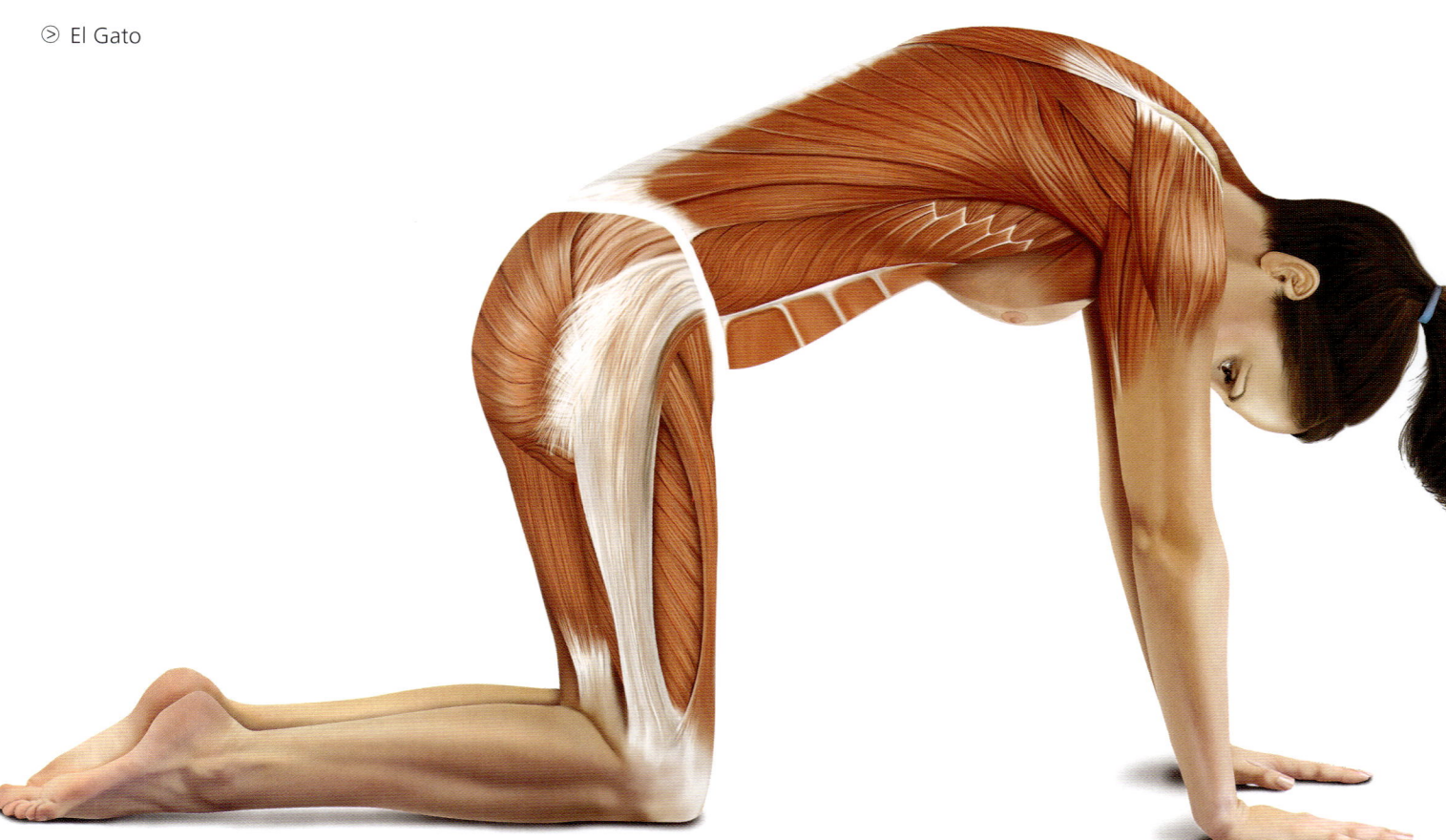

(pág. 48), si la fascia toracolumbar no puede deslizarse en relación con sus estructuras vecinas, será más difícil movilizar la columna lumbar en flexión y la inclinación posterior de la pelvis; sin embargo, el ejercicio resultará más fácil de realizar si nos concentramos en la respiración, la movilidad y la liberación de la fascia.

Cuando el sistema fascial está en óptimas condiciones —elástico, resistente y con la capacidad de deslizarse, girar y doblarse sin dolor— puede garantizar un rendimiento eficaz, facilitar movimientos coordinados y suaves, y ofrecer una mayor protección contra las lesiones.

Los ejercicios que incluyen un componente fascial son importantes para mejorar la salud y la resistencia. Aunque el pilates siempre ha influido positivamente en el sistema fascial (por ejemplo, con la respiración torácica, que abarca el movimiento de la caja torácica y el diafragma), muchos profesores de pilates incluyen ahora elementos enfocados en la fascia (reacción elástica, rebote, etc.) en sus enseñanzas.

Entonces, ¿cómo podemos ayudar a que la fascia esté más sana? Podemos tomar, por ejemplo, el ejercicio del Gato de la página 48 y modificarlo para movilizar mejor la región pélvico-lumbar.

Variación del Gato

Póngase de pie frente a una silla y coloque las palmas de las manos en el asiento de la misma. Retroceda hasta que las caderas estén alineadas con los pies. Alargue la columna y doble las rodillas. Desplace los huesos isquiones hacia atrás de manera alternada, balanceando la pelvis de lado a lado. Repítalo ocho veces. Doble las rodillas un poco más y extienda y luego flexione la columna torácica. Repítalo cuatro veces. Coloque la mano derecha detrás de la cabeza. Enderece solo la pierna derecha y haga rotar la columna torácica hacia la derecha, llevando el isquión derecho hacia atrás y mirando hacia la derecha. Levante las puntas de los dedos de la mano izquierda de la silla y estírelos hacia arriba, manteniendo la palma en la silla. Sienta la conexión desde las puntas de los dedos de la mano izquierda hasta el final del brazo izquierdo, cómo la cabeza presiona suavemente la mano derecha mientras que el hueso isquión retrocede y los pies están bien anclados en la esterilla. Inspire y espire. Vuelva a la posición inicial. Repítalo en el lado izquierdo.

⊙ Variación del Gato. Comience este ejercicio con los pies a la altura de las caderas, con las caderas y las rodillas flexionadas, con los brazos por delante de la cabeza y con las manos apoyadas en una silla. Al final, la columna debe estar alargada, y los pies y las manos firmemente anclados.

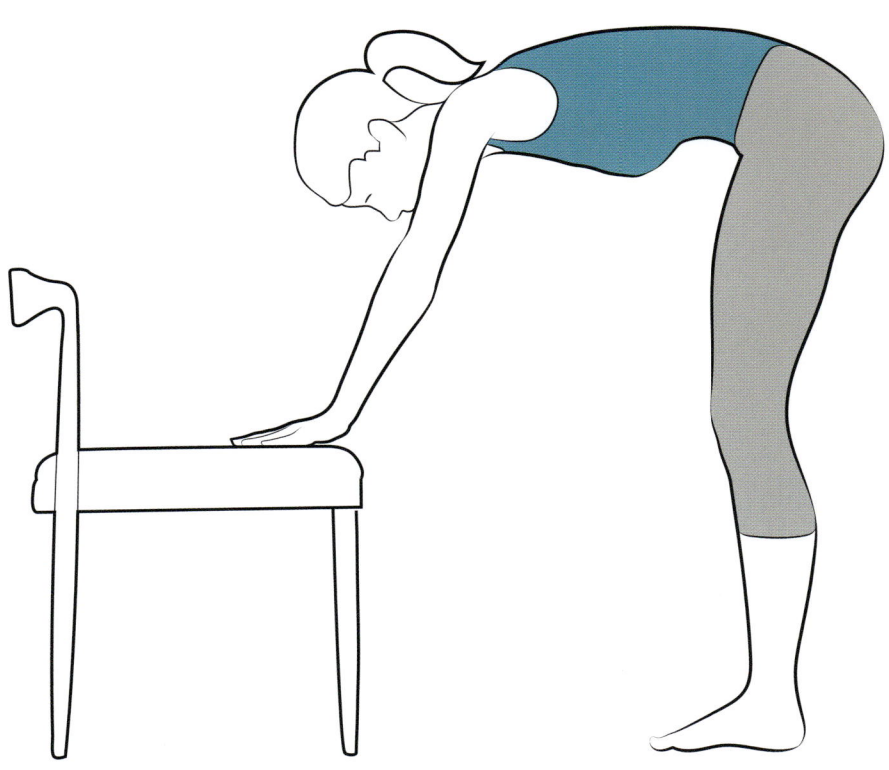

Aparatos para la práctica del pilates

Los aparatos añaden otra dimensión al método pilates, ya que mejoran la efectividad de los ejercicios de suelo y proporcionan la ayuda y el apoyo que el trabajo de suelo no puede ofrecer. Los aparatos más habituales en la práctica del método pilates son estos cuatro.

El Reformer

El Reformer proporciona resistencia variable mediante muelles, cuerdas y correas conectadas a una plataforma deslizante. Puede utilizarse para mejorar la fuerza y el control o para proporcionar apoyo y retroalimentación. La tensión variable de los muelles permite ajustar la resistencia según el nivel de habilidad y los objetivos. Las correas y la barra para los pies ofrecen retroalimentación sensorial a las extremidades superiores e inferiores.

El Cadillac

El Cadillac proporciona resistencia variable mediante muelles que están conectados a una estructura y una colchoneta elevada. Puede utilizarse para mejorar la fuerza y el control o para proporcionar apoyo y retroalimentación. Se emplea a menudo entre los principiantes para elevar el nivel de los ejercicios de suelo, ya que incorpora la resistencia de los muelles con el objeto de aumentar la fuerza y conectar con el centro.

La silla

La silla proporciona resistencia variable a través de dos muelles y desafía la estabilidad, el equilibrio y el control en muchas posiciones, sean de pie, de rodillas o tumbado. El uso de los muelles ayuda a profundizar la conexión con el centro del cuerpo. Hay muchas variantes de la silla como, por ejemplo, la Wunda Chair, la High Chair y la Combo Chair.

El barril o arco

Este aparato ofrece una superficie elevada y curva que puede usarse para desafiar la amplitud de movimiento, así como para ofrecer apoyo y retroalimentación. Existen diferentes tamaños, que van desde el Baby Arc hasta el Spine Corrector o el Ladder Barrel (barril con escalera). Todos brindan un soporte curvo para ciertas áreas de la columna, ya sea para desafiar el equilibrio y mejorar el control o para ayudar a articular y movilizar la columna.

El equipo de estudio debe ser utilizado siempre bajo la supervisión de un instructor calificado.

ⓥ Ejemplo de un Reformer

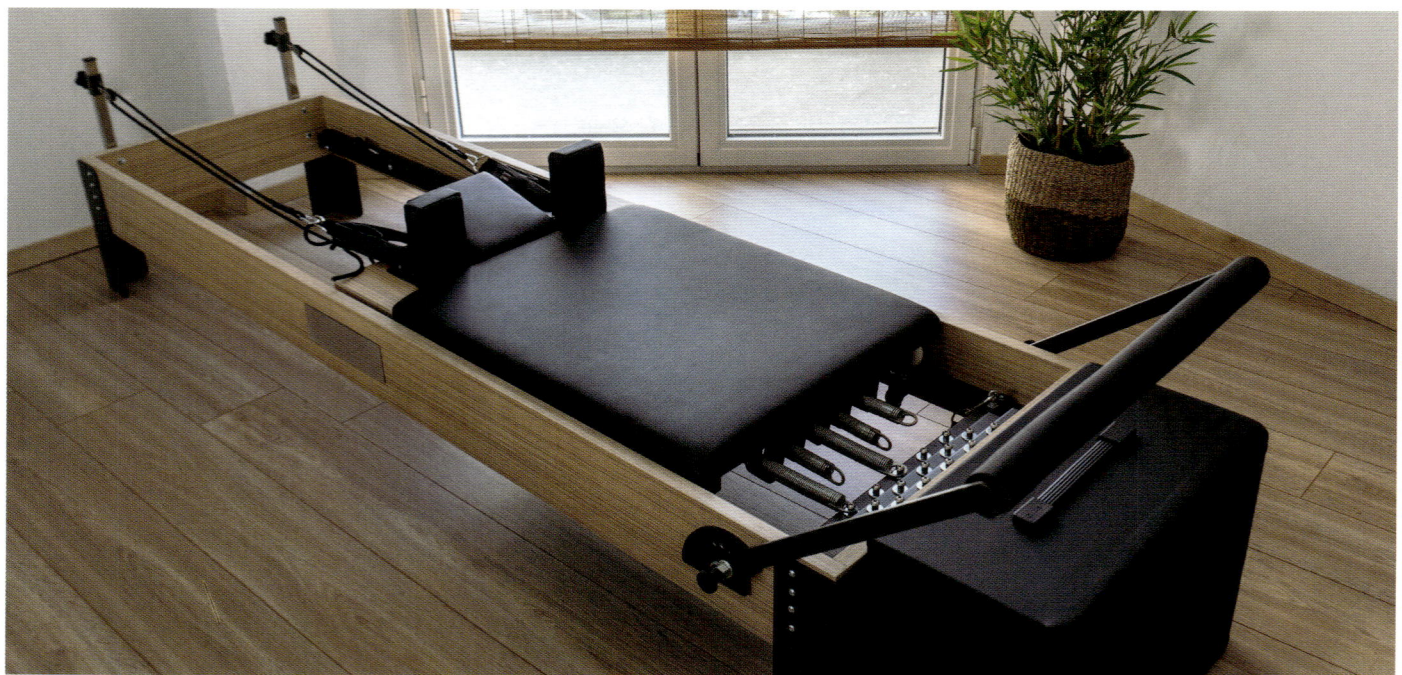

Accesorios del pilates

Hay varios accesorios básicos que pueden mejorar los ejercicios de suelo. A lo largo de este libro, ofrecemos sugerencias sobre cuándo y por qué se pueden usar estos accesorios.

Esterilla
Una esterilla de pilates debe tener al menos 10 mm de grosor para ofrecer apoyo a la columna en supinación.

Bloque
Para mejorar la alineación del cuerpo, incluida la pelvis en posición sentado y la cabeza en supinación, se puede utilizar un pequeño bloque de espuma.

Pelota pequeña
Las pelotas pequeñas vienen en diferentes tamaños y pueden inflarse o desinflarse para proporcionar distintos niveles de soporte. Incorporar una pelota pequeña a un ejercicio permite:

- Desarrollar los músculos estabilizadores profundos mediante la creación de una superficie inestable.

- Facilitar una conexión más sólida con el centro del cuerpo.

- Favorecer una alineación adecuada al ofrecer un punto físico de retroalimentación.

Aro de pilates
El magic circle o aro de pilates es un aro circular y flexible diseñado para proporcionar resistencia variable según sea la presión que se ejerza sobre él. Es una buena opción para fortalecer las piernas y los brazos mientras se trabaja simultáneamente los músculos del core.

Cintas
Las cintas vienen en diferentes longitudes y grados de resistencia y suelen estar hechas de material elástico. Incorporar cintas a un ejercicio permite:

- Ofrecer mayor resistencia y desafío físico a los músculos motores primarios.

- Proporcionar soporte y retroalimentación a las partes del cuerpo conectadas a la cinta.

- Desafiar los músculos motores primarios al cambiar la dirección de las fuerzas aplicadas al cuerpo.

Rodillo de espuma
Los rodillos de espuma están disponibles en diferentes longitudes y densidades. Incorporar un rodillo de espuma a un ejercicio permite:

- Desafiar la amplitud de movimiento al trabajar desde una superficie elevada.

- Desarrollar los músculos estabilizadores profundos mediante la creación de una superficie inestable.

- Favorecer una alineación adecuada al ofrecer un punto físico de retroalimentación.

⊽ Ejemplo de aro de pilates

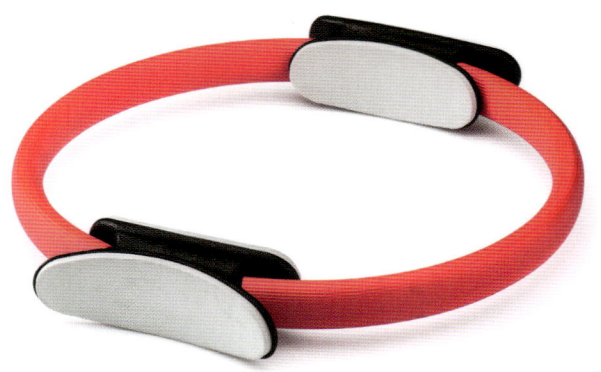

⊽ Ejemplos de cintas

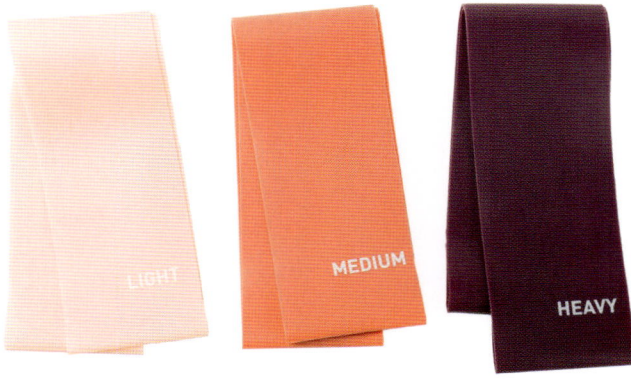

En supinación

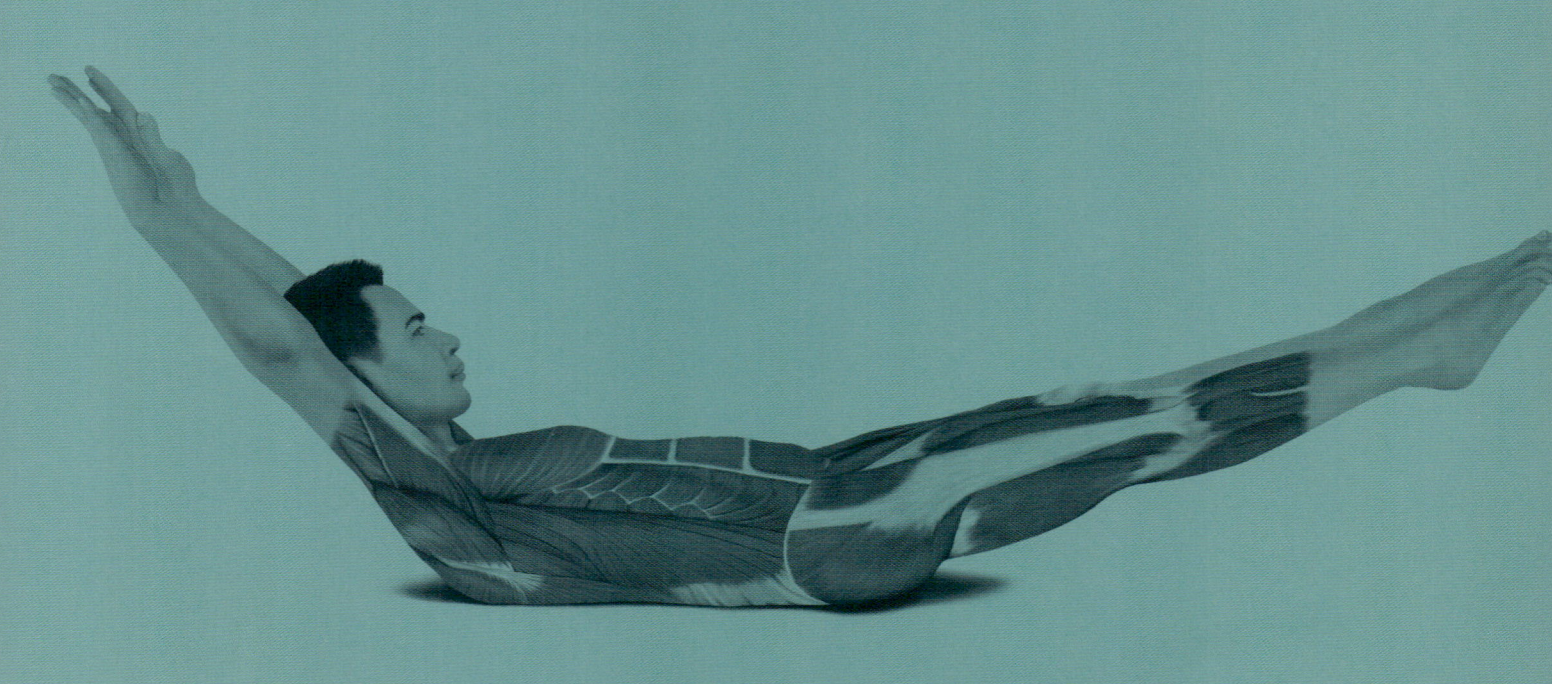

Alineación neutra en supinación

Tiéndase boca arriba con la parte posterior de la cabeza sobre
la esterilla y la mirada hacia el techo. Los hombros deben estar
relajados, con un suave ensanchamiento de las clavículas. Los
brazos tienen que colocarse a los lados con las palmas hacia abajo.
Las escápulas y la columna torácica deben descansar con todo su
peso sobre la esterilla, siguiendo la curvatura de la columna. Entre
la columna lumbar y la esterilla quedará un pequeño espacio del
tamaño de un arándano. Las rodillas deben estar flexionadas y las
plantas de los pies apoyadas en la esterilla, con los pies y las rodillas
separados a la anchura de las caderas y los dedos de los pies y los
talones firmemente anclados en el suelo. No debe haber agarre de
la pelvis; el coxis debe descansar con todo su peso sobre la esterilla.
Para comprobar si la pelvis está en posición neutra, practique
inclinaciones pélvicas, espirando para enviar la columna lumbar
hacia la esterilla (aplastando el arándano) e inspirando para liberar
la pelvis, apuntando el hueso púbico hacia las rodillas. Después de
entre 6 y 8 repeticiones, encuentre la posición intermedia entre
estas dos posiciones; el resultado será la postura neutra.

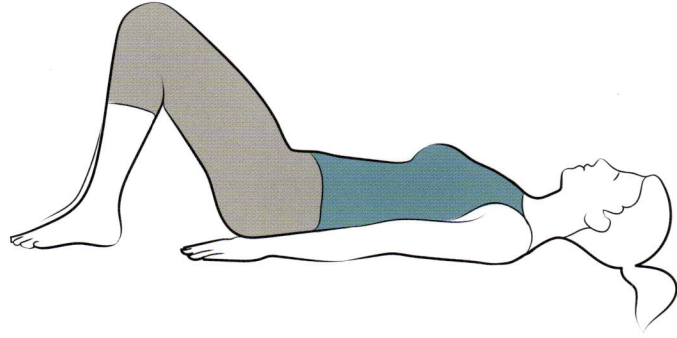

El Cien

El Cien es el primer ejercicio del repertorio clásico del pilates. Su objetivo es desarrollar la resistencia y la activación del core manteniendo la columna constantemente flexionada y las piernas fuera de la esterilla. El ejercicio completo se realiza en la posición del Abdominal con las piernas estiradas, fomentando la activación de los músculos abdominales para sostener la carga y evitar que se extienda la columna lumbar. El patrón de respiración es específico: contar hasta 5 para inspirar y otra vez hasta 5 para espirar mientras se bombea con los brazos desde los hombros al ritmo de la respiración. Este ciclo respiratorio se repite 10 veces, es decir, durante 100 movimientos de bombeo. Esto favorece la coordinación del movimiento y la respiración, y calienta el sistema respiratorio.

Cómo hacerlo

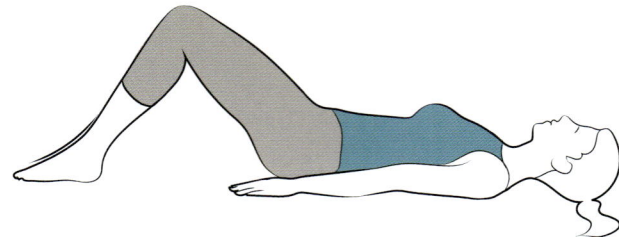

⊗ Paso 1

Tiéndase boca arriba con la columna vertebral y la pelvis en posición neutra y los pies apoyados en la esterilla, con las rodillas separadas a la altura de las caderas.

⊘ Paso 2

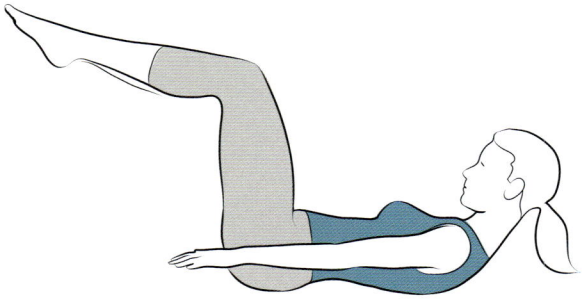

Espire para llevar la pelvis hacia las costillas, ancle la columna lumbar en el suelo y levante una pierna tras otra hasta una Doble flexión de rodillas. Junte las piernas de modo que las rodillas y los tobillos se toquen. Levante las espalda y estire los brazos desde los hombros, manteniéndolos estables y extendiendo los codos. Sienta cómo las escápulas abrazan la caja torácica.

⊗ Paso 3

Estire las piernas al mismo tiempo y extienda las rodillas poniendo los pies en punta (flexión plantar). Baje las piernas todo lo que pueda hacia la esterilla manteniendo la columna vertebral anclada. Con las palmas de las manos hacia abajo, comience a bombear con los brazos desde los hombros, elevando los brazos y las manos por encima de la esterilla. Inspire contando hasta 5 y espire también contando hasta 5; repita el ejercicio hasta que haya realizado el movimiento de bombeo 100 veces.

Imagínese que tiene una taza de té sobre el abdomen y debe mantenerla en equilibrio para que no se derrame el líquido. Este ejercicio de visualización ayuda a mantener la estabilidad de los abdominales y la pelvis para evitar que el estómago se mueva o salga hacia fuera.

Al terminar el ejercicio, inspire para mantener la posición y espire para bajar la parte superior del cuerpo a la esterilla. Lleve lentamente las piernas hasta una Doble flexión de rodillas y luego baje los pies hasta la esterilla uno después del otro.

En el repertorio clásico, deslice ambas piernas alejándolas del cuerpo, manteniéndolas juntas y paralelas. Dorsiflexione los tobillos y levante los brazos por encima de la cabeza a fin de prepararse para Rodar hacia arriba (pág. 60).

Variaciones

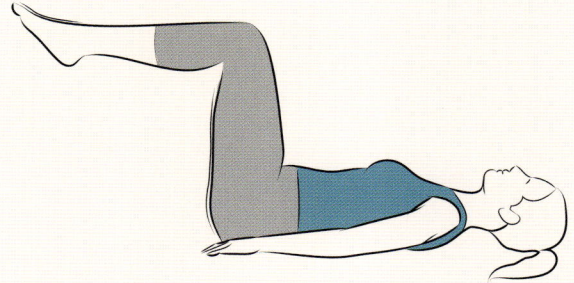

⌃ El Cien (Doble flexión de rodillas y columna anclada en el suelo)

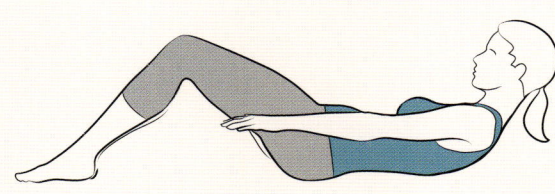

⌃ El Cien (pies en la esterilla)

A fin de reducir la carga abdominal, mantenga la columna sobre la esterilla y eleve las piernas para flexionar ambas rodillas. Realice el movimiento de los brazos y siga el patrón de respiración como en el paso 3.

Como alternativa, el Cien puede realizarse con la columna en la posición del Abdominal y los pies apoyados en la esterilla. Para reducir la carga sobre los flexores de la cadera, mantenga los pies sobre la esterilla y curve la parte superior de la columna como en el Abdominal. Realice el movimiento de los brazos y siga el patrón de respiración como en el paso 2.

⌄ Procure:

- Mantener la conexión de la columna lumbar con la esterilla.

- Mantener la respiración y el bombeo con los brazos a un ritmo constante.

- Mantener la longitud y la energía de los brazos desde los hombros hasta la punta de los dedos.

- Mantener la estabilidad en la pelvis y la conexión de las escápulas abrazando la caja torácica.

- Mantener los hombros relajados y alejados de las orejas.

- Apretar suavemente la parte interior de los muslos para ayudar a estabilizar la pelvis.

- Aislar el movimiento de las articulaciones de los hombros para activar los extensores y los flexores de los hombros.

⊗ Evite:

- Extender las rodillas excesivamente.

- Dejar que las manos se muevan desde las muñecas; el movimiento debe realizarse desde las articulaciones de los hombros.

- Mirar hacia el techo, ya que podría aumentar cualquier tensión que pueda haber en el cuello.

⊕ Consejos útiles

- Si inspirar y espirar siguiendo un patrón respiratorio hasta contar 100 resulta difícil, se pueden realizar menos repeticiones; por ejemplo, 50.

- Como alternativa, la inspiración y la espiración pueden iniciarse contando solo hasta 3 y aumentarse gradualmente con el tiempo.

Beneficios

El Cien desafía la fuerza de los músculos abdominales y los flexores de la cadera. Ayuda a mejorar la postura y el equilibrio aumentando la estabilidad de la columna vertebral y la pelvis. El Cien también fomenta la comprensión de la respiración en relación con el movimiento.

Precauciones

Las personas con molestias en el cuello o la espalda, o con dolor de espalda intenso, no deben realizar este ejercicio. Si los isquiotibiales están tensos, se deben doblar las rodillas para evitar causar dolor o molestias.

Quienes padezcan osteoporosis, hernia discal o separación abdominal no deben realizar este ejercicio.

El Cien

A medida que se flexiona la columna cervical y torácica, los flexores de la columna (recto abdominal y oblicuos externo e interno) y el pectoral mayor se contraen concéntricamente y se mantienen isométricamente para mantener la columna en su sitio. Al estirar las piernas, los flexores de la cadera (iliopsoas, recto femoral, sartorio, tensor de la fascia lata y pectíneo) se contraen y trabajan isométricamente para mantener la posición elevada de las piernas.

El cuádriceps femoral trabaja concéntricamente para mantener la posición recta de las rodillas, y los flexores plantares del tobillo y el pie (gastrocnemio y sóleo) trabajan concéntricamente para mantener la posición en punta de los pies. Los aductores de la cadera (aductor corto, aductor largo, aductor mayor y grácil)

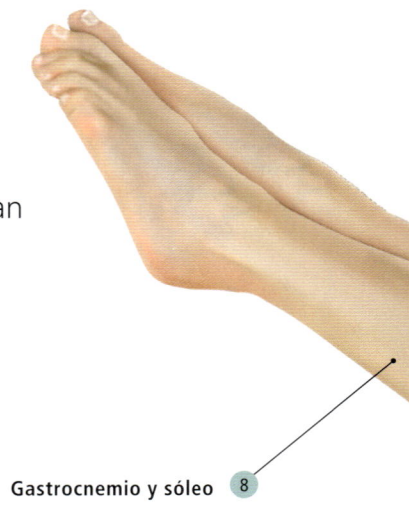

Gastrocnemio y sóleo 8

Actividad muscular			
Motores principales	1	Recto abdominal	
	2	Oblicuos externos e internos (no visibles)	
	3	Iliopsoas	
	4	Músculos vastos del cuádriceps femoral	
	5	Glúteos mayor y medio	
Músculos secundarios	6	Transverso abdominal (debajo de la fascia toracolumbar)	
	7	Aductores de la cadera (aductor corto, aductor largo, aductor mayor, grácil)	
	8	Gastrocnemio y sóleo	
	9	Pectoral mayor (clavicular y esternal)	
	10	Dorsal ancho	
	11	Redondo mayor	
	12	Deltoides anterior	
	13	Tríceps braquial	
	14	Sartorio	
	15	Tensor de la fascia lata	
	16	Pectíneo	
Columna y pelvis	La columna se desplaza con flexión en el plano sagital. La pelvis permanece en posición neutra.		

Anatomía del ejercicio

No visible desde esta perspectiva:

2 Oblicuo interno
6 Transverso abdominal
7 Aductores de la cadera (aductor corto, aductor largo, aductor mayor, grácil)
9 Pectoral mayor (clavicular)
15 Tensor de la fascia lata
16 Pectíneo

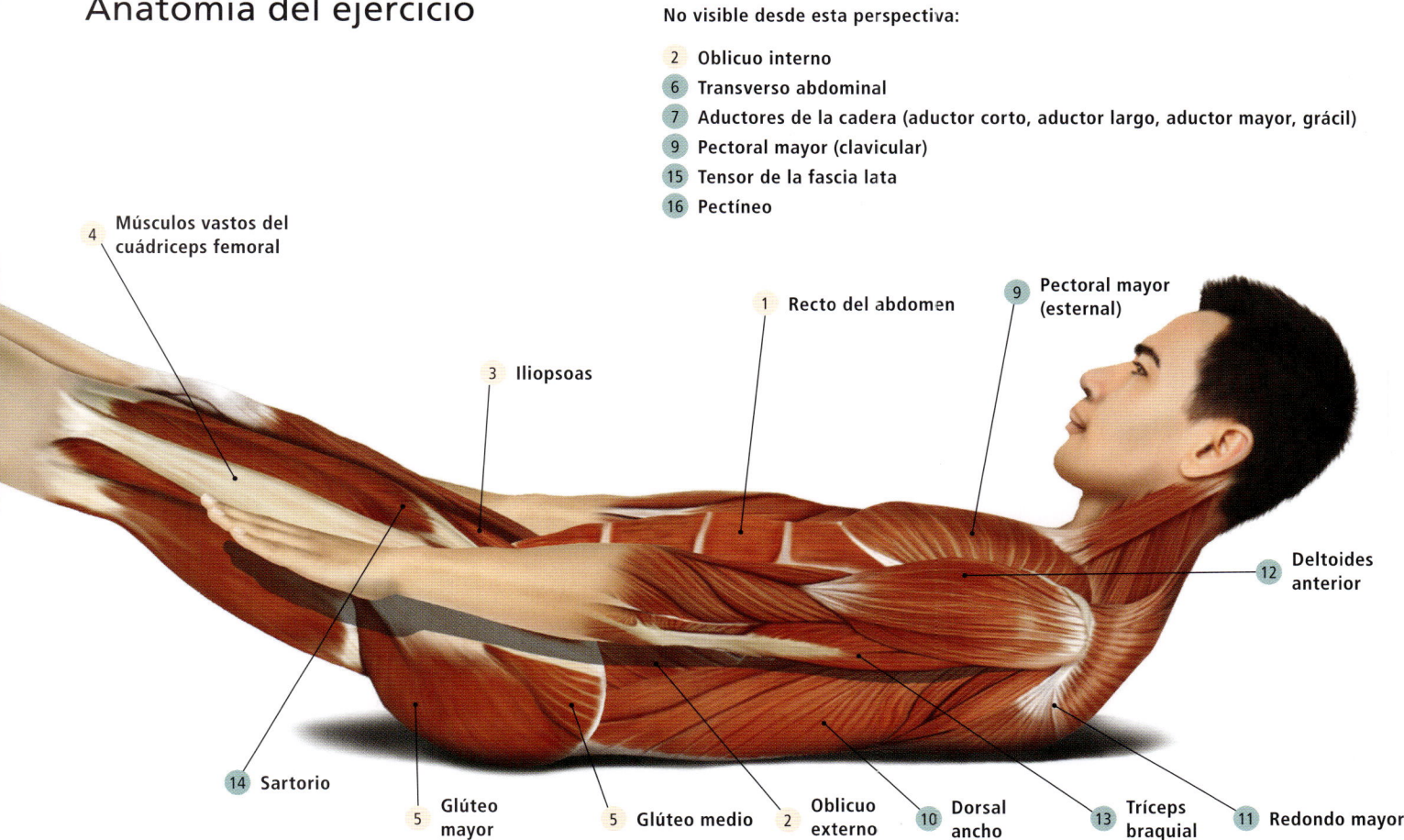

4 Músculos vastos del cuádriceps femoral

3 Iliopsoas

1 Recto del abdomen

9 Pectoral mayor (esternal)

12 Deltoides anterior

14 Sartorio

5 Glúteo mayor

5 Glúteo medio

2 Oblicuo externo

10 Dorsal ancho

13 Tríceps braquial

11 Redondo mayor

y la cabeza larga del bíceps femoral trabajan de forma excéntrica para mantener las piernas extendidas y juntas. Los glúteos mayor y medio se activan para sostener las piernas elevadas.

Los flexores de los hombros (pectoral mayor [clavicular] y deltoides anterior) trabajan concéntricamente para elevar los brazos, y el tríceps braquial se contrae concéntricamente para mantener los codos rectos. Los músculos pronadores giran las palmas de las manos hacia abajo. Los extensores del hombro (pectoral mayor [esternal], dorsal ancho y redondo mayor) y los flexores del hombro (pectoral mayor [clavicular] y deltoides anterior) trabajan juntos para crear el movimiento de bombeo rápido en los hombros, que requiere la activación del dorsal ancho y el pectoral mayor. El transverso abdominal se activa para estabilizar la posición durante el trabajo respiratorio y el bombeo con los brazos.

⊙ Progresión

Si la estabilización abdominal es adecuada, se puede bajar el ángulo de las piernas extendidas para que estén más cerca de la esterilla. Cuanto más cerca estén las piernas de la esterilla, mayor será la fuerza abdominal necesaria para estabilizar la pelvis y contrarrestar el peso de las piernas. Las caderas también pueden girarse para que los talones se conecten y los pies estén en la Posición pilates (pág. 159).

⊕ Accesorios

Se puede colocar una pelota pequeña o un aro de pilates entre las rodillas para obtener una mejor conexión entre la cara interna de los muslos y los abdominales, así como una mayor estabilidad en la pelvis.

Rodar hacia arriba

Rodar hacia arriba es un ejercicio clásico del pilates. Su objetivo es movilizar y fortalecer las caderas y los abdominales al tiempo que se trabaja la articulación de la columna vertebral. Los flexores y extensores de la columna vertebral trabajan juntos para mover la columna fuera de la esterilla, por lo que es un gran ejercicio para mejorar la alineación postural, fortalecer los abdominales y desarrollar la movilidad y estabilidad de la columna vertebral. Desarrolla la coordinación entre la columna vertebral, la pelvis, los hombros y la caja torácica y requiere un buen nivel de fuerza, movilidad y control en todo el cuerpo, especialmente cuando la columna desciende de nuevo hacia la esterilla.

Cómo hacerlo

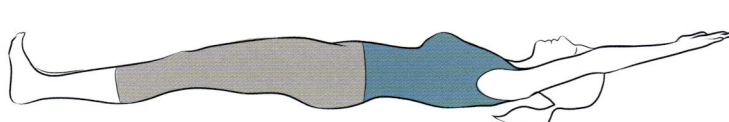

⊘ Paso 1

Tiéndase boca arriba Las piernas están juntas y extendidas. La caja torácica está pegada a la esterilla. La pelvis y la columna están en posición neutra. Los brazos están por encima de la cabeza y las palmas miran al techo.

Paso 2 ⊗

Inspire al subir los brazos por encima de la cabeza hasta que las puntas de los dedos apunten hacia el techo. Cuando los brazos estén a la altura de los hombros, empiece a curvarse hacia arriba, levantando la cabeza, el cuello y la parte superior de la espalda de la esterilla. Flexione los pies y ancle los talones a la esterilla. Espire para despegar la columna de la esterilla una vértebra cada vez, curvando la columna hacia delante y extendiendo los brazos hacia delante. Flexione las caderas hasta que los brazos queden paralelos a la esterilla. Lo ideal es que los brazos permanezcan completamente flexionados en las articulaciones de los hombros durante todo el ejercicio y mantengan su relación con el cuello y la cabeza. Mantenga la altura de la pelvis mientras forma una curva en C.

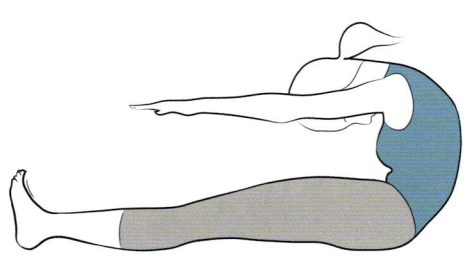

⊘ Paso 3

Inspire para rodar hacia atrás, iniciando el movimiento desde las caderas, llevando los abdominales inferiores hacia la columna y colocando la columna vertebral sobre la esterilla, vértebra a vértebra.

Paso 4 ⊗

Espire para llevar toda la columna vertebral hasta la esterilla vértebra a vértebra, devolviendo el cuello y la cabeza a la esterilla en la parte final de la espiración. Los brazos van por encima de la cabeza.

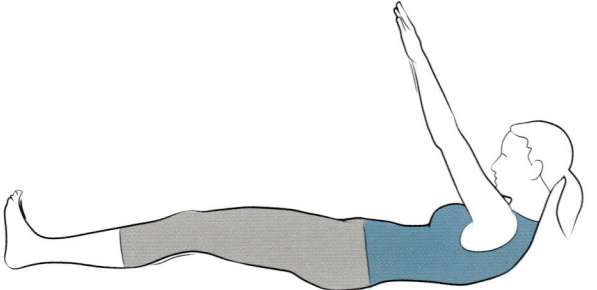

Repítalo hasta 6 veces.

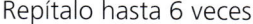

En el repertorio clásico, los brazos vuelven a los lados del cuerpo. Deslice ambas piernas hacia el cuerpo y, a continuación, doble las rodillas antes de enderezar las piernas hacia el techo a fin de prepararse para Rodar hacia delante.

Variaciones

Se puede realizar una variación de este ejercicio sentándose erguido sobre los huesos isquiones con las piernas juntas, las rodillas flexionadas y los pies anclados en la esterilla. Los brazos están a la altura de los hombros, con las palmas hacia abajo. Inspire para formar una curva en forms de «C» con la columna vertebral y, al espirar, descienda hacia atrás tanto como pueda mantener la curva en «C». Inspire para volver a la curva en «C» hacia delante y, a continuación, alargue la columna hasta la posición inicial.

Repítalo hasta 10 veces, aumentando gradualmente la extensión de las caderas cada vez (si es posible), y luego baje la columna vértebra a vértebra hasta la esterilla.

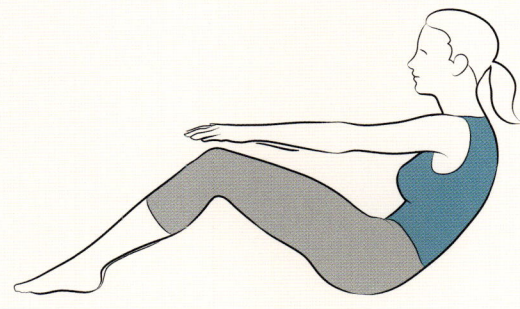

Ⓐ Rodar hacia atrás

⊘ Procure:

- Mantener el movimiento lento y controlado con una articulación uniforme de la columna vertebral.

- Mantener las piernas apoyadas firmemente en la esterilla, alejando los talones de las caderas para aislar el movimiento del core.

- Mantener una elevación adecuada de la columna y el pecho para evitar que se hunda la columna vertebral.

⊗ Evite:

- Levantar los pies de la esterilla al rodar la columna hacia arriba.

- Dejarse caer sobre la esterilla con alivio.

- Levantar los hombros al pasar los brazos por encima de las piernas.

⊕ Consejos útiles

- Si los músculos abdominales no son lo suficientemente fuertes y se necesita impulso para alargar la columna hacia la esterilla, coloque una toalla pequeña doblada o un cojín delgado debajo de la zona lumbar. Esto también puede ayudar en caso de lordosis en la columna lumbar.

- Si resulta difícil lograr la inclinación posterior y la flexión de la columna lumbar con las piernas estiradas, el ejercicio puede realizarse con las rodillas flexionadas.

Beneficios

Rodar hacia arriba desafía la fuerza de los músculos abdominales y hace trabajar la articulación de la columna vertebral. También desafía la coordinación y la conexión entre la columna vertebral, la pelvis, los hombros y la caja torácica.

Precauciones

Las personas con dolor de espalda intenso, osteoporosis, hernia discal o separación abdominal no deben realizar este ejercicio.

Rodar hacia arriba

Cuando los brazos se elevan por encima de la cabeza, los tríceps braquiales mantienen los codos rectos. Cuando se flexiona la columna, los flexores de la columna (recto abdominal y oblicuos externo e interno) y los flexores de la cadera (iliopsoas y recto femoral) se acortan mediante una contracción concéntrica. El transverso abdominal estabiliza la columna vertebral y evita que las caderas se desplacen hacia delante.

Cuando la columna está estable, la cabeza larga del bíceps femoral y el glúteo mayor se alargan sin tensión. Los cuádriceps trabajan isométricamente y los dorsiflexores del tobillo (tibial anterior y extensor largo de los dedos) trabajan concéntricamente para extender las rodillas y fijar la parte inferior del cuerpo a la esterilla. Los extensores del hombro (dorsal ancho, redondo mayor y pectoral mayor [esternal]) llevan los brazos hacia delante, y los flexores del hombro (deltoides

anterior y pectoral mayor [clavicular]) evitan que la gravedad tire de los brazos hacia la esterilla.

Al devolver la columna a la esterilla, los flexores de la columna trabajan excéntricamente. Los extensores de la cadera (glúteo mayor e isquiotibiales) trabajan de forma concéntrica, y los erectores de la columna controlan suavemente la columna al descender hacia la esterilla. Los flexores de los hombros comienzan a llevar los brazos por encima de la cabeza hacia la esterilla.

Anatomía del ejercicio

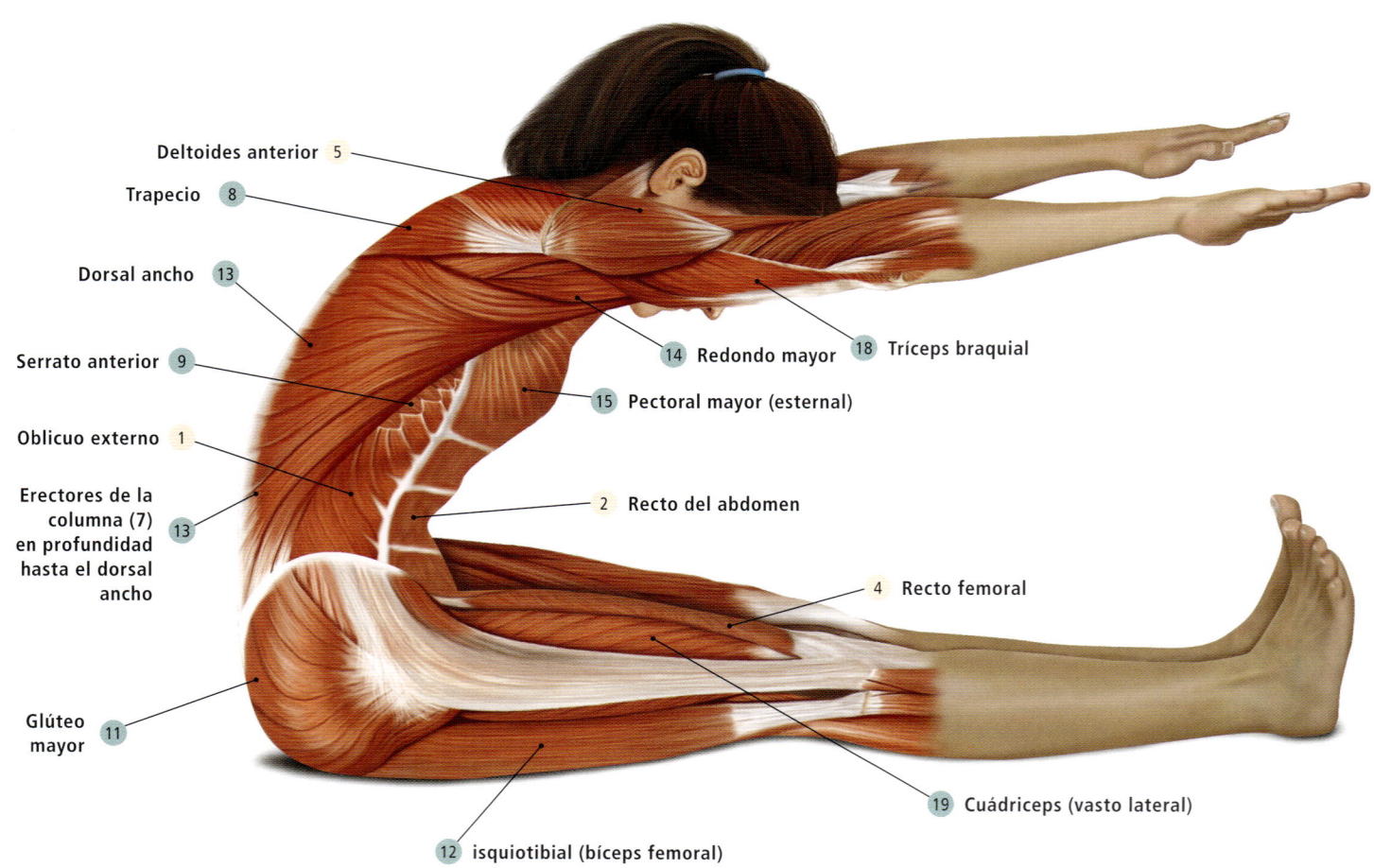

Deltoides anterior 5
Trapecio 8
Dorsal ancho 13
Serrato anterior 9
Oblicuo externo 1
Erectores de la columna (7) en profundidad hasta el dorsal ancho 13
Glúteo mayor 11

14 Redondo mayor
18 Tríceps braquial
15 Pectoral mayor (esternal)
2 Recto del abdomen
4 Recto femoral
19 Cuádriceps (vasto lateral)
12 isquiotibial (bíceps femoral)

Actividad muscular

Motores principales

1 Oblicuos externos e internos (no visibles)
2 Recto abdominal
3 Iliopsoas
4 Recto femoral
5 Deltoides anterior

Músculos secundarios

6 Transverso abdominal
(debajo de la fascia toracolumbar)
7 Erectores de la columna (espinoso,
longísimo, iliocostal) en profundidad
hasta el dorsal ancho
8 Trapecio
9 Serrato anterior
10 Aductores de la cadera (aductor corto,
aductor largo, aductor mayor, grácil)
11 Glúteo mayor
12 Isquiotibiales (bíceps femoral, semitendinoso,
semimembranoso)
13 Dorsal ancho
14 Redondo mayor
15 Pectoral mayor (clavicular y esternal)
16 Tibial anterior
17 Extensor largo de los dedos
18 Tríceps braquial
19 Cuádriceps (vasto lateral y vasto medio)

Columna y pelvis

La columna se desplaza con flexión en el plano sagital.
La pelvis está en posición neutra.

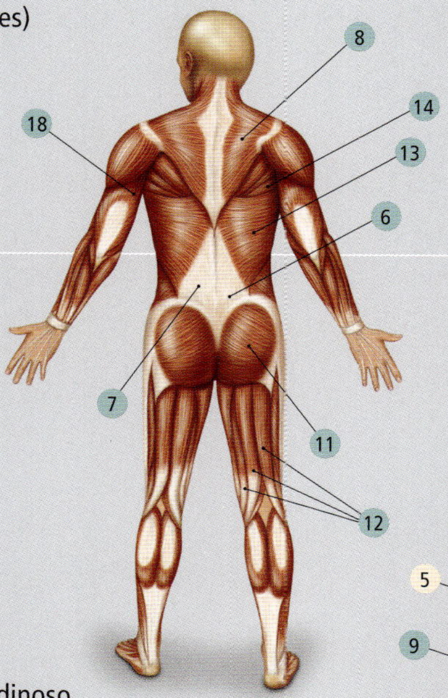

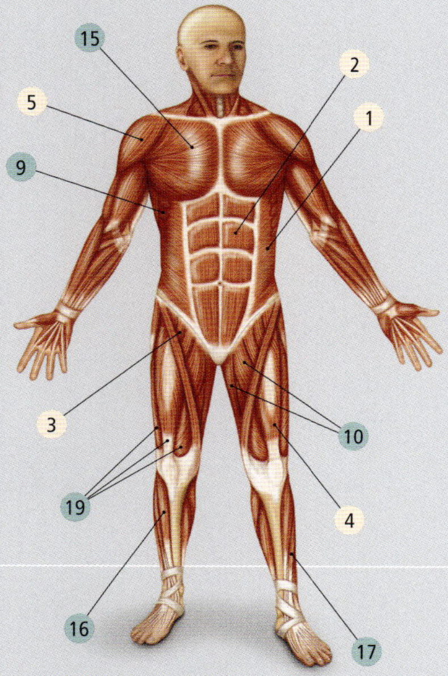

No visible desde esta perspectiva:

1 **Oblicuo interno**
3 **Iliopsoas**
6 **Transverso abdominal**
10 **Aductores de la cadera (aductor corto, aductor largo, aductor mayor, grácil)**
12 **Isquiotibiales (semitendinoso, semimembranoso)**
15 **Pectoral mayor (clavicular)**
16 **Tibial anterior**
17 **Extensor largo de los dedos**

$\oplus$ **Accesorios**

Se puede utilizar una cinta para ayudar a realizar este ejercicio a fin de aumentar la confianza en la capacidad de moverse más hacia atrás. Comience colocando la cinta por debajo de las plantas de los pies y relajando los hombros hacia abajo. Inspire para prepararse. Espire y articule la columna vertebral en una curva en C. Cuanto más tensa esté la cinta, mayor será el nivel de apoyo. Asegúrese de que los hombros y los brazos permanezcan relajados para trabajar plenamente los músculos abdominales.

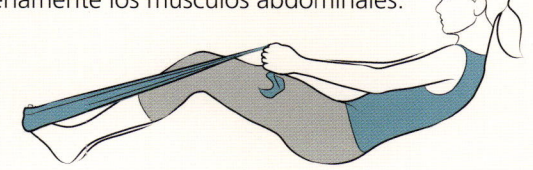

Círculo con una pierna

El Círculo con una pierna es un ejercicio clásico del pilates. Su objetivo es desarrollar fuerza y resistencia en los abdominales y las caderas. Se realiza en supinación, con los brazos presionando en la esterilla para estabilizar la columna vertebral y la pelvis. Una pierna está completamente extendida sobre la esterilla, y la otra está estirada hacia arriba, con los dedos de los pies apuntando hacia el techo. Esta pierna se cruza sobre la línea media del cuerpo y realiza un círculo a la altura de la cadera en una dirección y luego en la otra, independientemente de la estabilidad de la pelvis.

Cómo hacerlo

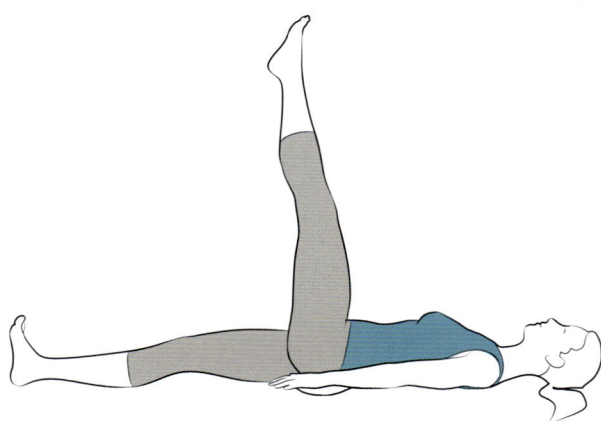

⊘ Paso 1

Tiéndase boca arriba con la columna vertebral en posición neutra. Los brazos están extendidos a los lados del cuerpo con las palmas de las manos hacia abajo y las piernas estiradas en la esterilla.

Inspire para prepararse y espire para levantar la pierna hacia el techo en un ángulo de 90 grados respecto a la cadera. El tobillo está en flexión plantar, los pies en punta y la cadera en rotación externa. La pierna derecha permanece extendida en la esterilla. Ambas piernas están alargadas y firmes, giradas desde las caderas, pero las rodillas no están bloqueadas.

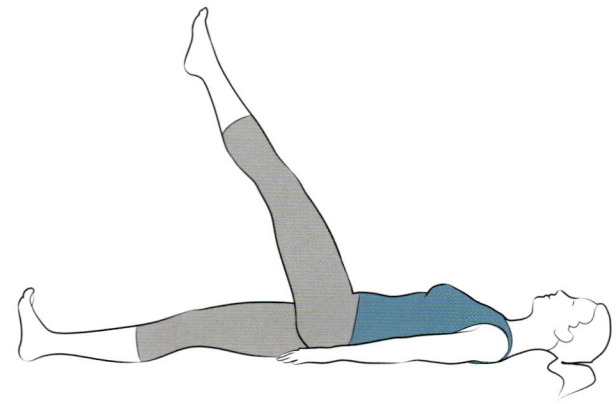

Paso 2 ⊗

Inspire para cruzar la pierna izquierda por la línea central del cuerpo y espire al moverla hacia abajo para completar el círculo.

Repita el ejercicio en esta dirección de 6 a 8 veces.

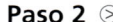

⊘ Paso 3

Cambie la dirección. Inspire al mover la pierna izquierda alejándola de la línea central del cuerpo y espire para completar el círculo hacia abajo.

Repita el ejercicio en esta dirección de 6 a 8 veces y después hágalo con la otra pierna.

En el repertorio clásico, tras devolver la pierna a la esterilla se realiza el ejercicio rodar hacia arriba (pág. 60). Ponga las manos junto a las caderas, eleve la pelvis y desplace el cuerpo hacia la parte delantera de la esterilla. Alargue la columna vertebral para formar una «C», agarre los tobillos y encuentre el equilibrio a fin de prepararse para Rodar como una pelota (pág. 120).

Variaciones

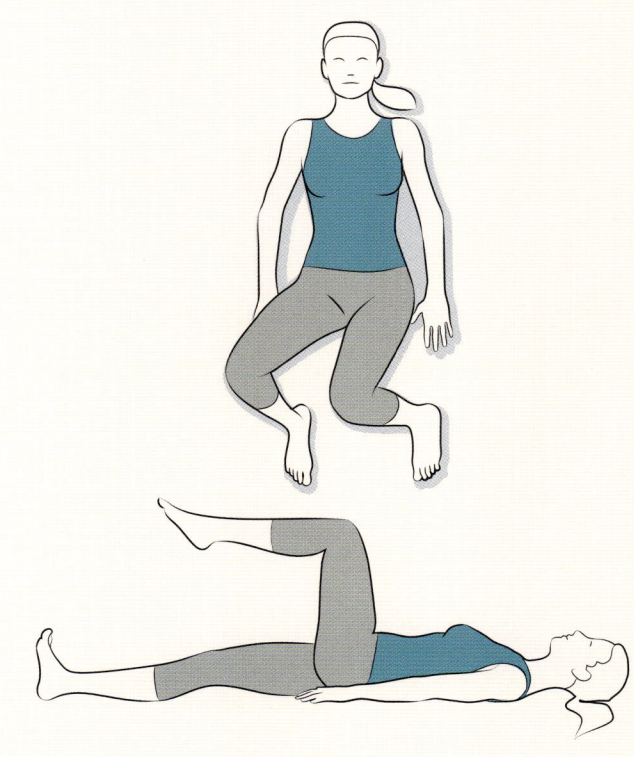

◉ Rotación de rodillas

Para ayudar a aislar la rotación de la cadera, túmbese boca arriba con las rodillas flexionadas y los pies sobre la esterilla, con los pies y las rodillas separados a una distancia ligeramente mayor que la anchura de las caderas. Inspire para prepararse y espire para permitir que las rodillas roten hacia la derecha, moviendo las piernas desde la articulación de la cadera y manteniendo la pelvis estable. En la siguiente espiración vuelva a llevar las rodillas en la posición inicial. Inspire para prepararse y espire para permitir que las rodillas roten hacia la izquierda.

Si los isquiotibiales son cortos o están tensos, flexione una rodilla y haga un círculo con esa pierna dejando la rodilla flexionada y manteniendo la estabilidad de la pelvis.

◉ Círculo con una sola pierna y rodilla flexionada

✓ Procure:

- Mantener la columna vertebral en posición neutra y la estabilidad de la pelvis.
- Concentrarse en mover el hueso del muslo en la cavidad de la articulación de la cadera; se dibuja un círculo desde la parte superior de la pierna hasta la punta de los dedos de los pies.
- Mantener la rotación externa del muslo desde la articulación de la cadera.

✗ Evite:

- Extender demasiado las rodillas.
- Mover la pelvis de lado a lado para contrarrestar el movimiento de la pierna.

⊕ Consejos útiles

- Empiece con círculos pequeños para asegurarse de mantener el control de los músculos estabilizadores.
- Si estar tumbado boca arriba con ambas piernas extendidas sobre la esterilla provoca molestias en la zona lumbar, se puede flexionar la rodilla de la pierna de apoyo, manteniendo el pie sobre la esterilla.

Beneficios

El Círculo con una pierna ayuda a fortalecer los músculos que rodean la articulación de la cadera y estimula el riego sanguíneo del cartílago en la parte superior del fémur, lo que contribuye a mantener y mejorar la movilidad de la articulación de la cadera.

Precauciones

Extender la pierna por encima de la cadera con una flexión de 90 grados requiere una longitud adecuada de los isquiotibiales. Si es necesario, compruebe las variaciones y los accesorios para evitar molestias y posibles distensiones.

Círculo con una pierna

Cuando la pierna se estira hacia el techo, los flexores de la cadera (iliopsoas y recto femoral) se contraen concéntricamente. Simultáneamente, los extensores de la cadera (glúteo mayor e isquiotibiales) se contraen excéntricamente, asegurando que la pierna se mantenga estirada por encima de la cadera. El cuádriceps femoral mantiene la pierna recta. Cuando se ponen los pies en punta, el gastrocnemio y el sóleo se contraen concéntricamente, mientras que el tibial anterior y el extensor largo de los dedos se contraen excéntricamente.

Cuando la pierna empieza a moverse en círculo, cruzando la línea media del cuerpo, los abductores de la cadera (glúteos medio y menor) se alargan excéntricamente, mientras que los aductores de la cadera (aductor largo, aductor corto, aductor mayor y grácil) se acortan concéntricamente. Al bajar la pierna, los flexores de la cadera se contraen excéntricamente y los extensores de la cadera se contraen concéntricamente. Al alejar la pierna del cuerpo y devolverla a la posición inicial, completando el círculo, los aductores de la cadera se alargan excéntricamente y los abductores de la cadera se contraen concéntricamente. Para mantener la posición neutra de la columna vertebral, el transverso abdominal se contrae isométricamente. Los oblicuos externos e internos se contraen excéntricamente para minimizar el movimiento del torso mientras la pierna está en movimiento.

⊘ **Progresión**

- Las personas con un alto grado de movilidad pueden realizar círculos más grandes para desafiar la estabilidad de la pelvis.

- Tiéndase sobre un rodillo de espuma a lo largo de la columna vertebral para mejorar el equilibrio y la estabilidad.

Anatomía del ejercicio

No visible desde esta perspectiva:

2 **Oblicuo interno**
3 **Transverso abdominal**
4 **Erectores de la columna (espinoso, longísimo, iliocostal)**
5 **Semiespinoso de la cabeza**
8 **Aductores de la cadera (aductor corto)**
9 **Iliopsoas**
12 **Tibial anterior**
13 **Extensor largo de los dedos**
15 **Glúteo menor**

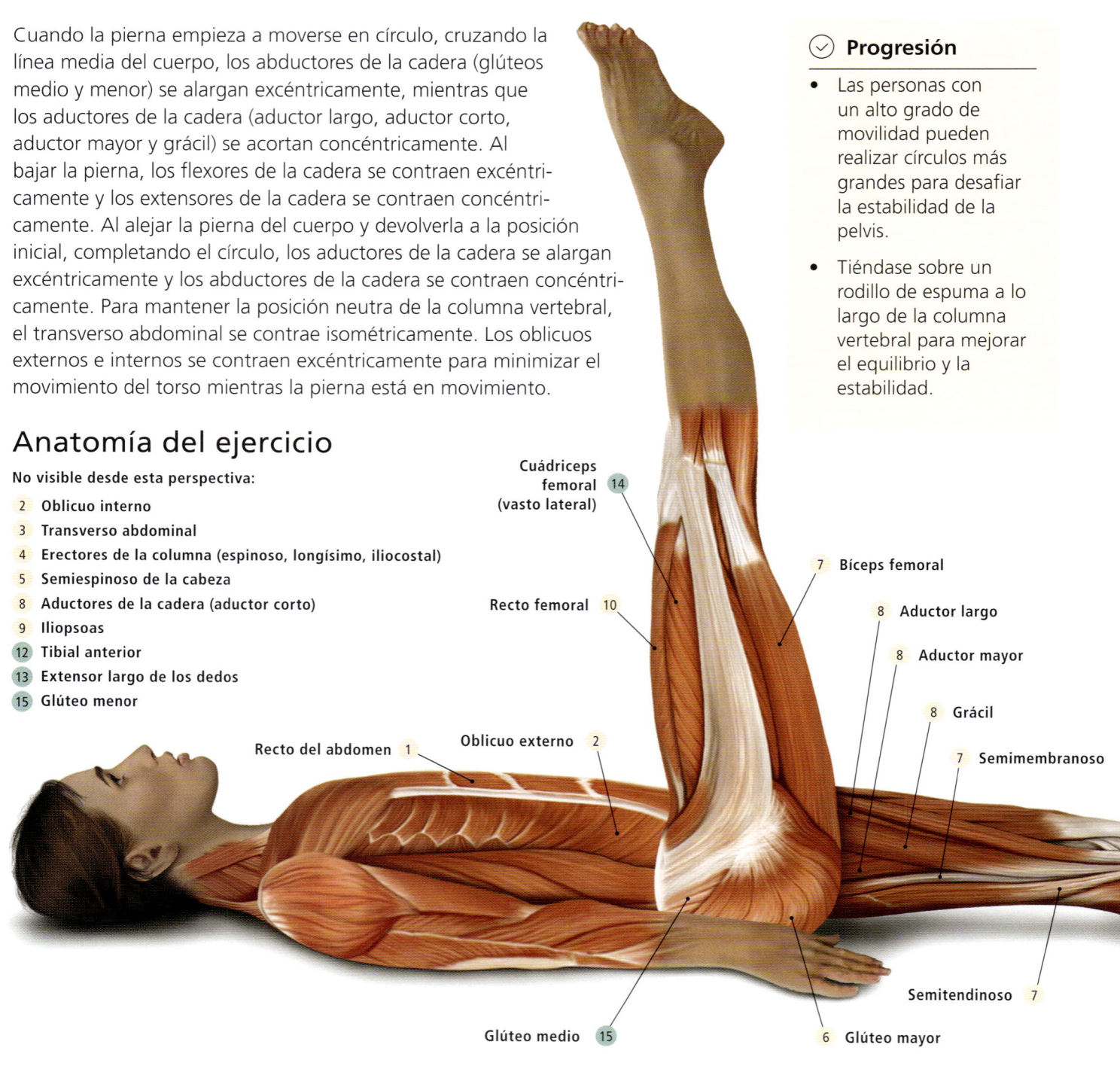

Cuádriceps femoral (vasto lateral) 14

Recto femoral 10

7 **Bíceps femoral**
8 **Aductor largo**
8 **Aductor mayor**
8 **Grácil**
7 **Semimembranoso**

Recto del abdomen 1   **Oblicuo externo** 2

Glúteo medio 15   6 **Glúteo mayor**   **Semitendinoso** 7

Actividad muscular

Motores principales

1 Recto abdominal
2 Oblicuos externos e internos (no visibles)
3 Transverso abdominal
   (debajo de la fascia toracolumbar)
4 Erectores de la columna (espinoso, longísimo,
   iliocostal) en profundidad hasta el dorsal ancho
5 Semiespinoso de la cabeza (no visible)
6 Glúteo mayor
7 Isquiotibiales (bíceps femoral,
   semitendinoso, semimembranoso)
8 Aductores de la cadera (aductor corto,
   aductor largo, aductor mayor, grácil)
9 Iliopsoas
10 Recto femoral

Músculos secundarios

11 Gastrocnemio y sóleo
12 Tibial anterior
13 Extensor largo de los dedos
14 Cuádriceps femoral
15 Glúteos medio y menor (no visibles)

Columna y pelvis

La columna y la pelvis están en posición neutra.
(Las piernas se mueven en el plano transversal)

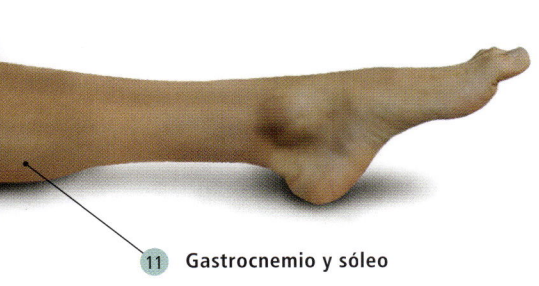

11 **Gastrocnemio y sóleo**

⊕ **Accesorios**

• Para sentir un mayor apoyo en la articulación de la cadera, se puede pasar una banda de resistencia sobre el arco del pie de la pierna superior y sujetarla con cada mano, con los codos flexionados sobre la esterilla a ambos lados de la caja torácica. A continuación, se pueden hacer círculos con la pierna con ayuda de la cinta.

• Puede colocarse una pelota pequeña bajo el sacro, lo que crea una superficie inestable y una base de apoyo reducida, desafiando el equilibrio y el control del cuerpo.

Estiramiento de una pierna

Este es un ejercicio clásico del pilates. Su objetivo es movilizar y coordinar el movimiento de las caderas y las rodillas, al tiempo que se desafían la fuerza y la resistencia de los abdominales. Se trata de aprender a moverse desde el centro. La fuerza abdominal es necesaria para mantener la estabilidad de la pelvis y la columna en flexión, que puede ser alterada fácilmente por el vigoroso movimiento de las piernas. Este ejercicio desarrolla la coordinación entre la columna vertebral, la pelvis y las piernas y requiere un buen nivel de fuerza, movilidad y control en todo el cuerpo.

Cómo hacerlo

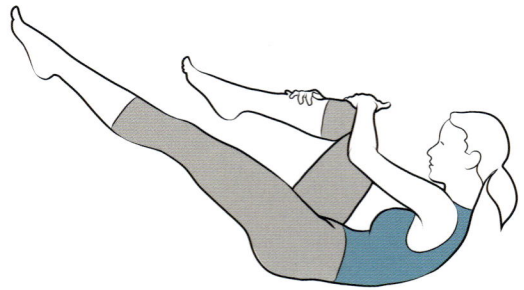

◉ Paso 1

Tiéndase boca arriba con las dos rodillas flexionadas. La cabeza y la columna torácica están en la posición del Abdominal. La pelvis está en posición neutra. Mantenga los talones conectados y los pies en punta. Lleve la pierna derecha hacia el cuerpo, con la mano derecha bajando hacia el tobillo derecho y la mano izquierda colocada encima de la rodilla derecha. Extienda la pierna izquierda alejándola del torso y gírela lateralmente. Ambos pies están alineados con el centro del cuerpo y están ligeramente en punta. Los codos están separados y el pecho y los hombros permanecen abiertos.

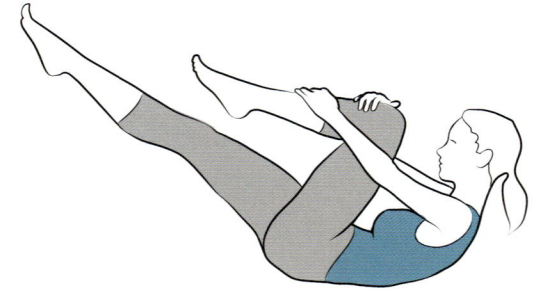

◉ Paso 2

Inspire para llevar la pierna izquierda hacia el cuerpo, intercambie las posiciones de las manos y, simultáneamente, extienda la pierna derecha hacia fuera, alineada con la línea central del cuerpo.

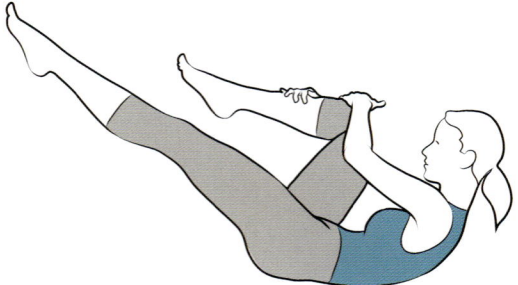

◉ Paso 3

Espire al intercambiar las posiciones de las piernas y las manos, metiendo la pierna derecha y alejando la izquierda. Visualice las piernas como pistones, moviéndose desde el centro de una columna vertebral estable. Inspire y vuelva a intercambiar las posiciones de las piernas.

Realice hasta 20 intercambios de piernas.

En el repertorio clásico, permanezca en la posición del Abdominal y doble ambas rodillas hacia dentro, extendiendo las manos a lo largo de la parte exterior de las espinillas hacia los tobillos a fin de prepararse para el Estiramiento de piernas juntas (pág. 72).

Variaciones

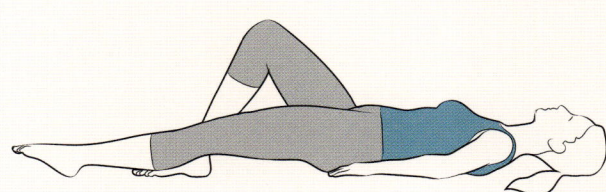

⊗ Deslizamiento de una pierna

Para desafiar la estabilidad de la pelvis y centrarse en la disociación de la articulación de la cadera de la estabilidad de la pelvis, mantenga ambos pies sobre la esterilla y espire para deslizar una pierna hacia fuera, manteniendo la conexión del pie con la esterilla. Inspire para volver a deslizar la pierna hacia el torso, con el pie apoyado en la esterilla. Espire para extender la otra pierna.

Alterne las piernas.

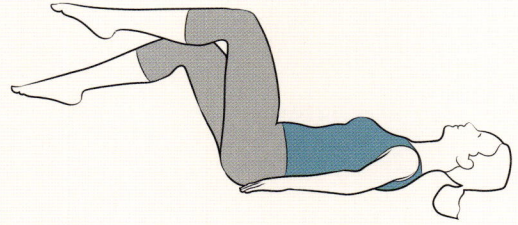

⊗ Toques con los dedos de los pies

Para desarrollar la disociación unilateral de las piernas, a la vez que se pone a prueba la estabilidad de la pelvis y la columna vertebral, mantenga la columna sobre la esterilla y flexione las rodillas. Ponga los dedos de los pies ligeramente en punta y espire para bajar una pierna hacia la esterilla tanto como pueda mantener la columna y la pelvis en posición neutra. Inspire y vuelva a flexionar la pierna. Repita con la otra pierna.

Realice un total de 10 toques con los dedos de los pies.

⊘ Procure:

- Mantener los pies en movimiento en línea recta; concentrarse en mantener las espinillas en línea recta paralela a la esterilla mientras se cambia de pierna.

- Minimizar la tensión en la parte superior del cuerpo; mantener la columna estirada y evitar acortarla o comprimirla.

- Mantener la relación entre los hombros y la parte posterior de la caja torácica (pensar en estirar los codos al máximo).

⊗ Evite:

- Elevar los hombros al pasar los brazos por encima de las piernas.

- Girar la columna de lado a lado al cambiar de pierna; el movimiento debe ser solo de brazos y piernas.

- Dejar caer la columna hacia la esterilla al mover las piernas.

⊕ Consejos útiles

- Para quienes sufren dolor o molestias en las caderas, una banda de resistencia colocada alrededor de un pie mientras el otro permanece en la esterilla puede ayudar a fortalecer y estabilizar las caderas y las rodillas. Proporciona retroalimentación sobre la posición de las piernas y aumenta la activación del núcleo.

- Antes de incluir el patrón de respiración, familiarícese con el movimiento.

Beneficios

El Estiramiento de una pierna desafía la fuerza y la resistencia de los músculos abdominales, así como la coordinación y la conexión entre la columna vertebral, la pelvis y las piernas. Desarrolla la movilidad de las caderas y las rodillas y es un gran ejercicio de preparación para el Estiramiento de piernas juntas (pág. 72).

Precauciones

Las personas con dolor de cuello o espalda intenso, osteoporosis, hernia discal o separación abdominal no deben realizar este ejercicio.

Estiramiento de una pierna

Los flexores de la columna (recto abdominal y oblicuos externo e interno) se contraen isométricamente para mantener la columna vertebral en la posición del Abdominal. Los flexores del cuello
mantienen la cabeza erguida, mientras que los extensores del cuello (semiespinoso de la cabeza)
se alargan isométricamente.

Cuando las piernas pasan de estar rectas a estar
flexionadas, los flexores de la cadera (iliopsoas y recto
femoral) se contraen concéntricamente. La cabeza larga
del bíceps femoral y el glúteo mayor se alargan sin
tensión. Al estirar la pierna se contraen excéntricamente
los flexores de la cadera. El cuádriceps femoral trabaja
concéntricamente para enderezar la rodilla, y los
flexores plantares del tobillo-pie (gastrocnemio y sóleo)
trabajan isométricamente para poner el pie en punta.

Los extensores del hombro (dorsal ancho, redondo
mayor y pectoral mayor [esternal]) llevan los brazos

hacia delante, y los flexores del hombro (deltoides
anterior y pectoral mayor [clavicular]) evitan que la
gravedad tire de los brazos hacia la esterilla. El pectoral
mayor se contrae concéntricamente para llevar los
brazos hacia las piernas. Los extensores del codo
(tríceps braquial) estiran el brazo que va hacia el tobillo,
y los flexores del codo (bíceps braquial y braquial)
comienzan a doblar el brazo para llevarlo hacia la rodilla
opuesta. Los depresores escapulares (trapecio inferior y
serrato anterior) ayudan a evitar la elevación de los
hombros.

Anatomía del ejercicio

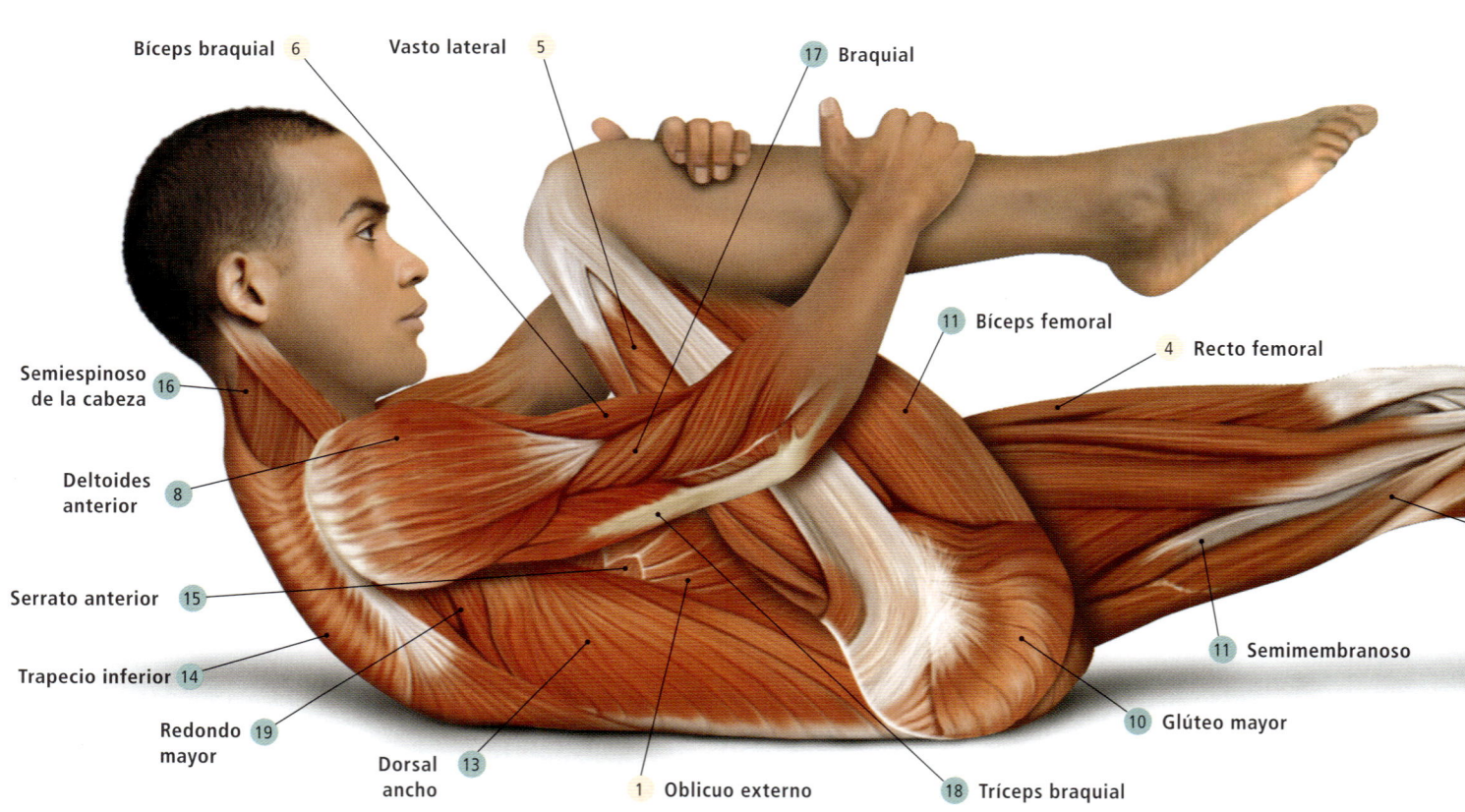

Bíceps braquial 6   Vasto lateral 5   17 Braquial

Semiespinoso de la cabeza 16

Deltoides anterior 8

Serrato anterior 15

Trapecio inferior 14

Redondo mayor 19

Dorsal ancho 13

1 Oblicuo externo

18 Tríceps braquial

10 Glúteo mayor

11 Semimembranoso

11 Bíceps femoral

4 Recto femoral

Actividad muscular

Motores principales

1 Oblicuos externos e internos (no visibles)
2 Recto abdominal
3 Iliopsoas
4 Recto femoral
5 Vasto lateral
6 Bíceps braquial

Músculos secundarios

7 Transverso abdominal
(debajo de la fascia toracolumbar)
8 Deltoides anterior
9 Pectoral mayor (clavicular y esternal)
10 Glúteo mayor
11 Isquiotibiales (bíceps femoral,
semitendinoso, semimembranoso)
12 Gastrocnemio y sóleo
13 Dorsal ancho
14 Trapecio inferior
15 Serrato anterior
16 Semiespinoso de la cabeza (no visible)
17 Braquial
18 Tríceps braquial
19 Redondo mayor

Columna y pelvis

La columna se desplaza con flexión en el plano sagital.
La pelvis está en posición neutra.

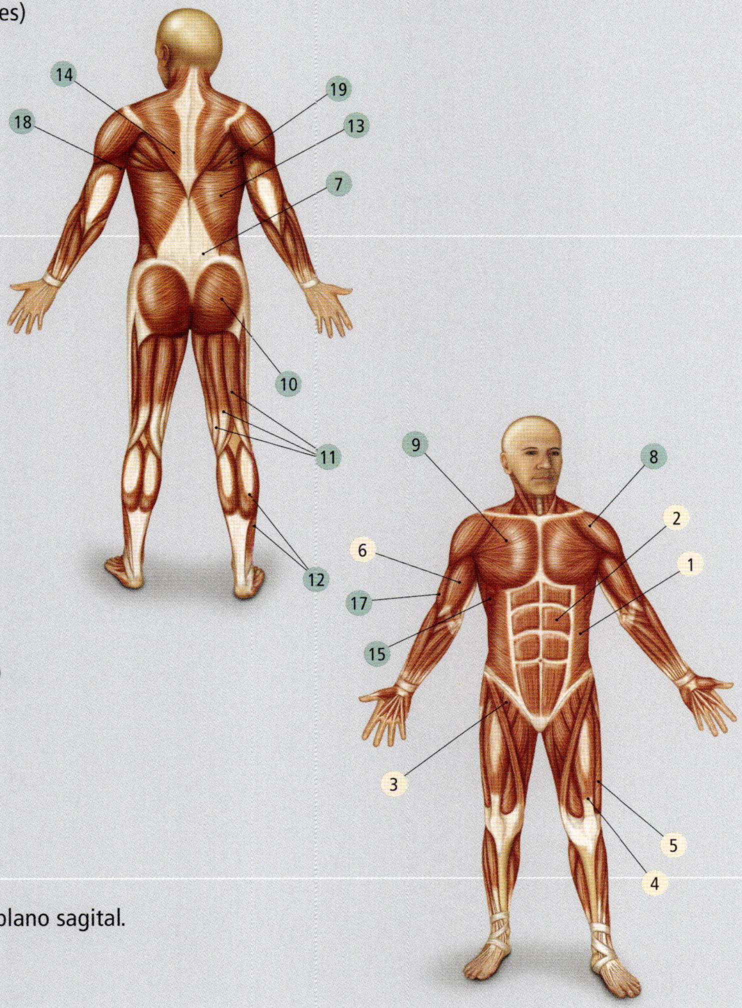

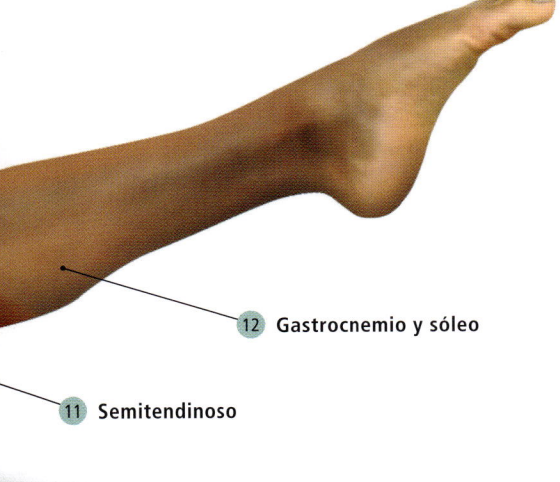

12 Gastrocnemio y sóleo

11 Semitendinoso

No visible desde esta perspectiva:

1 Oblicuo interno
2 Recto del abdomen
3 Iliopsoas
7 Transverso abdominal
9 Pectoral mayor (clavicular y esternal)

Estiramiento de piernas juntas

El Estiramiento de piernas juntas es un ejercicio clásico del pilates. Se trata de un ejercicio dinámico que requiere el control de los miembros superiores e inferiores, así como una buena fuerza abdominal. También moviliza y fortalece los hombros, las caderas y las rodillas. Los flexores espinales mantienen la columna fuera de la esterilla, por lo que es un gran ejercicio para desafiar la fuerza, la resistencia y la estabilidad de los músculos abdominales. El Estiramiento de piernas juntas desarrolla la coordinación entre la columna vertebral, la pelvis y las piernas y requiere un buen nivel de fuerza, movilidad y control en todo el cuerpo.

Cómo hacerlo

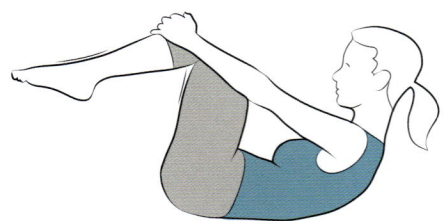

⊘ Paso 1

Tiéndase boca arriba con las dos rodillas flexionadas. Los talones están juntos y los dedos de los pies ligeramente en punta. La parte superior del cuerpo está en la posición del Abdominal. La pelvis está en posición neutra. Estire los brazos hacia delante y coloque las manos en la parte exterior de las espinillas (en *Vuelva a la vida*, pág. 38, las piernas se llevan hacia el pecho lo máximo posible, pero en esta versión se llevan únicamente hasta donde se pueda mantener la pelvis en posición neutra).

⊘ Paso 2

Inspire manteniendo la posición del Abdominal. Estire ambas piernas, presionándolas hacia fuera del centro del cuerpo en diagonal. Las piernas descienden lo máximo posible mientras la pelvis y la columna pueden permanecer en posición neutra. Conecte la cara interna de los muslos. Al mismo tiempo, extienda los brazos rectos por encima de la cabeza separados a la altura de los hombros.

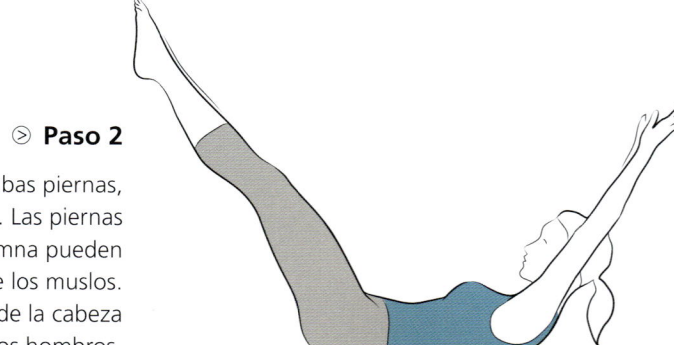

⊘ Paso 3

Espire para doblar las piernas hacia el centro del cuerpo, manteniendo la conexión de los talones. Las rodillas permanecen alineadas con el segundo dedo del pie (y no se separan). Simultáneamente, gire los brazos hacia los lados y alrededor para volver a colocar las manos en las espinillas, y lleve las piernas a la posición inicial.

Repítalo hasta 10 veces.

En el repertorio clásico, pase a la posición Sentado con las piernas extendidas y las caderas separadas para preparar el Estiramiento de la columna (pág. 95).

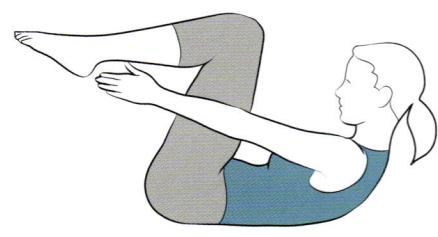

Variaciones

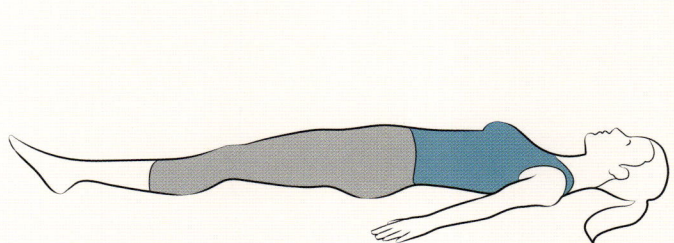

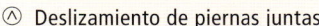

◈ Deslizamiento de piernas juntas

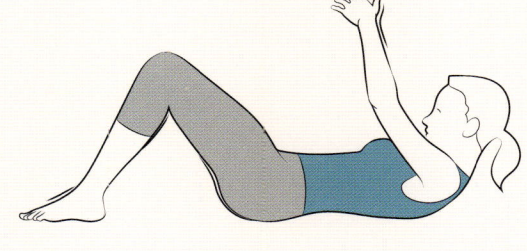

◈ Abdominal (con círculos de brazos y deslizamiento de piernas juntas)

Las siguientes variaciones fomentan la alineación de caderas, rodillas y tobillos y permiten una lenta progresión hacia el desarrollo de la estabilidad pélvica y el control abdominal.

Mantenga la columna vertebral sobre la esterilla, con los brazos estirados a los lados. Con la columna y la pelvis en posición neutra, espire para conectar los pies y las piernas, y deslice ambas piernas para estirarlas sobre la esterilla. Mantenga los abdominales contraídos para que la columna y la pelvis permanezcan en posición neutra. Inspire para volver a flexionar las piernas.

La columna y la pelvis están sobre la esterilla, con los brazos estirados a los lados. Curve la espalda hacia arriba, con los brazos elevados fuera de la esterilla y estirados a los lados. Espire para extender los brazos por encima de la cabeza y, con la columna y la pelvis en posición neutra, conecte los pies y las piernas y deslice ambas piernas para estirarlas sobre la esterilla. Inspire para hacer un círculo con los brazos y volver a flexionar las piernas.

⊘ Procure:

- Mantener una elevación adecuada de la columna vertebral y el pecho para evitar el colapso de la parte superior del cuerpo.

- Asegurarse de que la pelvis permanece en posición neutra. Mover las piernas independientemente de la pelvis y la columna.

- Conectar suavemente los muslos internos a medida que las piernas se estiran para activar los oblicuos anteriores, lo que ayudará a estabilizar la columna.

⊗ Evite:

- Elevar los hombros al pasar los brazos por encima de la cabeza.

⊕ Consejos útiles

- Las personas que sufren tensión cervical pueden dejar la cabeza sobre la esterilla en lugar de curvar la espalda hacia arriba. En esta posición en cadena cerrada se apoya mejor la espalda y se exige menos a los abdominales.

- Domine el Estiramiento de una pierna (pág. 68) antes de añadir la carga adicional de los brazos.

- Empiece estirando las piernas hacia el techo (si los isquiotibiales lo permiten, consulte la ilustración del paso 2) y bájelas gradualmente hacia la esterilla a medida que los abdominales se fortalecen.

Beneficios

El Estiramiento de piernas juntas desafía la fuerza de los músculos abdominales y trabaja la fuerza y la resistencia de la columna vertebral y la pelvis. También desafía la coordinación y la conexión entre la columna vertebral, los hombros, la pelvis y las piernas.

Precauciones

No deben realizar este ejercicio quienes padezcan dolor de espalda intenso, osteoporosis, hernia o alteración discal o separación abdominal.

Estiramiento de piernas juntas

Los flexores de la columna (recto abdominal y oblicuos externo e interno) se contraen isométricamente para mantener la columna vertebral en la posición del Abdominal. Los flexores de la columna
cervical se contraen ligeramente para mantener la cabeza erguida, mientras que el semiespinoso
de la cabeza se alarga.

Cuando los brazos y las piernas se alargan alejándose
de la columna, los extensores del codo (tríceps braquial)
trabajan isométricamente para enderezar los brazos.
La cabeza larga del bíceps femoral y el glúteo mayor se
contraen concéntricamente. Los flexores de la cadera
(iliopsoas, recto femoral, sartorio, tensor de la fascia

Gastrocnemio
y sóleo   14

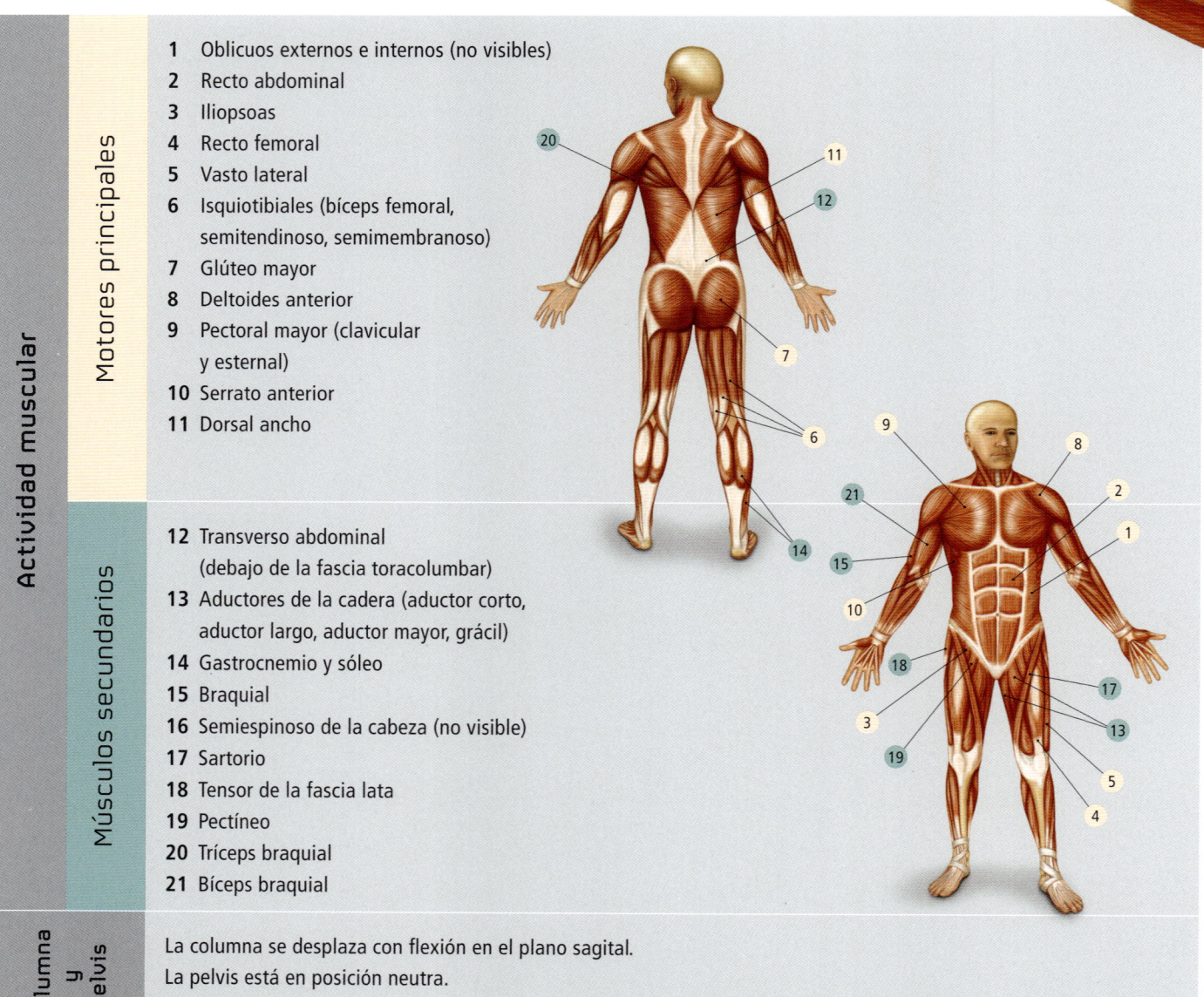

Actividad muscular

Motores principales

1 Oblicuos externos e internos (no visibles)
2 Recto abdominal
3 Iliopsoas
4 Recto femoral
5 Vasto lateral
6 Isquiotibiales (bíceps femoral,
   semitendinoso, semimembranoso)
7 Glúteo mayor
8 Deltoides anterior
9 Pectoral mayor (clavicular
   y esternal)
10 Serrato anterior
11 Dorsal ancho

Músculos secundarios

12 Transverso abdominal
   (debajo de la fascia toracolumbar)
13 Aductores de la cadera (aductor corto,
   aductor largo, aductor mayor, grácil)
14 Gastrocnemio y sóleo
15 Braquial
16 Semiespinoso de la cabeza (no visible)
17 Sartorio
18 Tensor de la fascia lata
19 Pectíneo
20 Tríceps braquial
21 Bíceps braquial

Columna y pelvis

La columna se desplaza con flexión en el plano sagital.
La pelvis está en posición neutra.

Anatomía del movimiento

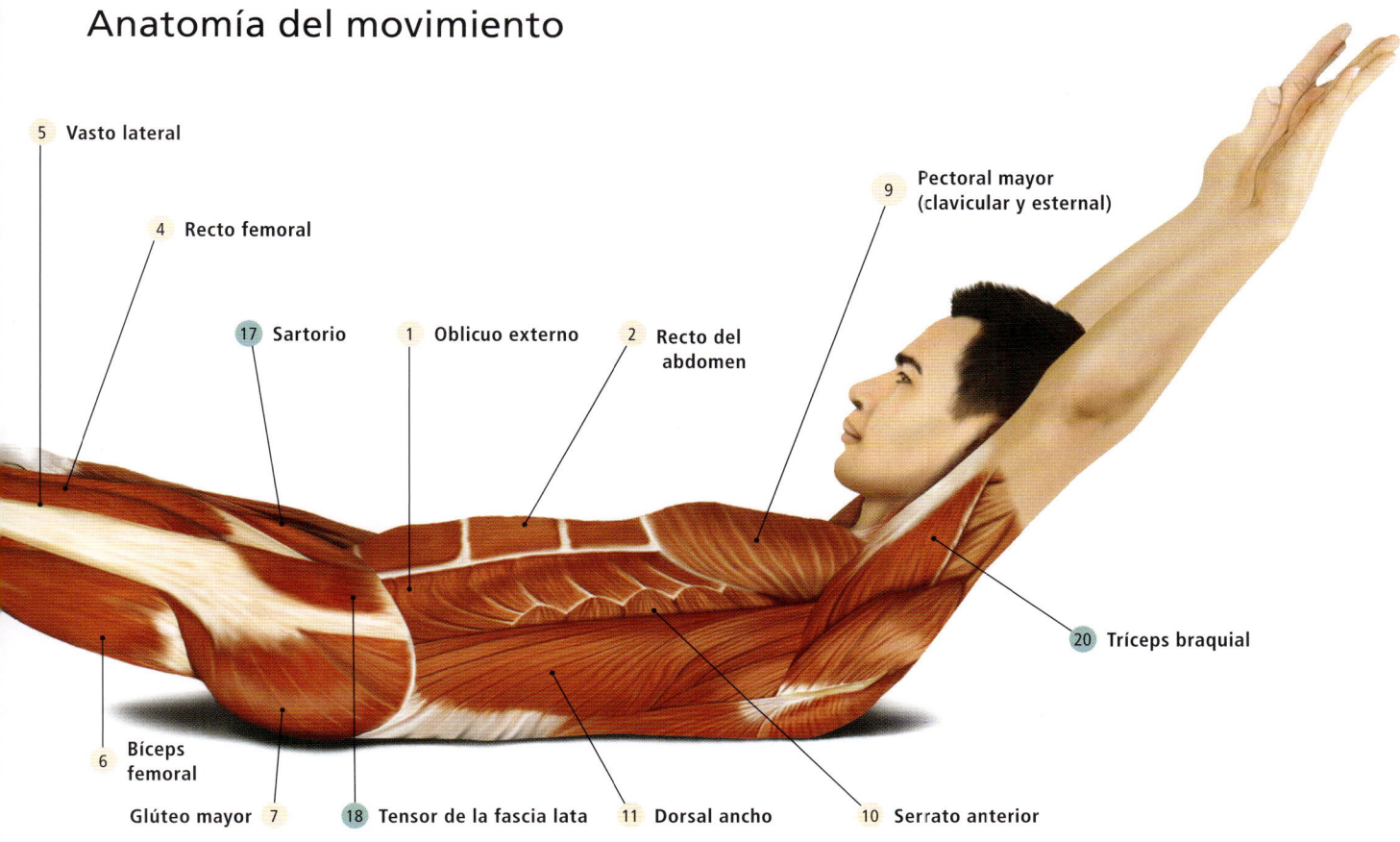

5 Vasto lateral

4 Recto femoral

9 Pectoral mayor (clavicular y esternal)

17 Sartorio

1 Oblicuo externo

2 Recto del abdomen

20 Tríceps braquial

6 Bíceps femoral

Glúteo mayor 7

18 Tensor de la fascia lata

11 Dorsal ancho

10 Serrato anterior

No visible desde esta perspectiva:

1 Oblicuo interno

3 Iliopsoas

6 Isquiotibiales (semitendinoso, semimembranoso)

8 Deltoides anterior

12 Transverso abdominal

13 Aductores de la cadera (aductor corto, aductor largo, aductor mayor, grácil)

15 Braquial

16 Semiespinoso de la cabeza

19 Pectíneo

21 Bíceps braquial

lata y pectíneo) impiden que las piernas desciendan hacia la esterilla. Tirando suavemente de las piernas, los aductores de la cadera (aductor corto, aductor largo, aductor mayor y grácil) y el recto femoral trabajan concéntricamente para enderezar las piernas. Los flexores plantares del tobillo-pie (gastrocnemio y sóleo) ponen los pies en punta.

Los flexores de la cadera se acortan concéntricamente y el recto femoral trabaja excéntricamente. La cabeza larga del bíceps femoral y el glúteo mayor se contraen excéntricamente cuando las rodillas se flexionan y tiran hacia atrás, hacia la columna vertebral.

Cuando los brazos se mueven en círculo, los flexores del codo (braquial y bíceps braquial) comienzan a flexionar los brazos para llevarlos a tocar las espinillas. El dorsal ancho se contrae concéntricamente a medida que los brazos rodean los costados y vuelven a la posición inicial.

⊕ Accesorios

Ponga una pelota pequeña de pilates entre los tobillos para desafiar la estabilidad de la pelvis, ya que deberá apretar suavemente la cara interna de los muslos a fin de mantener fija la pelota.

Tijera lateral boca arriba

La Tijera lateral boca arriba es un ejercicio contemporáneo del pilates. La flexión y la rotación de la columna añaden desafíos de estabilidad multiplanar a la resistencia y la fuerza de los músculos abdominales, con especial atención en los oblicuos. Inicialmente, la columna se flexiona hacia arriba en la posición del Abdominal y, a continuación, la columna torácica rota. Las piernas comienzan en Doble flexión de rodillas y luego la pierna derecha y la izquierda se extienden alternadamente, con la rodilla opuesta acercándose al pecho, y la cabeza y el pecho girando hacia la rodilla flexionada. Intercambiar las piernas mientras se rota simultáneamente el torso de izquierda a derecha requiere coordinación y una fuerza abdominal adecuada para mantener la estabilidad pélvica.

Cómo hacerlo

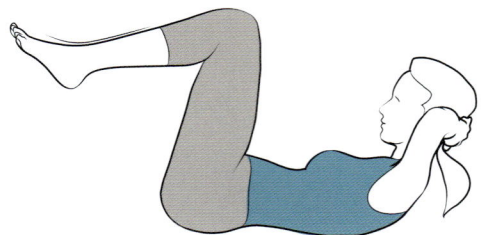

⊘ **Paso 1**

Tiéndase boca boca arriba, con las rodillas flexionadas y las plantas de los pies apoyadas en la esterilla. Inspire para prepararse y luego espire mientras adopta la posición del Abdominal. Deje que la cabeza se apoye en las manos, con los hombros como si estuvieran abrazando la parte posterior de la caja torácica. Eleve las piernas y flexione ambas rodillas.

⊙ **Paso 2**

Inspire para mantener la posición del Abdominal y espire mientras la pierna derecha se extiende dinámicamente con el tobillo en flexión plantar. Al mismo tiempo, lleve la rodilla izquierda ligeramente hacia el pecho mientras rota la cabeza y el pecho hacia la rodilla izquierda. Mantenga un contacto uniforme de la pelvis con la esterilla.

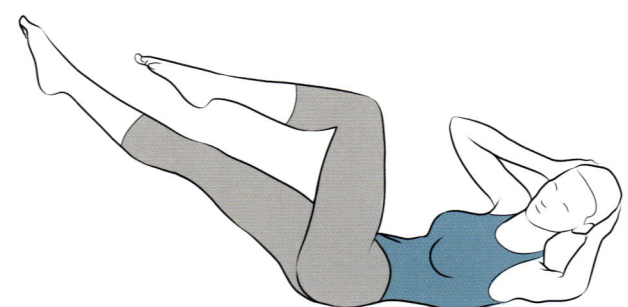

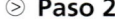

⊘ **Paso 3**

Manteniendo la columna en la posición del Abdominal, inspire para llevar la rodilla derecha flexionada hacia el cuerpo y simultáneamente extienda la pierna izquierda, con los pies en punta y rotando la columna torácica hacia la rodilla derecha.

Repítalo de 6 a 8 veces.

En el repertorio clásico, para completar el ejercicio, permanezca en la posición del Abdominal con el pecho y la cabeza centrados y flexionando ambas rodillas; después, baje lentamente los hombros y la cabeza hacia la esterilla. Lleve los pies a la esterilla para volver a la posición inicial.

Variaciones

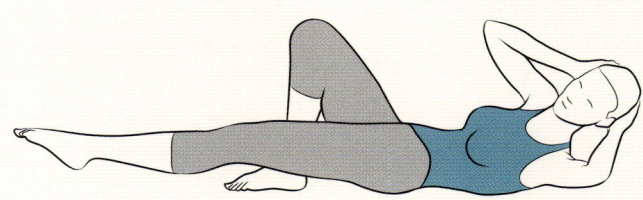

⊗ Abdominal y Deslizamiento de una pierna

Como ejercicio preparatorio, mantenga ambos pies sobre la esterilla, con las rodillas flexionadas; estas y los tobillos deben estar separados a la anchura de las caderas. Entrelace los dedos detrás de la cabeza y deje que el peso de la cabeza se apoye en las manos. Inspire para prepararse y espire para flexionar el cuello y empezar a flexionar la columna torácica; empiece a rotar hacia la izquierda, deslizando al mismo tiempo la pierna izquierda por la esterilla y manteniendo la pelvis inmóvil. Mantenga la pierna baja, de modo que los dedos de los pies estén alineados con la cadera y la pierna esté elevada sobre la esterilla. Inspire para bajar la cabeza y la columna y vuelva a colocar la pierna en la posición inicial. Espire para levantar la cabeza y los hombros, esta vez extendiendo la pierna derecha y girando el torso hacia la derecha.

⊘ Procure:

- Estabilizar la pelvis, moviendo las piernas y el torso de forma independiente.

- Mantener los codos en visión periférica, con los hombros hacia abajo y alejados de las orejas.

- Alargar la columna cervical (evitando presionar la barbilla contra el pecho).

- Imaginarse el hombro rotando hacia la rodilla en lugar de apuntar el codo hacia la rodilla. Esto ayudará a promover una mayor rotación de la columna torácica.

- Rotar alrededor del eje central de la columna sin dejar que la caja torácica se desplace hacia un lado.

⊗ Evite:

- Girar la cabeza hacia la rodilla flexionada: la cabeza debe moverse en línea con el torso.

- Bajar la cabeza y los hombros a medida que el torso gira: debe permanecer en la posición del Abdominal.

- Bajar demasiado la pierna extendida: la columna lumbar debe permanecer en posición neutra.

⊕ Consejos útiles

- Si mantener ambas rodilla flexionadas impide que los músculos abdominales y lumbares mantengan la columna lumbar en posición neutra, el ejercicio puede realizarse con los pies sobre la esterilla. La columna torácica puede seguir rotando hacia la rodilla opuesta empleando los flexores y rotadores de la columna.

Beneficios

La Tijera lateral boca arriba es un gran ejercicio para desafiar y mejorar la coordinación. Trabaja para aumentar la fuerza de los oblicuos, el recto abdominal y el transverso abdominal, todos ellos fundamentales para estabilizar la columna vertebral durante los movimientos cotidianos y los de alto rendimiento, como correr y saltar.

Precauciones

Quienes padezcan dolor intenso de espalda o cuello, osteoporosis, hernia discal o separación abdominal no deben realizar este ejercicio.

Tijera lateral boca arriba

Los flexores de la columna vertebral (recto abdominal y transverso abdominal) se contraen concéntricamente para despegar la cabeza y los hombros de la esterilla en un Abdominal y se contraen isométricamente para mantener esta posición mientras se cambia de pierna y la columna gira. Los rotadores espinales (oblicuos externos e internos) del lado izquierdo se contraen concéntricamente para rotar la columna hacia la izquierda. Simultáneamente, los rotadores espinales del lado derecho se contraen excéntricamente para apoyar la rotación en el otro lado del cuerpo.

Para extender la pierna, los flexores de la cadera (iliopsoas y recto femoral) se alargan excéntricamente y trabajan isométricamente para mantener la posición elevada de la pierna. A medida que la pierna se dobla para realizar la Flexión de una rodilla, los flexores de la cadera se contraen concéntricamente. Los extensores de la rodilla (cuádriceps femoral) trabajan concéntrica-mente para mantener la posición recta de la rodilla, y los flexores plantares del tobillo y el pie (gastrocnemio y sóleo) trabajan concéntricamente para mantener la posición en punta del pie. Se inspira y espira utilizando el patrón de la respiración percusiva mientras se intercambian las piernas y la columna gira.

Anatomía del ejercicio

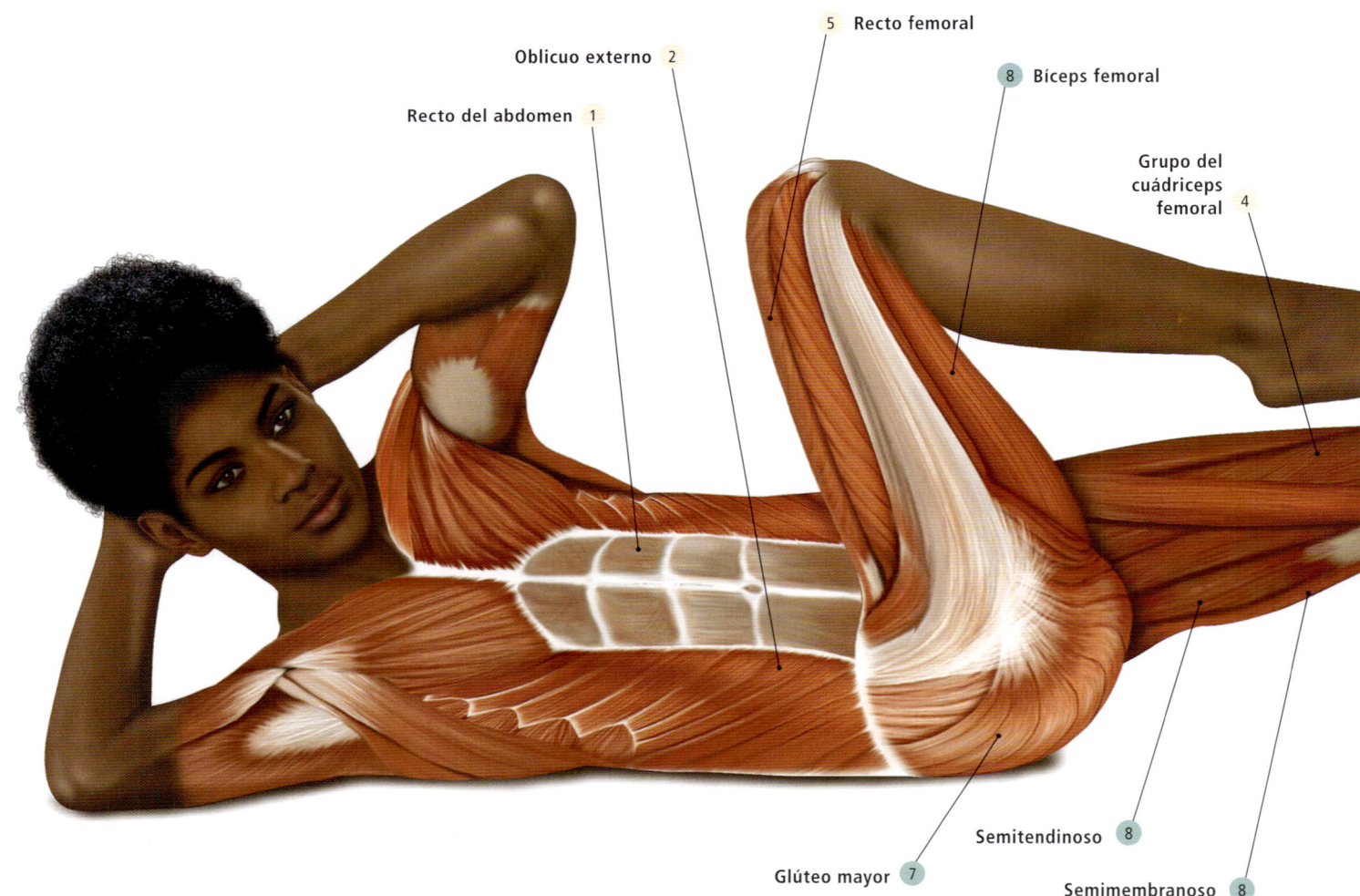

Recto femoral   5

Oblicuo externo   2

Recto del abdomen   1

8   Bíceps femoral

Grupo del cuádriceps femoral   4

Semitendinoso   8

Glúteo mayor   7

Semimembranoso   8

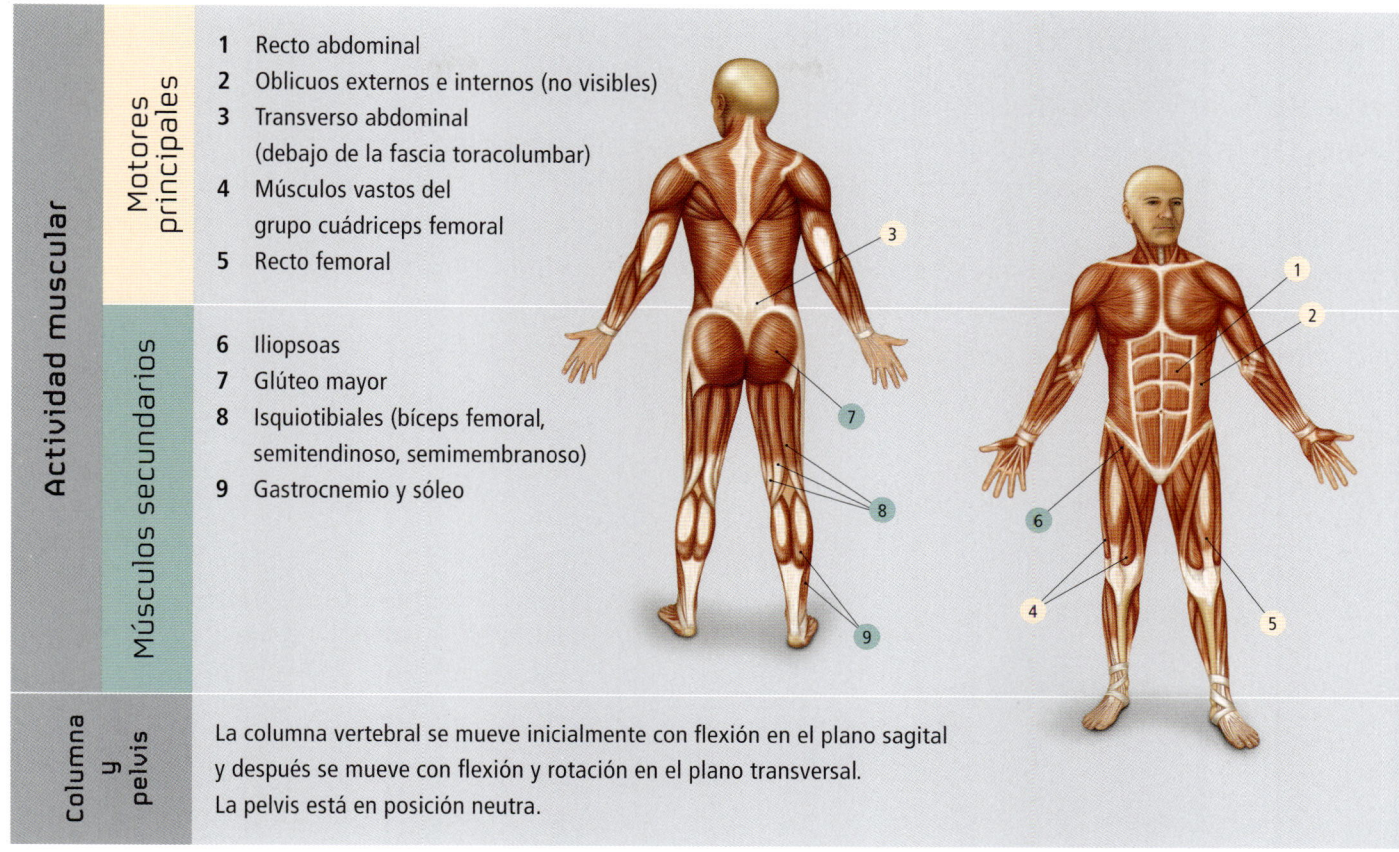

Actividad muscular

Motores principales

1 Recto abdominal
2 Oblicuos externos e internos (no visibles)
3 Transverso abdominal
(debajo de la fascia toracolumbar)
4 Músculos vastos del
grupo cuádriceps femoral
5 Recto femoral

Músculos secundarios

6 Iliopsoas
7 Glúteo mayor
8 Isquiotibiales (bíceps femoral,
semitendinoso, semimembranoso)
9 Gastrocnemio y sóleo

Columna y pelvis

La columna vertebral se mueve inicialmente con flexión en el plano sagital
y después se mueve con flexión y rotación en el plano transversal.
La pelvis está en posición neutra.

9 **Gastrocnemio y sóleo**

⊕ **Accesorios**

Utilice una pelota pequeña de pilates entre la rodilla y el codo opuesto para desafiar la rotación de la columna torácica y asegurarse de que el ejercicio se realiza lentamente y con control (manteniendo la pelota en una posición central mientras las piernas y los brazos se intercambian), lo que ayuda a enfatizar la rotación de la columna torácica.

No visible desde esta perspectiva:

2 **Oblicuo interno**
3 **Transverso abdominal**
6 **Iliopsoas**

Puente sobre los hombros

El Puente sobre los hombros es un ejercicio clásico del pilates. Se dirige a casi todos los grupos musculares principales y es un desafío avanzado para la estabilidad pélvica. Si se mantiene la estabilidad adecuada, es un gran ejercicio para fortalecer los isquiotibiales y los flexores y extensores de la cadera. Este ejercicio moviliza la columna lumbar y torácica y favorece la estabilidad de la cintura escapular y la pelvis. La contracción adecuada de los isquiotibiales es vital para la elevación deseada de la pelvis y la columna, en lugar de mover las piernas. Una vez que la pelvis y la columna se levantan de la esterilla, las piernas se elevan y extienden alternativamente mientras la pelvis permanece estable.

Cómo hacerlo

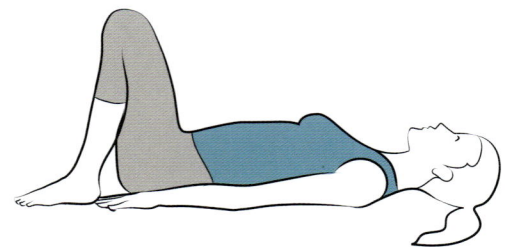

⊘ Paso 1

Tiéndase boca arriba con las rodillas flexionadas y los pies en la esterilla; las rodillas y los tobillos deben estar separados a la anchura de las caderas. Los brazos están extendidos a los lados con las palmas de las manos hacia abajo y la columna en posición neutra.

⊙ Paso 2

Inspire para prepararse y espire para llevar la pelvis hacia la caja torácica, anclando la columna vertebral. Contraiga suavemente el tronco y los glúteos, empujando con los pies para despegar la columna de la esterilla, vértebra a vértebra. Intente crear una línea diagonal desde las rodillas hasta el cuello, apoyándose en las escápulas. Junte suavemente los huesos isquiones para activar los glúteos y mantenga las caderas en esta posición.

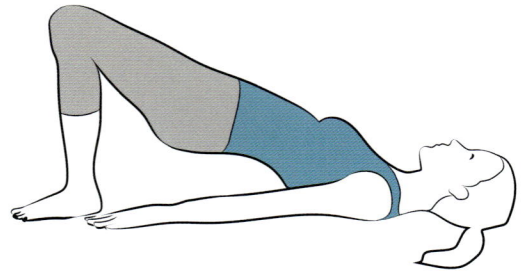

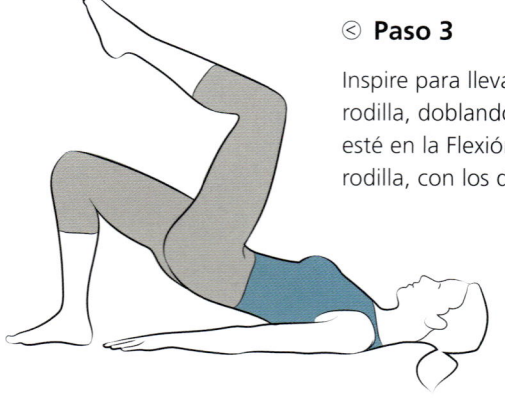

⊘ Paso 3

Inspire para llevar la pierna izquierda a la Flexión de una rodilla, doblando la rodilla por encima de la cadera. Una vez esté en la Flexión de una rodilla, extienda la pierna desde la rodilla, con los dedos de los pies apuntando hacia el techo.

⊙ Paso 4

En la posición de Flexión de una rodilla, extienda la pierna desde la rodilla. Dorsiflexione el pie en el tobillo, apuntando el talón hacia el techo y alargando la parte posterior de la pierna. Baje la pierna en esta posición hacia la esterilla. La pelvis debe permanecer en una línea paralela y la columna vertebral debe permanecer estable. La pierna solo debe bajarse tanto como sea posible para mantener la estabilidad de la columna y la pelvis.

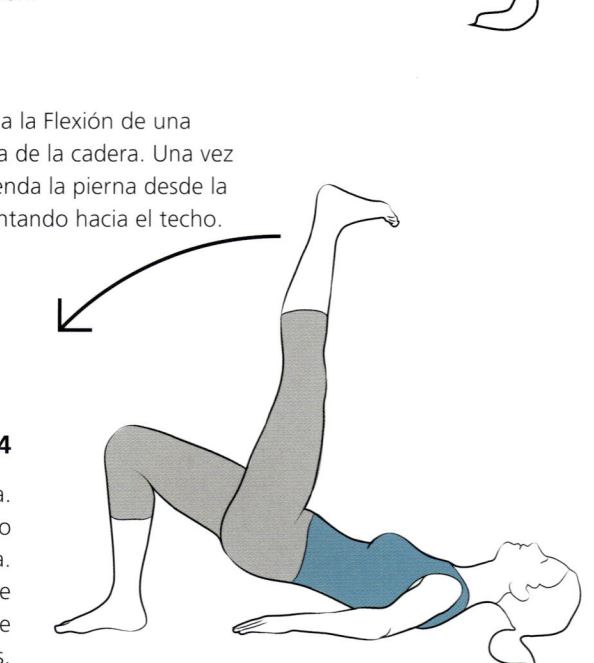

⊘ **Paso 5**

Flexione plantarmente el pie
por el tobillo y levante la pierna
de modo que los dedos del pie
queden por encima de la cadera,
apuntando hacia el techo. Repita
esta acción de subir y bajar tres
veces, volviendo a la posición
intermedia. Flexione la rodilla
y apoye el pie en la esterilla.

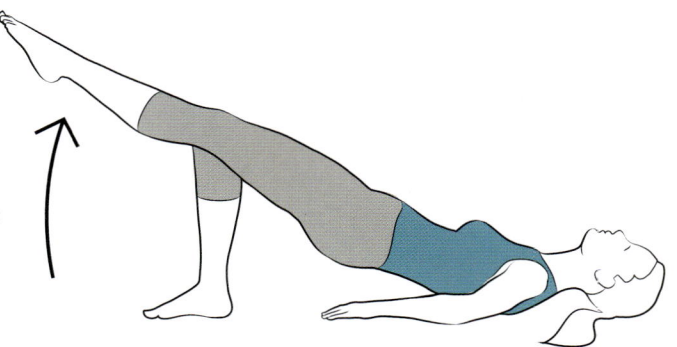

Paso 6

Repita los pasos 3, 4 y 5 con la pierna derecha.

Paso 7

Una vez completado el ejercicio, con los dos pies
sobre la esterilla, asegúrese de que las caderas
están en una línea paralela y espire para bajar
hacia la esterilla vértebra a vértebra. El coxis
desciende en último lugar. Suelte la pelvis en
posición neutra y vuelve a la posición inicial.

*En el repertorio clásico, extienda
ambas piernas sobre la esterilla y
dorsiflexione los pies por los tobillos.
Espire para llevar las manos sobre los
hombros y despegar la columna de la
esterilla vértebra a vértebra, llegando
a la posición sentada en preparación
para el ejercicio Torsión de columna
(pág. 94).*

⊘ **Procure:**

- Concentrarse en levantar la parte
  inferior de la pelvis para ayudar a
  utilizar los isquiotibiales.

- Mantener la pelvis estable mientras
  se levanta de la esterilla y mantener
  la estabilidad mientras la pierna sube
  y baja.

- Mover la pierna independientemente
  de la pelvis.

- Presionar las palmas de las manos
  contra la esterilla, manteniendo el
  pecho abierto y la cintura escapular
  estable.

⊗ **Evite:**

- Extender la columna lumbar; en
  lugar de ello siga activando los
  músculos de los glúteos para evitar
  que la zona lumbar cargue con el
  peso de las caderas elevadas y las
  piernas extendidas.

- Dejar que los pies rueden hacia ambos
  lados y que las rodillas se junten o
  separen. Los pies deben permanecer
  apoyados en la esterilla y las rodillas
  apuntando hacia los dedos de los pies.

⊕ **Consejos útiles**

- Los isquiotibiales tensos o débiles
  pueden provocar calambres al
  realizar este ejercicio. Acerque los
  pies a la parte posterior de la pelvis
  antes de mover la pelvis y la columna
  y piense en atraer la pelvis hacia los
  pies a medida que esta se eleva.

- Al prepararse para hacer el ejercicio
  completo, es útil empezar por anclar
  la parte inferior de la espalda en la
  esterilla y luego articular la columna
  para separarla de la esterilla (y
  después llevarla de nuevo a ella),
  hasta las puntas de las escápulas,
  centrándose en toda la longitud de
  la columna vertebral, para fomentar
  la confianza en la identificación de la
  alineación correcta de la columna
  vertebral (ejercicio denominado
  Anteversión de cadera).

- Si levantar toda la pierna de la
  esterilla es demasiado esfuerzo para
  la zona lumbar, levante primero el
  talón, luego el pie y, por último, la
  rodilla. A continuación, se puede
  mover la pierna en un rango más
  pequeño.

Beneficios

El Puente sobre los hombros
fortalece los glúteos, los isquiotibiales y los músculos de las
pantorrillas. Estos músculos trabajan para sostener la columna
vertebral y, cuando se fortalecen,
mejora la postura. En muchos
casos, esto puede ayudar a
reducir el dolor de espalda
atribuido a una mala postura.

Precauciones

Si la columna lumbar está
extendida en la posición del
ejercicio Puente sobre los
hombros, puede exacerbarse el
dolor lumbar; por lo tanto, es
esencial que la columna esté
alineada correctamente cuando
las caderas están fuera de la
esterilla.

Puente sobre los hombros

Cuando la pelvis se levanta de la esterilla, los extenso-res de la cadera (glúteo mayor e isquiotibiales [bíceps femoral, semitendinoso y semimembranoso]) se con-traen concéntricamente. Para levantar la columna de la esterilla, los estabilizadores anteriores de la columna (transverso abdominal, recto abdominal y oblicuos externo e interno) se contraen concéntricamente, y los erectores de la columna (espinoso, longísimo e iliocostal) y el semiespinoso de la cabeza se contraen excéntricamente. En la posición del Puente sobre los hombros, los estabilizadores posteriores y anteriores de la columna se contraen isométricamente.

A medida que los brazos presionan hacia abajo en la esterilla, estimulan el uso de los extensores del hombro (dorsal ancho, redondo mayor y deltoides posterior) y los extensores de la columna. Para extender la pierna sobre la cadera, se utilizan los flexores de la cadera, seguidos de los extensores de la rodilla (cuádriceps femoral), que se contraen concéntricamente junto con el gastrocnemio para flexionar plantarmente el pie por el tobillo. Para bajar la pierna, los isquiotibiales se contraen concéntricamente. Los extensores del hombro y los aductores escapulares (trapecio y romboides) se contraen isométricamente para estabilizar los hombros.

Anatomía del movimiento

No visible desde esta perspectiva:
1 Erector de la columna (espinoso, longísimo, iliocostal)
3 Transverso abdominal
4 Oblicuo interno
10 Pectíneo
14 Redondo mayor
17 Romboides

13 Gastrocnemio y sóleo

6 Semitendinoso

8 Sartorio

6 Semimembranoso

12 Recto femoral

11 Vasto medio

Iliopsoas 7

Oblicuo externo 4

Recto del abdomen 2

6 Bíceps femoral

9 Tensor de la fascia lata

5 Glúteo mayor

Semiespinoso de la cabeza 19

17 Trapecio

16 Deltoides posterior

14 Dorsal ancho

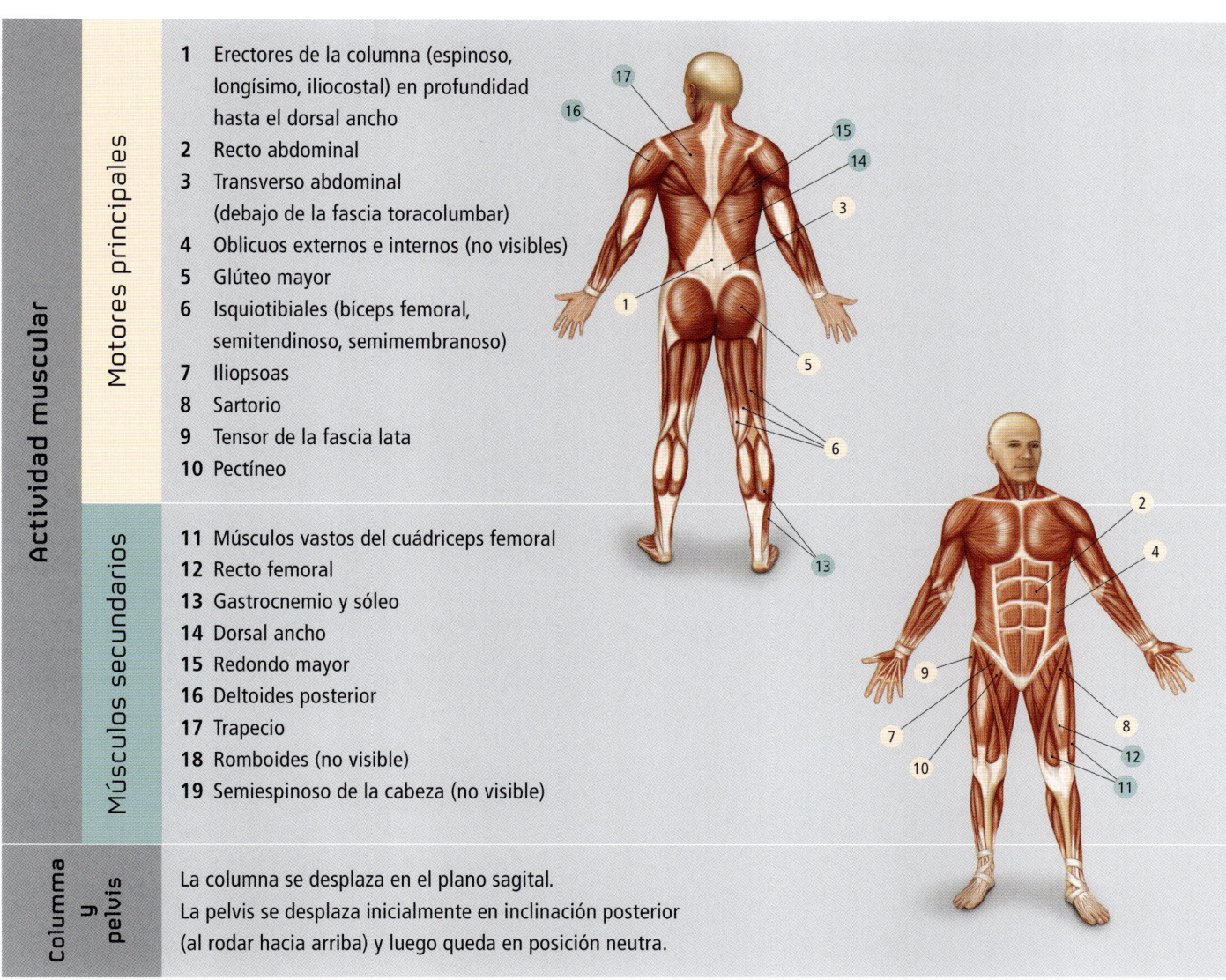

Actividad muscular

Motores principales

1 Erectores de la columna (espinoso, longísimo, iliocostal) en profundidad hasta el dorsal ancho
2 Recto abdominal
3 Transverso abdominal (debajo de la fascia toracolumbar)
4 Oblicuos externos e internos (no visibles)
5 Glúteo mayor
6 Isquiotibiales (bíceps femoral, semitendinoso, semimembranoso)
7 Iliopsoas
8 Sartorio
9 Tensor de la fascia lata
10 Pectíneo

Músculos secundarios

11 Músculos vastos del cuádriceps femoral
12 Recto femoral
13 Gastrocnemio y sóleo
14 Dorsal ancho
15 Redondo mayor
16 Deltoides posterior
17 Trapecio
18 Romboides (no visible)
19 Semiespinoso de la cabeza (no visible)

Columna y pelvis

La columna se desplaza en el plano sagital.
La pelvis se desplaza inicialmente en inclinación posterior (al rodar hacia arriba) y luego queda en posición neutra.

⌄ Progresión

- Para desafiar la resistencia, aumente el número de elevaciones de piernas.

- Para desafiar aún más la estabilidad de la pelvis, en lugar de levantar y bajar la pierna extendida, se pueden realizar pequeños círculos de la cadera.

⊕ Accesorios

Se pueden utilizar pesas en los tobillos para añadir carga adicional al levantar la pierna de la esterilla, pero se debe tener especial cuidado al bajar la pierna para garantizar que se mantiene una activación adecuada del tronco y los glúteos a fin de evitar que la carga recaiga en la zona lumbar.

Rotación lateral de caderas

La Rotación lateral de caderas es un ejercicio contemporáneo del pilates. Moviliza la columna lumbar y la pelvis en rotación. La Rotación lateral de caderas se realiza en supinación, con las rodillas y los tobillos juntos y los pies sobre la esterilla. Los brazos se extienden a los lados, con abducción en forma de «T» y las palmas hacia el techo. A medida que la pelvis y la columna rotan, se debe mantener la estabilidad en la parte superior del cuerpo mientras se activan los oblicuos, el recto abdominal y el transverso abdominal para mover la pelvis y las piernas de lado a lado en lugar de simplemente dejar caer las rodillas de un lado a otro.

Cómo hacerlo

⌄ Paso 1

Tiéndase boca boca arriba, con las rodillas flexionadas y los pies apoyados en la esterilla. Junte las rodillas y conecte la cara interna de los muslos. Estire los brazos hacia los lados, con las palmas hacia arriba.

⌄ Paso 2

Inspire manteniendo los muslos internos contraídos y las articulaciones de las rodillas y los tobillos conectadas, y comience a rotar la pelvis hacia la derecha. Deje que la cadera izquierda se levante de la esterilla junto con las costillas inferiores izquierdas, creando una ligera rotación en la columna lumbar. Inspire para mantener la posición.

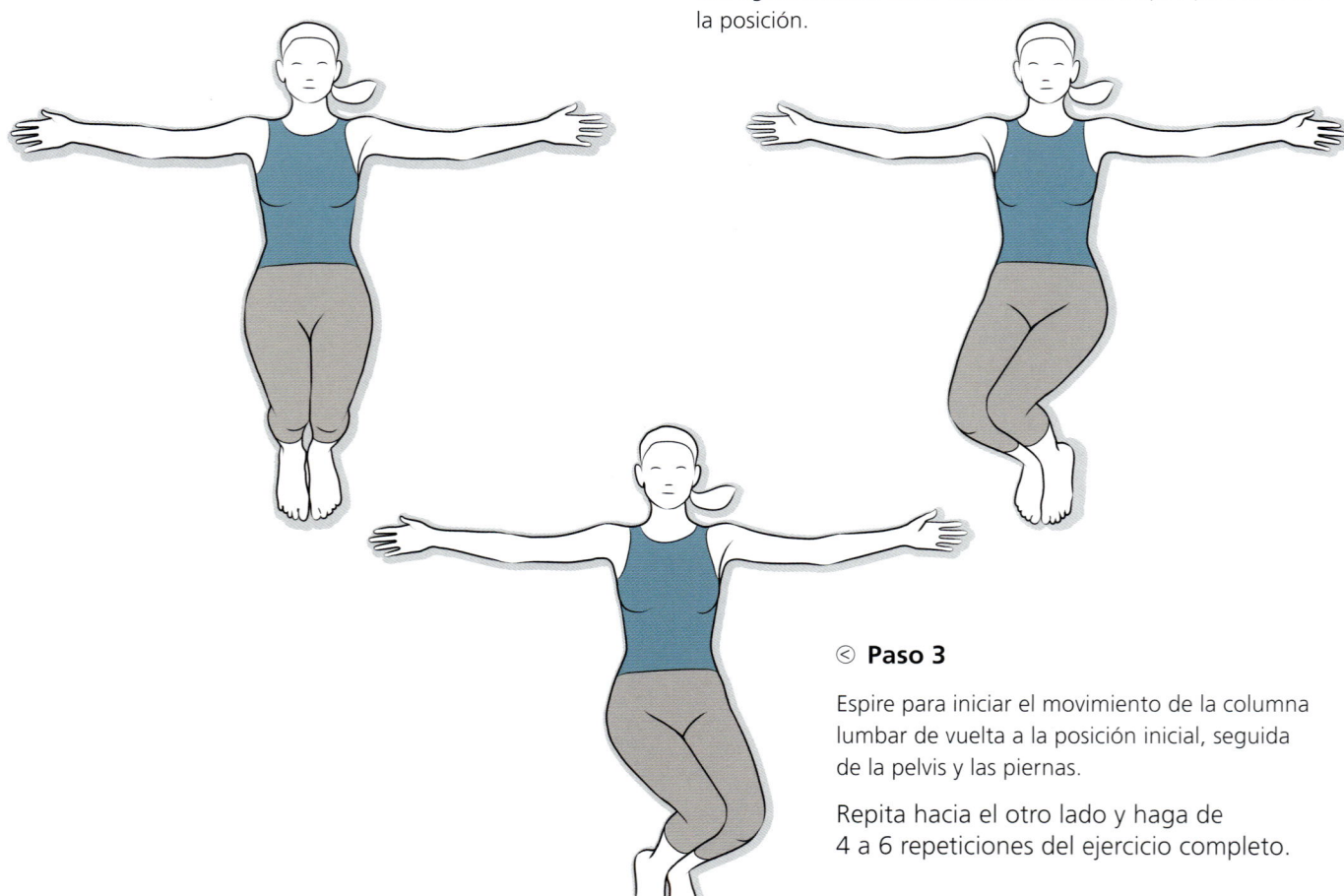

⌁ Paso 3

Espire para iniciar el movimiento de la columna lumbar de vuelta a la posición inicial, seguida de la pelvis y las piernas.

Repita hacia el otro lado y haga de 4 a 6 repeticiones del ejercicio completo.

Variaciones

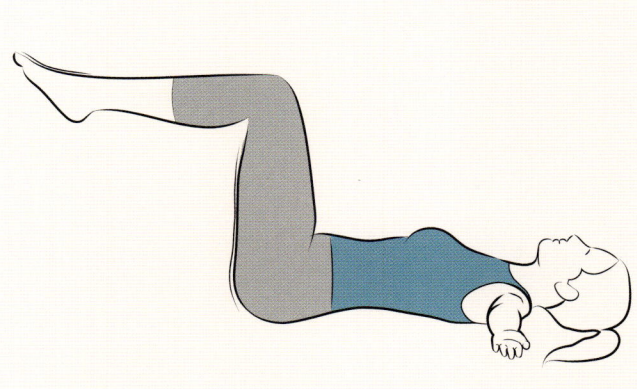

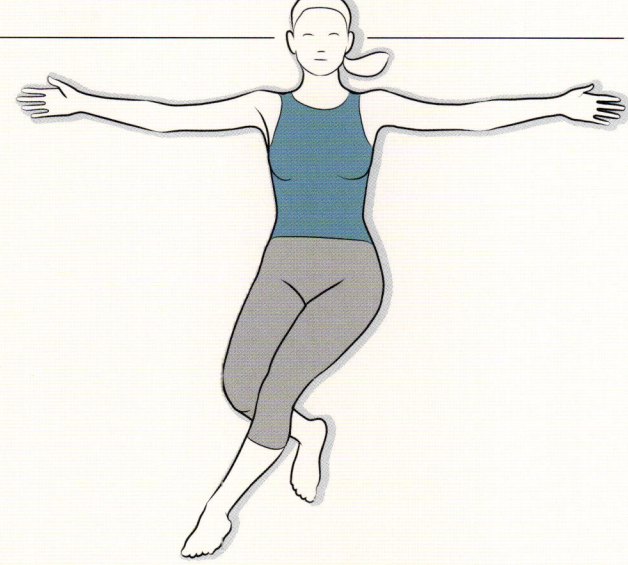

ⓐ Rotación lateral de caderas con Doble flexión de rodillas

ⓐ Rotación lateral de caderas (con extensión de rodilla)

Añada una mayor carga y desafío a la rotación de la pelvis y la columna lumbar. Tiéndase boca arriba con las piernas en posición de Doble flexión de rodillas. Inspire manteniendo la cara interna de los muslos elevada y comience a rotar la pelvis hacia la derecha. Deje que la cadera izquierda se levante de la esterilla junto con las costillas inferiores izquierdas, creando una ligera rotación en la columna lumbar. Inspire para mantener la posición. Espire para volver al centro.

Añada una mayor carga y desafío a la rotación de la pelvis y la columna lumbar. Con los pies en el suelo, gire la pelvis hacia la derecha y luego extienda la rodilla izquierda manteniendo la cara interna de los muslos y las rodillas conectadas. Lleve la pelvis de nuevo al centro, manteniendo la pierna izquierda estirada. Doble la rodilla izquierda y gire la pelvis hacia el otro lado. Repita la extensión de la pierna en el otro lado.

⊘ Procure:

- Rodar las caderas y las rodillas de lado a lado para evitar un acortamiento de la cintura en ambos lados.

- Activar los oblicuos al rotar de nuevo a la posición central, en lugar de dejar que el impulso de las piernas mueva la pelvis y la columna vertebral.

- Mantener los tobillos y las articulaciones de la cadera alineados mientras las rodillas giran hacia los lados. Permitir que el pie de arriba se separe de la esterilla.

- Usar los abdominales y los oblicuos para iniciar la rotación, no los erectores de la columna/extensores espinales.

⊗ Evite:

- Dejar que las piernas caigan de un lado a otro: el movimiento debe ser controlado y preciso.

- Dejar que la tensión se acumule alrededor del cuello. En lugar de ello, mantenga el pecho abierto y los hombros relajados y alejados de las orejas.

⊕ Consejos útiles

- Si resulta incómodo rodar hacia e lado, haga rotaciones pequeñas.

Beneficios

La Rotación lateral de caderas fortalece el recto abdominal, el transverso abdominal y los oblicuos, músculos clave para estabilizar la columna vertebral. La rotación suave de la pelvis ayuda a movilizar la columna lumbar. Este ejercicio favorece la estabilización de las escápulas, ya que los hombros deben permanecer anclados en la esterilla mientras las rodillas se mueven de un lado a otro.

Precauciones

Aunque este ejercicio puede favorecer la movilización de la columna lumbar, debe realizarse con control para evitar tirones en la zona lumbar.

Rotación lateral de caderas

A medida que la pelvis rota hacia la derecha, los rotadores espinales (oblicuos externos e internos) del lado derecho se contraen concéntricamente. Después, los rotadores espinales del lado izquierdo se contraen concéntricamente junto con el estabilizador espinal anterior (transverso abdominal) para devolver las piernas a la posición inicial. Esta respuesta muscular se repite en el lado izquierdo a medida que la pelvis y las piernas se llevan hacia la izquierda. El recto abdominal y los erectores de la columna realizan una ligera contracción isométrica para controlar el movimiento de la pelvis y la columna lumbar, lo que a su vez suaviza el movimiento de la pelvis de derecha a izquierda.

Para mantener las piernas juntas y ayudar a estabilizar la pelvis, los aductores de la cadera (aductor corto, aductor largo, aductor mayor y grácil) trabajan isométricamente, manteniendo la parte interna de los muslos comprometida y asegurando que las rodillas y los tobillos permanezcan apilados durante todo el ejercicio.

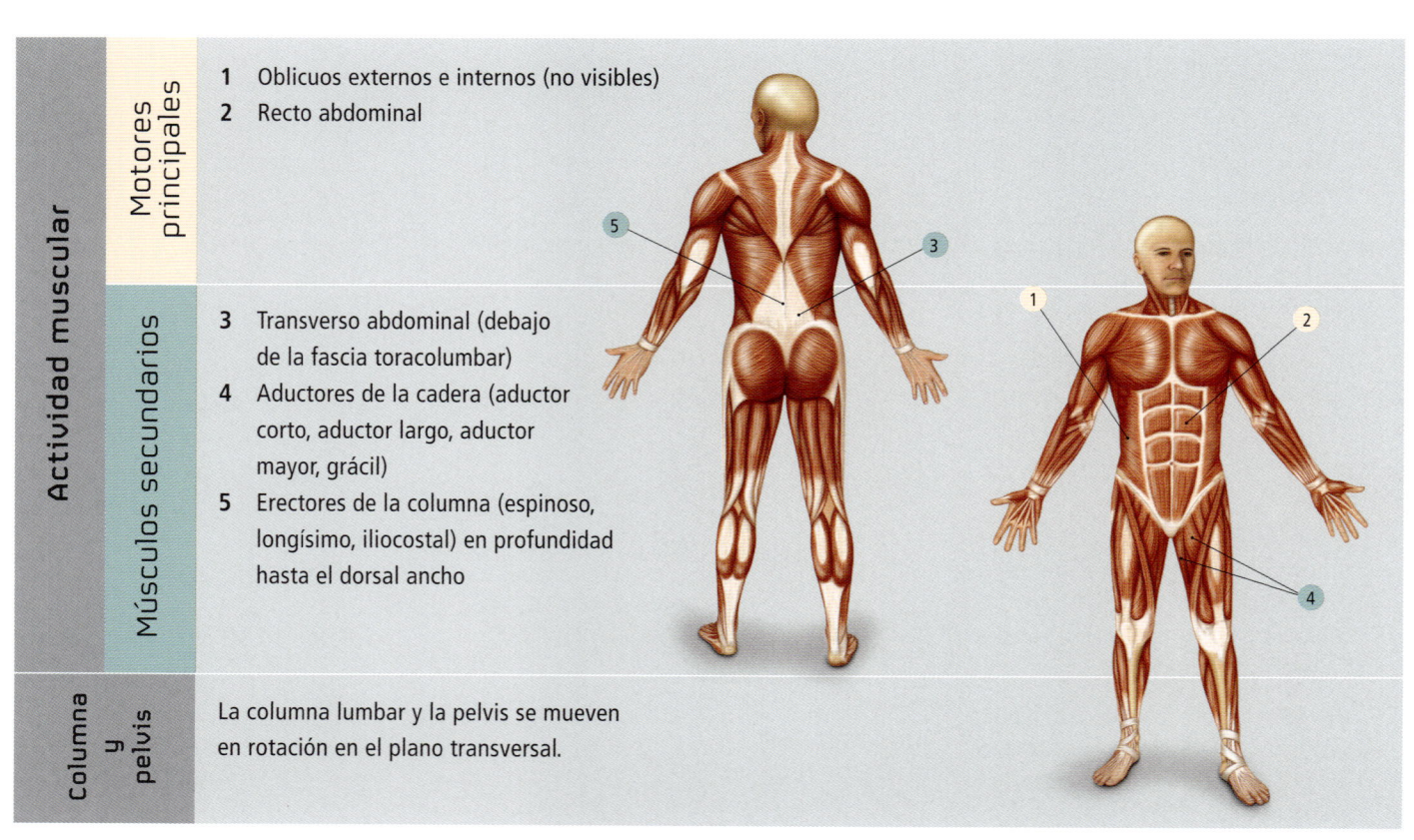

Actividad muscular	Motores principales	1 Oblicuos externos e internos (no visibles) 2 Recto abdominal
	Músculos secundarios	3 Transverso abdominal (debajo de la fascia toracolumbar) 4 Aductores de la cadera (aductor corto, aductor largo, aductor mayor, grácil) 5 Erectores de la columna (espinoso, longísimo, iliocostal) en profundidad hasta el dorsal ancho
	Columna y pelvis	La columna lumbar y la pelvis se mueven en rotación en el plano transversal.

Anatomía del ejercicio

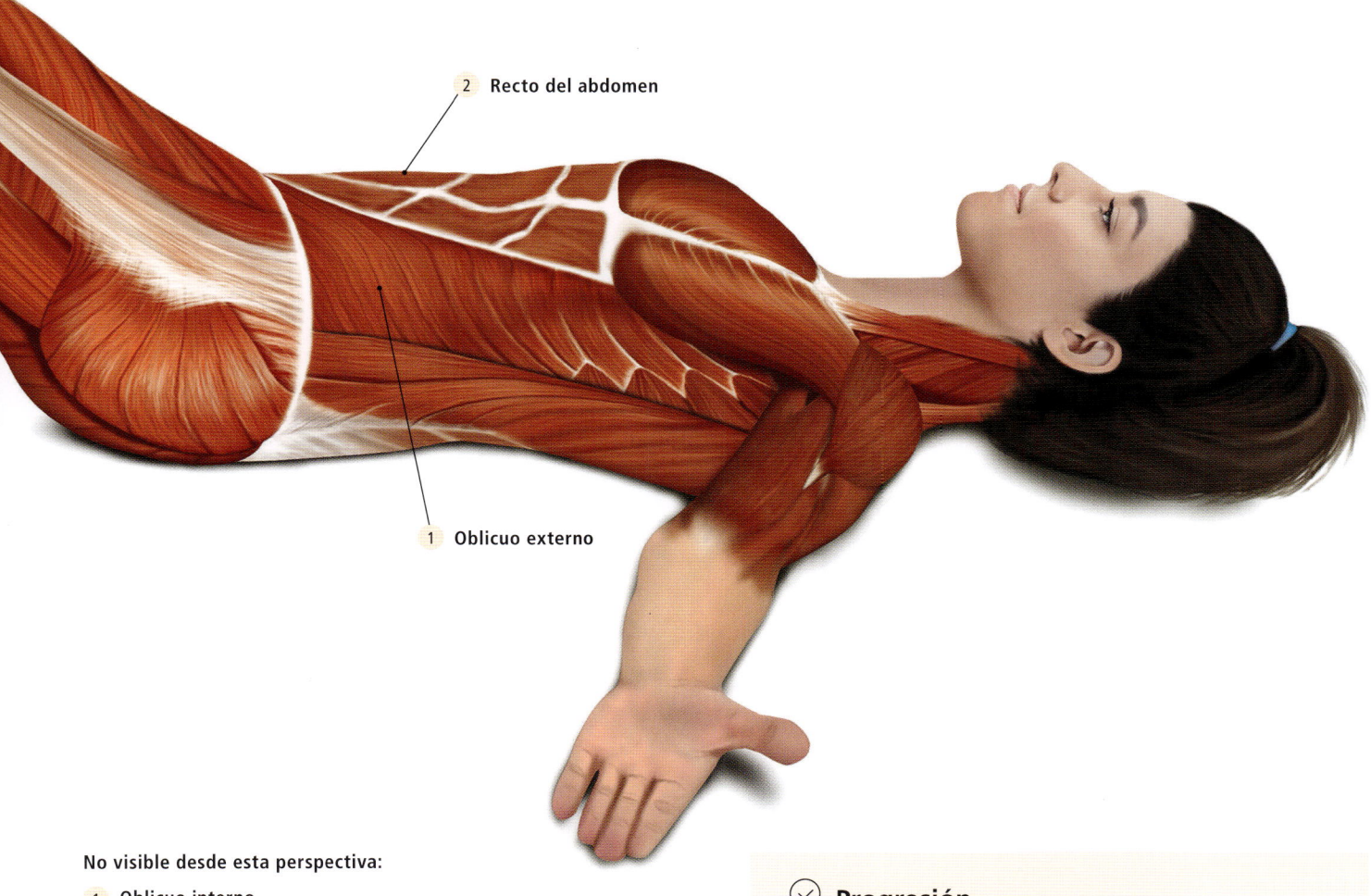

2 Recto del abdomen

1 Oblicuo externo

No visible desde esta perspectiva:

1 Oblicuo interno
3 Transverso abdominal
4 Aductores de la cadera (aductor corto, aductor largo, aductor mayor, grácil)
5 Erectores de la columna (espinoso, longísimo, iliocostal)

⊘ Progresión

Este ejercicio puede realizarse con Doble flexión de rodillas o con los brazos elevados por encima de los hombros (con las palmas hacia dentro) para estimular aún más los oblicuos.

⊕ Accesorios

Se puede colocar una pelota pequeña o un aro de pilates entre las rodillas para aumentar aún más la activación de la cara interna de los muslos y garantizar que la pelvis y la columna permanezcan alineadas.

La V

La V es uno de los ejercicios más desafiantes del repertorio clásico del pilates. Requiere fuerza abdominal y la capacidad de equilibrar el cuerpo mientras se moviliza progresivamente la columna vertebral. Se basa en ejercicios que se realizan previamente en la secuencia original, e incluye la articulación de la columna vertebral que se realiza en Rodar hacia arriba, así como el mantenimiento de las piernas separadas de la esterilla del Cien y el Estiramiento de piernas juntas. Para realizar este ejercicio en toda su extensión se requiere fuerza para mantener la parte superior e inferior del cuerpo fuera de la esterilla, y concentración, equilibrio y control para mantener la posición mientras se mueven los brazos hacia arriba y hacia abajo.

Cómo hacerlo

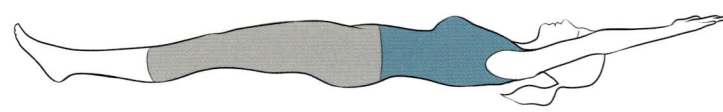

⊘ Paso 1

Tiéndase boca arriba con las piernas estiradas, en aducción y con flexión plantar de los tobillos. Las manos están a los lados, con las palmas hacia abajo. Levante los brazos por encima de la cabeza, con las palmas hacia arriba.

⊗ Paso 2

Inspire para prepararse y espire para inclinar ligeramente la barbilla y levantar la cabeza y los hombros de la esterilla, llevando simultáneamente las manos por encima de la cabeza y luego los hombros para seguir al torso mientras este se eleva. Las piernas se levantan al mismo tiempo de la esterilla, alcanzando una posición en la que están elevadas activamente en una posición inmóvil mientras que la columna torácica está alargada y elevada. La columna lumbar está ligeramente redondeada. Una vez alcanzada esta posición, inspire para levantar las manos por encima de la cabeza.

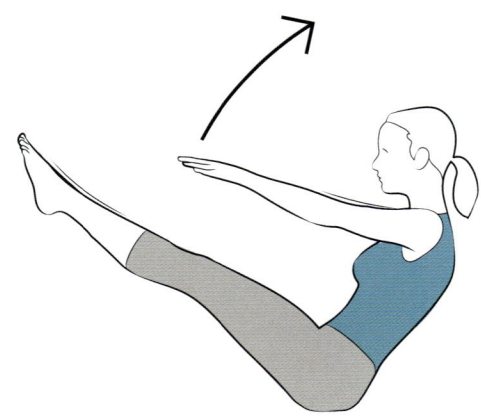

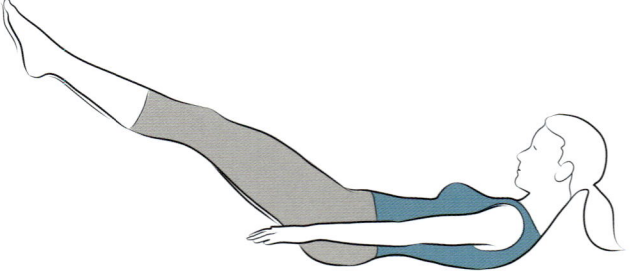

⊘ Paso 3

Espire para hundir la pelvis y lleve la columna vértebra a vértebra hacia la esterilla, seguida de los hombros y la cabeza, con los brazos bajados a los lados. Mantenga la posición de las piernas en diagonal, manteniéndolas activas y juntas.

Repítalo de 6 a 8 veces.

En el repertorio clásico, despegue la columna de la esterilla vértebra a vértebra hasta extender completamente la columna torácica, haciendo de nuevo una forma de «V» con las piernas estiradas. Coloque las manos junto a las caderas, con las palmas presionando la esterilla, los dedos apuntando hacia atrás y los brazos sosteniendo la parte superior del cuerpo, preparándose para la Torsión de cadera.

Variaciones

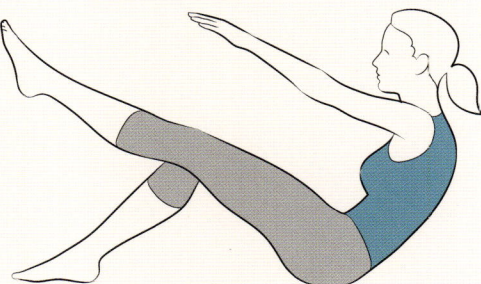

◁ La V con una pierna

Para prepararse, tiéndase boca arriba con los brazos extendidos y la manos por encima de la cabeza, con las palmas hacia el techo. Las rodillas deben estar flexionadas y las plantas de los pies sobre la esterilla. Estire una pierna hasta una posición diagonal en línea con la pierna que está apoyada. Al espirar, baje las manos por encima de los hombros, incline la barbilla hacia el pecho y despegue la columna vértebra a vértebra, levantando la pierna extendida de la esterilla. Asegúrese de que los brazos están paralelos a la pierna extendida. Mantenga la posición durante una inspiración y espire para volver a la esterilla, llevando los brazos a la posición inicial.

Alterne las piernas en cada repetición.

⊘ Procure:

- Mantener una ligera flexión de la columna lumbar.

- Mantener las piernas juntas y rectas.

- Rodar hacia arriba y hacia abajo directamente por el centro en lugar de desplazarse hacia la derecha o hacia la izquierda.

⊗ Evite:

- Elevar los hombros hasta las orejas al levantar las manos por encima de la cabeza o forzar los hombros hacia abajo; en lugar de eso, trabaje para mantener la relación entre los hombros y la parte posterior de la caja torácica.

- Extender la columna torácica cuando se está en la posición en V, perdiendo el control abdominal.

- Levantar demasiado las piernas o el torso; si están demasiado altos, no se logrará el contrapeso correcto y el cuerpo se inclinará demasiado hacia delante o hacia atrás.

⊕ Consejos útiles

- Realice una Patada con piernas juntas (pág. 152) para mejorar la estabilidad de la pelvis y fortalecer los músculos de las piernas necesarios para realizar la V.

- Realice el ejercicio Rodar hacia arriba (pág. 60) para perfeccionar la acción de despegar la columna de la esterilla.

- En lugar de extender completamente las piernas, manténgalas en una Doble flexión de rodillas, reduciendo ligeramente la carga en los abdominales y los flexores de la cadera.

Beneficios

La V es un ejercicio ideal para mejorar la movilización progresiva de la columna vertebral y, al mismo tiempo, aumentar la fuerza de los músculos abdominales. Mantener las piernas en diagonal fortalece los músculos cuádriceps de la parte delantera de los muslos. Todo el ejercicio requiere equilibrio y control para mantener el cuerpo en forma de «V».

Precauciones

Quienes padezcan osteoporosis, hernia discal o separación abdominal no deben realizar este ejercicio.

La V

Los flexores de la cadera (iliopsoas, recto femoral, sartorio, tensor de la fascia lata y pectíneo) mantie-nen las piernas en la posición diagonal contrayéndose concéntricamente. Para mantener las piernas juntas y ayudar a la estabilización de las piernas, los aductores de la cadera (aductor corto, aductor largo, aductor mayor, y grácil) trabajan isométricamente. Los extensores de la rodilla (cuádriceps femorales) y los flexores plantares del tobillo y el pie (gastrocnemio y sóleo) trabajan concéntricamen-te para extender las piernas y poner los dedos de los pies en punta.

Los extensores del codo (tríceps braquiales) extienden los brazos desde los codos. Para mantener las manos alineadas con los hombros, los flexores de los hombros (deltoides anterior y pectoral mayor [clavicular]) se contraen isométricamente y luego trabajan concéntrica-mente y excéntricamente para levantar los brazos a los lados de la cabeza.

Los flexores espinales (recto abdominal y oblicuos externo e interno) se contraen concéntricamente para despegar la columna de la colchoneta y mantener la parte superior del cuerpo en la posición de la V. Para mantener esta posición, el estabilizador espinal anterior (transverso abdominal) se contrae isométricamente.

⊘ **Progresión**

Una vez adoptada la posición de la V y con los brazos alineados con los hombros, intente hacer círculos con los brazos, desafiando aún más el equilibrio y la estabilidad del cuerpo.

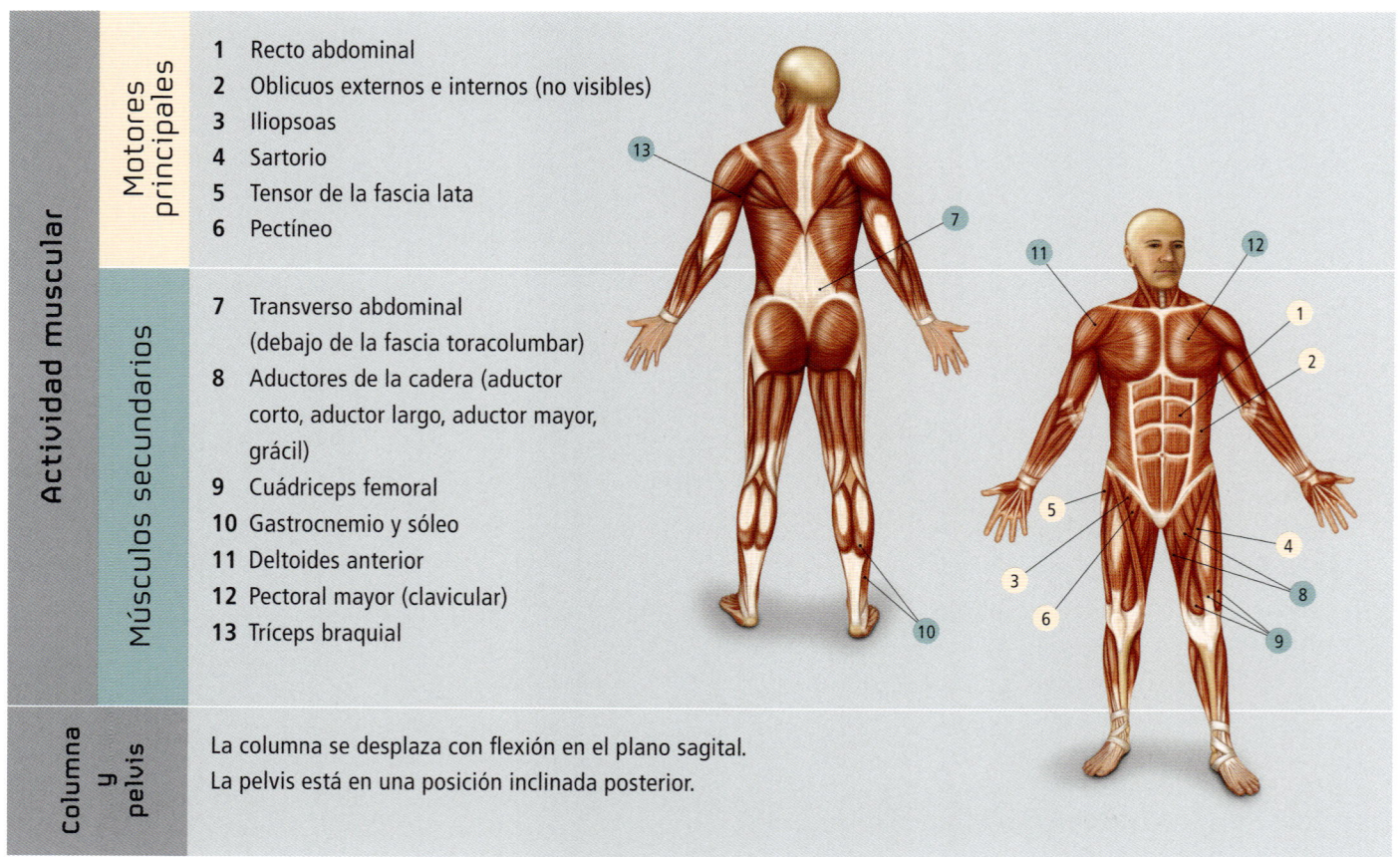

Actividad muscular	Motores principales	1	Recto abdominal
		2	Oblicuos externos e internos (no visibles)
		3	Iliopsoas
		4	Sartorio
		5	Tensor de la fascia lata
		6	Pectíneo
	Músculos secundarios	7	Transverso abdominal (debajo de la fascia toracolumbar)
		8	Aductores de la cadera (aductor corto, aductor largo, aductor mayor, grácil)
		9	Cuádriceps femoral
		10	Gastrocnemio y sóleo
		11	Deltoides anterior
		12	Pectoral mayor (clavicular)
		13	Tríceps braquial
	Columna y pelvis		La columna se desplaza con flexión en el plano sagital. La pelvis está en una posición inclinada posterior.

Anatomía del ejercicio

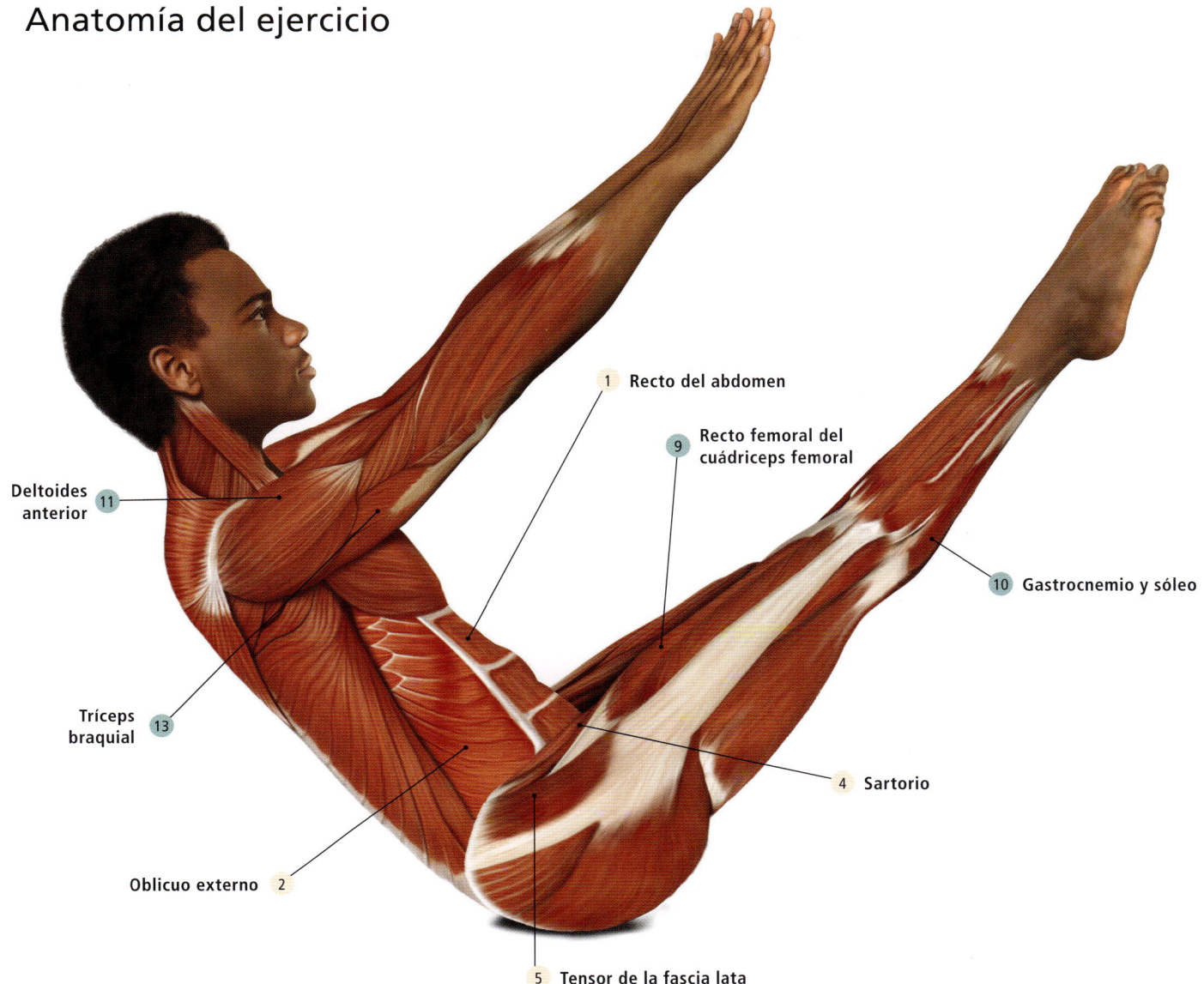

1 Recto del abdomen

9 Recto femoral del cuádriceps femoral

Deltoides anterior 11

10 Gastrocnemio y sóleo

Tríceps braquial 13

4 Sartorio

Oblicuo externo 2

5 Tensor de la fascia lata

No visible desde esta perspectiva:

2 Oblicuo interno
3 Iliopsoas
6 Pectíneo
7 Transverso abdominal
8 Aductores de la cadera (aductor corto, aductor largo, aductor mayor, grácil)
9 Músculos vastos del cuádriceps femoral
12 Pectoral mayor (clavicular)

⊕ Accesorios

- Para desafiar la activación de los bíceps y deltoides, realice la V con un aro de pilates entre las palmas de las manos.

- Pase una cinta de resistencia alrededor de la planta del pie, y al levantarse para realizar la V, sujete cada extremo de la cinta con cada mano, empuje el pie hacia la cinta mientras se extiende hacia la V y permita que la tensión de la cinta ayude a despegar la parte superior del cuerpo de la esterilla.

Sentado

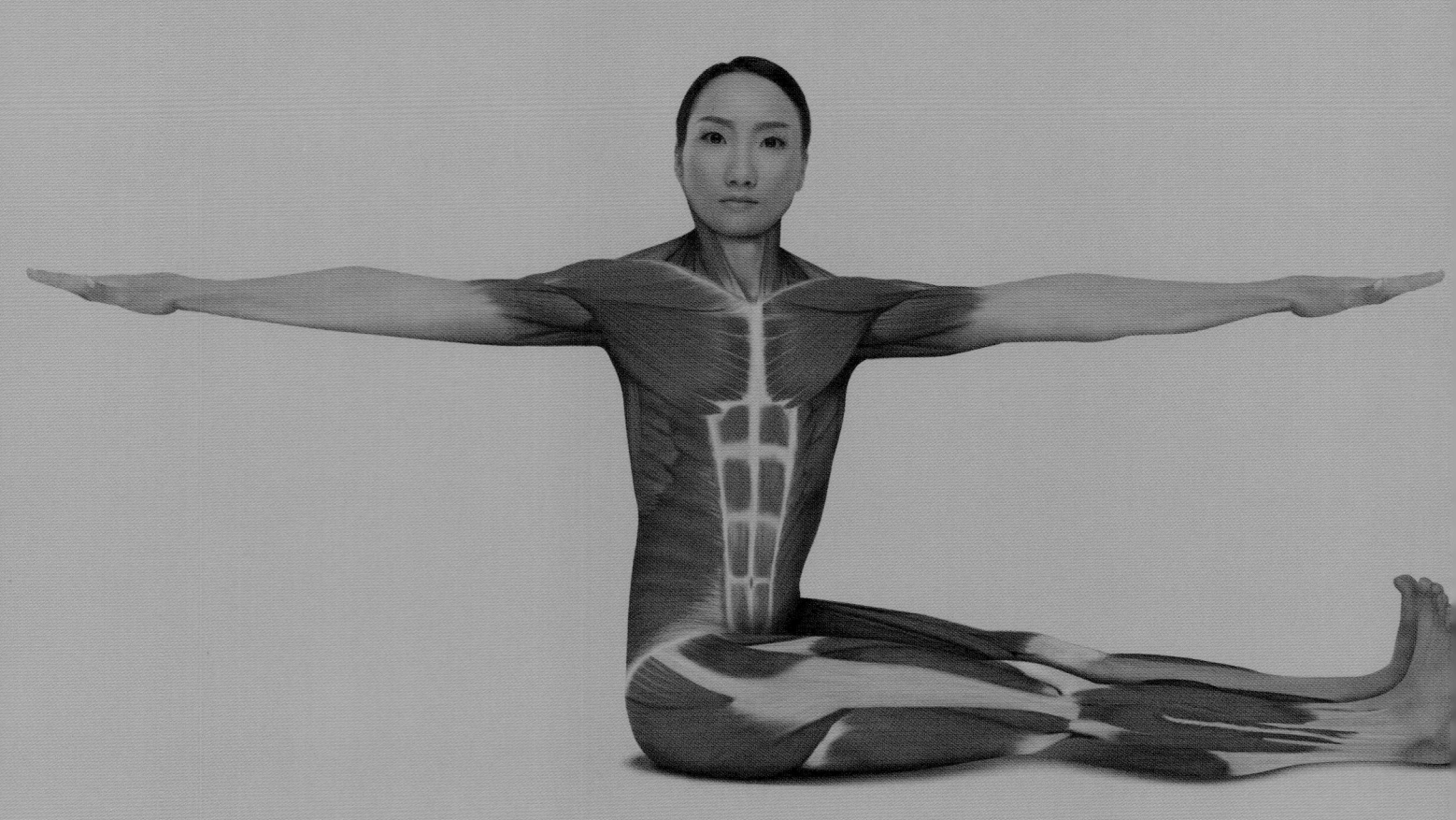

Alineación neutra sentado

El objetivo en la posición sentada es «apilar» la columna desde
el coxis hasta la parte superior de la cabeza. La coronilla debe
apuntar hacia el techo; imagine que tiene un imán sobre la cabeza
atraído por otro imán situado en el techo. Los hombros deben
descender alejándose de las orejas, fomentando el alargamiento
de la columna torácica.

Para ayudar a encontrar la posición neutra de la pelvis
sentado, se pueden realizar inclinaciones pélvicas para
localizar la posición central de la pelvis, entre el coxis
apuntando hacia atrás y el hueso púbico dirigiéndose
hacia la caja torácica. Aquellas personas con isquiotibiales tensos o vulnerabilidad en la zona lumbar tienden
a dejar caer la pelvis, lo que provoca que la columna
lumbar se arquee o flexione. La posición correcta puede
lograrse sentándose sobre un bloque, elevando la pelvis
a un ángulo ligeramente más alto que las piernas, a fin
de reducir la flexión en la columna lumbar. En función
del ejercicio que se va a realizar, las piernas pueden
estirarse desde las caderas y rodillas, ya sea separadas a
la anchura de las caderas o juntas (como se muestra en
la ilustración). Algunos ejercicios pueden requerir que
las rodillas estén dobladas con rotación en las caderas.

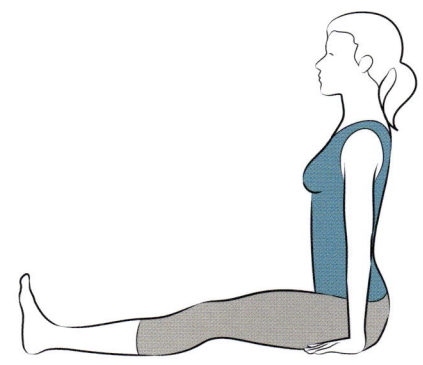

Torsión de columna

La torsión de columna es un ejercicio clásico del pilates. Se realiza sentado, con la espalda erguida y los brazos extendidos hacia los lados. Este ejercicio moviliza la columna cervical, torácica y lumbar mediante la rotación. Además, desafía la estabilidad de la pelvis y requiere equilibrio para mantener la posición sentada mientras las piernas permanecen juntas y estiradas, sin desplazar el peso de un lado al otro. Se trata de un ejercicio diseñado para activar los abdominales y aumentar la fuerza y la resistencia de los oblicuos como motores principales.

Cómo hacerlo

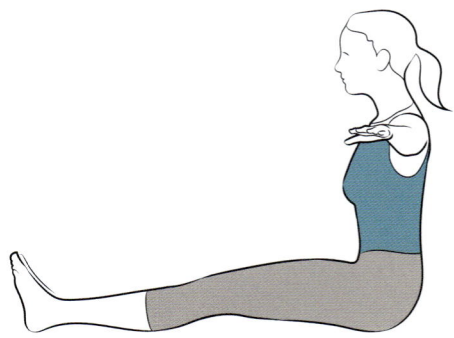

⊘ Paso 1

Comience sentado, con la cabeza y la columna alineadas con el centro de la pelvis. La columna y la pelvis están en posición neutra y las piernas estiradas sobre la esterilla, alineadas con las caderas y con las caras internas de los muslos juntas. Los tobillos deben estar en dorsiflexión, con los talones apoyados en la esterilla y los dedos de los pies apuntando hacia el techo. Los brazos están extendidos hacia los lados, en línea con los hombros, con las palmas de las manos hacia abajo.

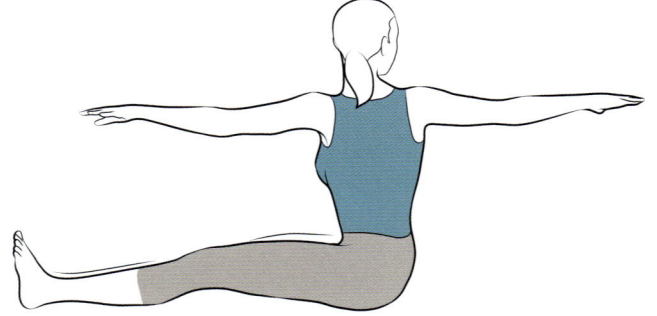

⊗ Paso 2

Inspire para prepararse y alargue la columna; luego espire para rotar la columna cervical y torácica hacia la derecha. Asegúrese de que las manos permanezcan alineadas con los hombros y que la cabeza siga la línea del torso.

Paso 3

Inspire para devolver el tronco a la posición inicial.

⊗ Paso 4

Espire para rotar la columna cervical y torácica hacia la izquierda.

Repítalo 5 veces en cada lado.

En el repertorio clásico, lleve los brazos paralelos hacia delante, alineados con los hombros, y espire para activar los abdominales, flexionar la columna e ir dejándola caer, vértebra a vértebra, sobre la esterilla. Una vez en supinación, coloque las manos a los lados del cuerpo, con las palmas hacia abajo a fin de prepararse para la Navaja.

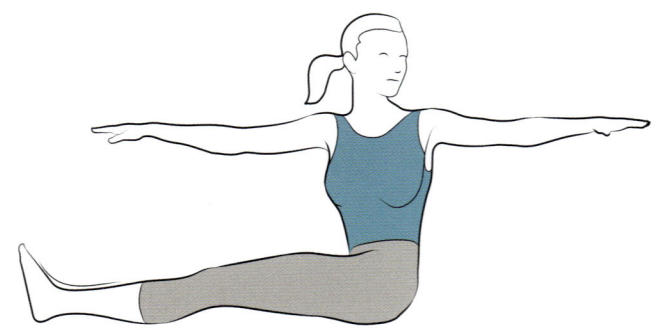

Variaciones

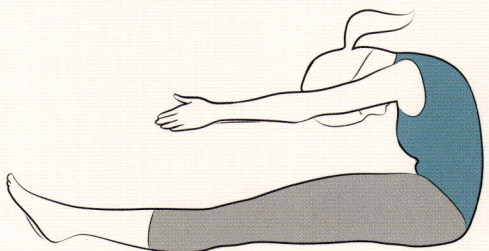

⊗ Estiramiento de la columna

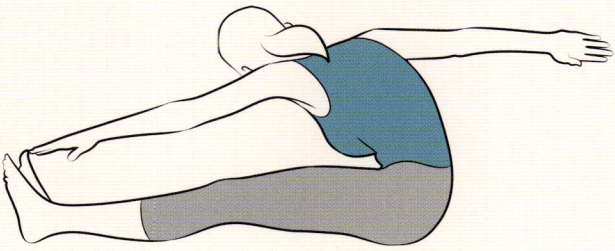

⊗ La sierra

Para desafiar la columna en flexión al tiempo que se mantiene una pelvis neutra, empiece con las piernas estiradas y juntas, los brazos estirados y las palmas de las manos mirando hacia dentro. Flexione la columna cervical y torácica hacia delante progresivamente, manteniendo las piernas estiradas. Los brazos deben estar estirados hacia delante y alineados con los hombros. Inspire para mantener la postura. Espire para volver a enderezar la columna progresivamente.

Para añadir flexión y rotación a la columna, empiece con las piernas estiradas y un poco más separadas que

las caderas. Los brazos deben de estar estirados hacia los lados a la altura de los hombros. La columna y la pelvis están en posición neutra. Inspire para hacer rotar la columna cervical y torácica completamente hacia la derecha, al tiempo que lleva el brazo izquierdo por encima de la pierna derecha, con la palma de la mano hacia abajo, y el brazo derecho en la dirección opuesta. Espire por completo mientras bombea con los brazos 3 veces para profundizar la postura. Inspire para enderezar la columna progresivamente y hacerla rotar hasta la posición inicial. Repítalo en el otro lado.

⊘ Procure:

- Mantener la pelvis inmóvil, con el peso distribuido uniformemente entre ambos isquiones.

- Alargar los brazos para ensanchar el pecho y las clavículas.

- Usar la conexión de los abdominales, y no los hombros, al rotar.

⊗ Evite:

- Arquear la espalda o contraer la cintura al rotar.

⊕ Consejos útiles

- Es esencial que la columna vertebral se mantenga alineada sobre los isquiones, evitando dejar caer la pelvis o arquear la columna torácica. También es importante permanecer apoyado sobre ambos isquiones, distribuyendo el peso del cuerpo de manera equitativa entre los lados derecho e izquierdo. Si esta posición le resulta incómoda, siéntese sobre un bloque o una silla para favorecer una postura correcta.

- Como alternativa, se pueden realizar las Aperturas de brazos (pág. 112). Este ejercicio tiene una estrecha relación con la Torsión de columna, ya que fomenta una rotación similar en la columna, pero brinda más soporte al estar tumbado de lado.

- El ejercicio puede realizarse con las piernas cruzadas o las rodillas flexionadas, los pies apoyados en la esterilla y los brazos cruzados frente al pecho en posición de cosaco (pág. 49).

Beneficios

El ejercicio Torsión de columna trabaja para movilizar la columna torácica y lumbar. La torsión del torso desde la cintura fortalece los oblicuos, mientras que la posición sentada con las piernas extendidas desafía la estabilidad de las piernas y la pelvis.

Precauciones

Sentarse erguido con las piernas extendidas puede causar molestias en personas con isquiotibiales tensos.

Aquellas personas con ciertas afecciones de la columna, como espondilosis, no deben rotar hasta el final.

Torsión de columna

Para permitir que la columna esté alineada sobre los isquiones, los músculos erectores de la columna (espinoso, longísimo e iliocostal), semiespinoso de la cabeza y el multífido se contraen isométricamente. El transverso abdominal se activa para estabilizar esta posición y asistir en la rotación de la columna torácica. La rotación es impulsada por la contracción concéntrica de los rotadores de la columna (oblicuos externo e interno) en el lado izquierdo para hacer rotar la columna hacia la izquierda, y en el lado derecho para hacerla rotar hacia la derecha.

Los brazos se estiran hacia los lados gracias a los abductores del hombro (deltoides medio y supraespinoso), y se mantienen en posición gracias a los aductores escapulares (trapecio y romboides). Los extensores del codo (tríceps braquial) extienden los brazos desde los codos y mantienen las manos alineadas horizontalmente con los hombros.

Anatomía del ejercicio

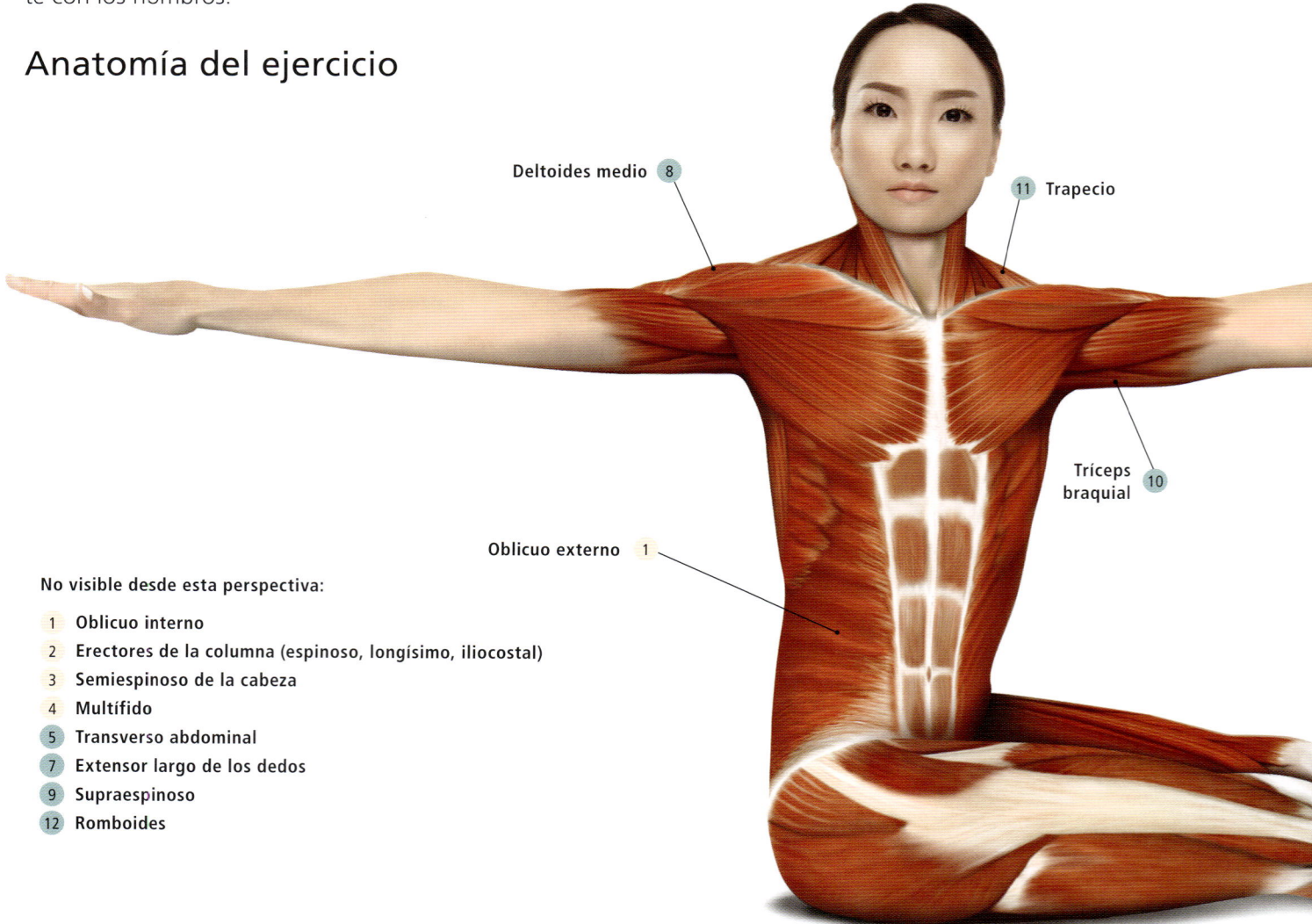

Deltoides medio 8

11 Trapecio

Tríceps braquial 10

Oblicuo externo 1

No visible desde esta perspectiva:

1 Oblicuo interno
2 Erectores de la columna (espinoso, longísimo, iliocostal)
3 Semiespinoso de la cabeza
4 Multífido
5 Transverso abdominal
7 Extensor largo de los dedos
9 Supraespinoso
12 Romboides

Actividad muscular	Motores principales	**1** Oblicuos internos y externos (no visibles) **2** Erectores de la columna (espinoso, longísimo, iliocostal) situados en profundidad bajo el dorsal ancho **3** Semiespinoso de la cabeza (no visible) **4** Multífido (no visible)
	Músculos secundarios	**5** Transverso abdominal (por debajo de la fascia toracolumbar) **6** Tibial anterior **7** Extensor largo de los dedos **8** Deltoides medio **9** Supraespinoso (no visible) **10** Tríceps braquial **11** Trapecio **12** Romboides (no visible)
	Columna y pelvis	La columna se mueve en rotación en el plano transversal. La pelvis está en posición neutra.

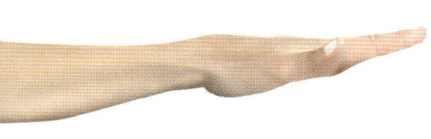

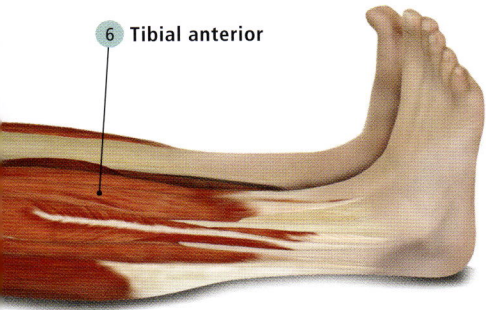

6 Tibial anterior

⊘ Progresión

En lugar de realizar una espiración continua para rotar la columna hacia cada lado, haga tres exhalaciones breves y enérgicas, aumentando la rotación con cada espiración breve.

Sirena

La Sirena es un ejercicio contemporáneo del pilates. Se realiza sentado con el objetivo de movilizar la columna cervical y torácica en flexión lateral, creando espacio y alargando los costados del cuerpo para fomentar la respiración lateral. Además, desafía la estabilidad de la pelvis y mejora la movilidad en los lados de las caderas. También contribuye a aumentar la movilidad de la columna torácica y la parte media de la espalda, siendo un excelente ejercicio para aliviar la rigidez en la espalda y la pelvis. Este ejercicio se utiliza con frecuencia para realizar transiciones fluidas entre otros ejercicios del pilates. Y es ideal como calentamiento al inicio de una clase o como relajación al final.

Cómo hacerlo

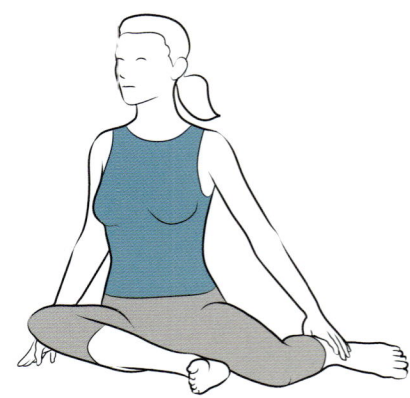

⊘ Paso 1

Comience sentado, con la cabeza y la columna alineadas sobre la pelvis. La columna y la pelvis deben estar en posición neutra, y las piernas dobladas hacia el lado izquierdo, con ambas rodillas flexionadas. Relaje los hombros y abra el pecho. Coloque la mano izquierda justo por encima del tobillo izquierdo y la mano derecha sobre la esterilla, al lado de la pelvis. El isquión izquierdo estará ligeramente elevado, pero procure que la pelvis se mantenga lo más nivelada posible.

Paso 2

Inspire para elevar el brazo izquierdo hacia el lado y por encima de la cabeza.

⊗ Paso 3

Espire para flexionar la columna progresivamente hacia la derecha, comenzando por la columna cervical y flexionando la torácica al máximo posible mientras mantiene la pelvis en posición neutra. El brazo izquierdo acompaña el movimiento de la columna, manteniendo la relación entre el brazo izquierdo y la cabeza. Deslice el brazo derecho sobre la esterilla, con la palma hacia abajo y el codo ligeramente flexionado.

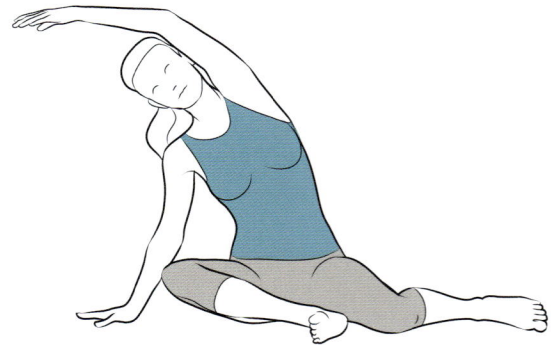

Paso 4

Inspire para mantener la longitud y la posición de la columna, concentrándose en la respiración lateral.

Paso 5

Espire para devolver la columna a la posición inicial, comenzando el movimiento desde el centro, y baje el brazo y la mano izquierdos hasta el tobillo izquierdo.

Paso 6

Inspire para llevar el brazo derecho por encima de la cabeza. Espire para flexionar la columna progresivamente hacia la izquierda, comenzando por la columna cervical y flexionando la torácica al máximo posible mientras mantiene la pelvis en posición neutra.

Paso 7

Inspire para mantener la longitud y la posición de la columna, concentrándose en la respiración lateral.

Paso 8

Espire para devolver la columna a la posición erguida y baje el brazo derecho.

Repítalo 5 veces.

Doble las piernas hacia el lado derecho y repita el ejercicio 5 veces.

Variaciones

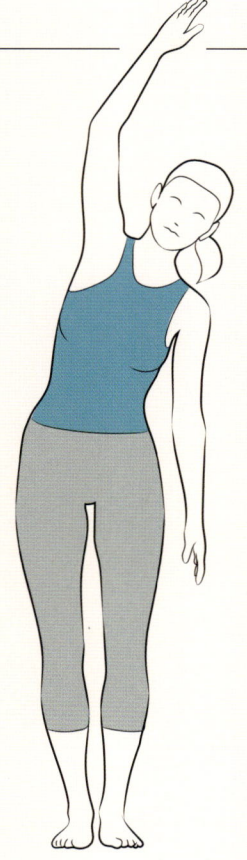

La Flexión lateral de pie permite una mayor movilidad de la columna, ya que la pelvis no está fija en la esterilla. Colóquese con ambos brazos estirados hacia abajo a los lados del cuerpo, con las palmas de las manos mirando hacia adentro. Inspire para llevar el brazo derecho por encima de la cabeza y comience a flexionar la columna hacia la izquierda. A medida que eleve el brazo derecho, fomente la oposición estirando el brazo izquierdo hacia abajo a fin de potenciar el estiramiento lateral en ambos lados del cuerpo.

⊘ Flexión lateral de pie

⊘ Procure:

- Iniciar el movimiento desde la cabeza y el cuello al mover la columna, seguido por la caja torácica. Devolver la columna a una posición neutra, comenzando el movimiento desde el centro.

- Mantener la cabeza y el cuello alineados con el resto de la columna; evitar una flexión excesiva del cuello.

⊗ Evite:

- Comprimir la columna; manténgala alargada a ambos lados de la cintura alargados.

- Curvar el cuerpo hacia adelante y arquear la espalda; imagine que el cuerpo está entre dos paneles de vidrio, uno delante y otro detrás.

⊕ Consejos útiles

- Puede separar un poco las rodillas, de modo que las caderas estén giradas hacia fuera, si estar sentado en esta postura le resulta incómodo.

- Para favorecer la postura correcta, puede sentarse sobre un bloque o una silla.

Beneficios

La Sirena ayuda a movilizar la columna torácica en flexión lateral. También contribuye a desarrollar movilidad y estabilidad en la pelvis.

Precauciones

No se siente con las caderas rotadas si esto le provoca molestias en las caderas y/o rodillas.

La flexión lateral está contraindicada para personas que tengan algún tipo de afección en la columna.

Sirena

Para permitir que la columna se mantenga erguida sobre los isquiones, los músculos erectores de la columna (espinoso, longísimo e iliocostal) y el multífido se contraen isométricamente. El transverso del abdomen se activa para estabilizar esta posición y asistir en la flexión lateral de la columna torácica. A medida que el brazo se eleva, el tríceps braquial se alarga excéntricamente y mantiene el codo recto, mientras que el bíceps braquial trabaja de manera concéntrica. El movimiento del brazo se produce por el uso concéntrico de los abductores del hombro (deltoides anterior y medio, supraespinoso y pectoral mayor [clavicular]), seguido por la contracción excéntrica de los aductores del hombro para controlar el descenso del brazo hacia la esterilla.

Los flexores laterales de la columna (oblicuos externo e interno y cuadrado lumbar) se contraen de manera concéntrica, mientras la columna se flexiona lateral-mente hacia un lado del cuerpo y de forma excéntrica en el otro lado. El dorsal ancho y el recto abdominal se alargan bajo tensión para mantener la columna en su lugar.

⊘ Progresión

Una progresión de este ejercicio es la Flexión lateral (pág. 116).

⊕ Accesorios

Siéntese sobre un bloque si esto le ayuda a aliviar molestias en las caderas o la zona lumbar, o si le resulta útil para lograr una posición más neutra de la pelvis.

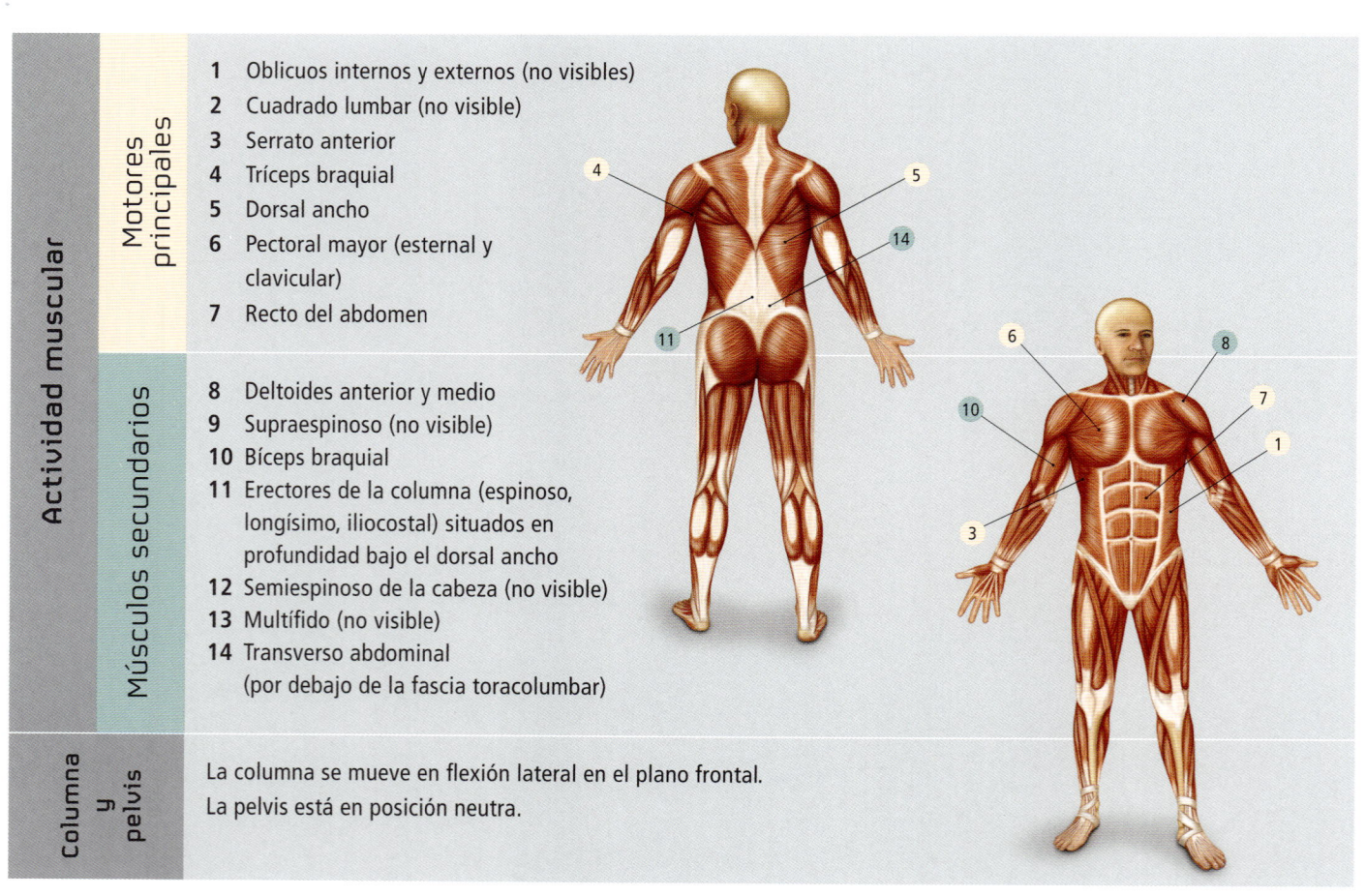

Actividad muscular

Motores principales

1 Oblicuos internos y externos (no visibles)
2 Cuadrado lumbar (no visible)
3 Serrato anterior
4 Tríceps braquial
5 Dorsal ancho
6 Pectoral mayor (esternal y clavicular)
7 Recto del abdomen

Músculos secundarios

8 Deltoides anterior y medio
9 Supraespinoso (no visible)
10 Bíceps braquial
11 Erectores de la columna (espinoso, longísimo, iliocostal) situados en profundidad bajo el dorsal ancho
12 Semiespinoso de la cabeza (no visible)
13 Multífido (no visible)
14 Transverso abdominal (por debajo de la fascia toracolumbar)

Columna y pelvis

La columna se mueve en flexión lateral en el plano frontal.
La pelvis está en posición neutra.

Anatomía del ejercicio

No visible desde esta perspectiva:

1 Oblicuo interno
2 Cuadrado lumbar
9 Supraespinoso
11 Erectores de la columna (espinoso, longísimo, iliocostal)
12 Semiespinoso de la cabeza
13 Multífido
14 Transverso abdominal

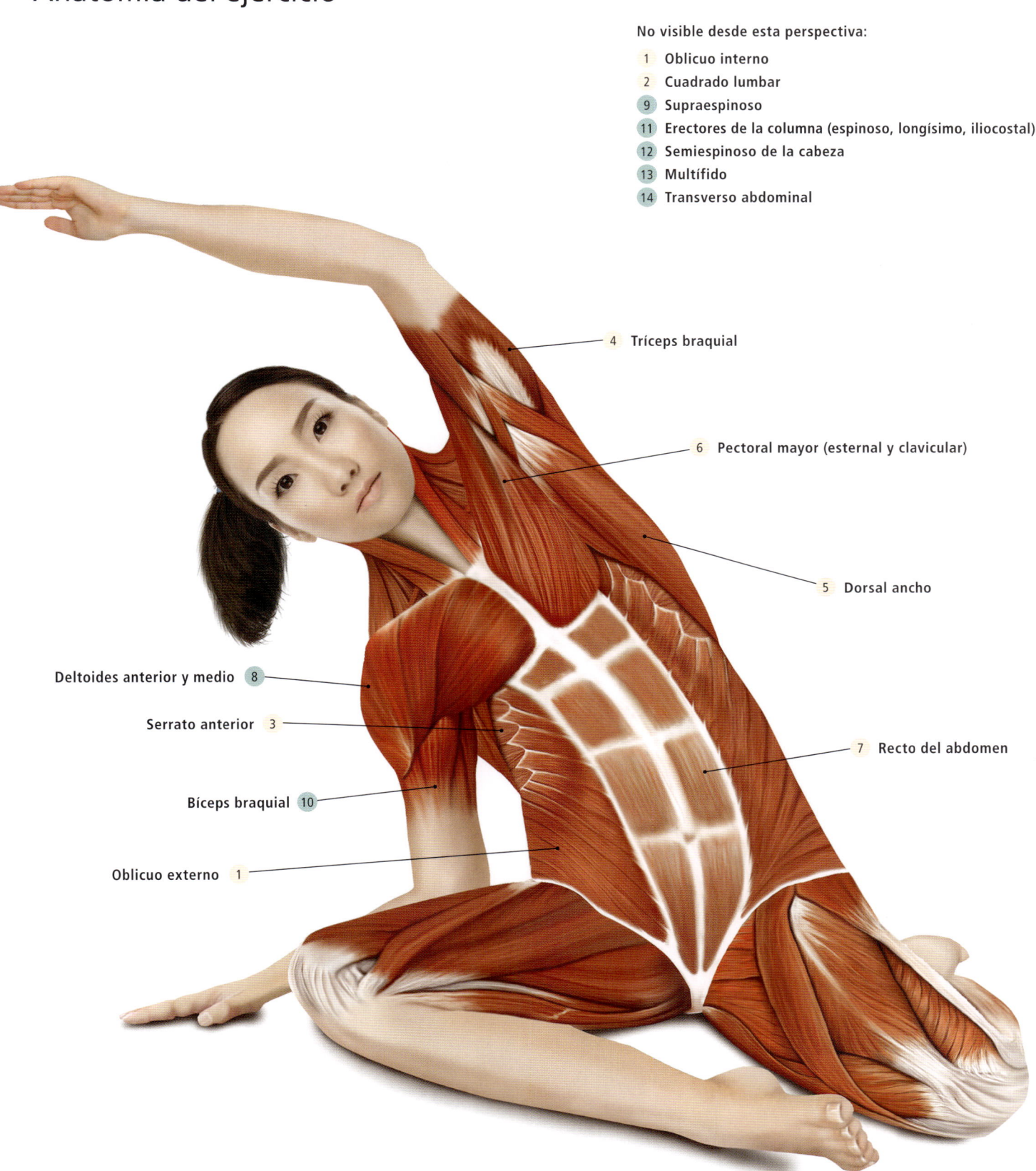

4 Tríceps braquial

6 Pectoral mayor (esternal y clavicular)

5 Dorsal ancho

Deltoides anterior y medio 8

Serrato anterior 3

7 Recto del abdomen

Bíceps braquial 10

Oblicuo externo 1

Rodar como una pelota

Rodar como una pelota es un ejercicio clásico del pilates. Este ejercicio trabaja la articulación de la columna de una manera diferente a otros ejercicios del método. El objetivo es mantener la columna flexionada en forma de «C» mientras el cuerpo rueda hacia atrás y luego hacia adelante sobre la esterilla. La clave de este ejercicio es controlar el movimiento con los músculos en lugar de depender del impulso. Tómese un momento para hacer una pausa entre cada repetición y así controlar el impulso. Es un ejercicio de equilibrio que genera bienestar y, además, resulta divertido de realizar.

Cómo hacerlo

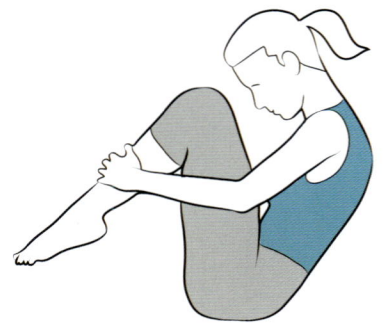

⊗ **Paso 1**

Siéntese al final de la esterilla. Alargue la columna formando una curva en forma de «C» y acerque las rodillas al pecho. Junte los pies y separe un poco las rodillas. Lleve los brazos por delante de las piernas y sujete estas justo por encima de los tobillos, con la mano izquierda sobre la pierna izquierda y la mano derecha sobre la pierna derecha. Manteniendo la columna en forma de «C», eche el peso hacia atrás sobre los isquiones para levantar ligeramente los pies de la esterilla y mantener el equilibrio.

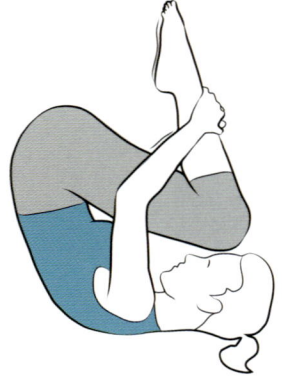

⊘ **Paso 2**

Inspire para rodar hacia atrás sobre los hombros, manteniendo la posición de la columna y las piernas.

⊗ **Paso 3**

Espire para rodar de vuelta suavemente a la posición inicial y equilibrarse brevemente.

Repítalo hasta ocho veces.

En el repertorio clásico, coloque la mano derecha sobre el tobillo derecho y la mano izquierda en la parte frontal de la rodilla derecha, y haga rodar la columna suavemente y de manera equilibrada hacia el suelo. Al mismo tiempo, acerque la pierna derecha hacia el cuerpo mientras extiende la pierna izquierda alejándola. La columna torácica permanece curvada fuera de la esterilla, en preparación para el Estiramiento de una pierna (pág. 68).

Variaciones

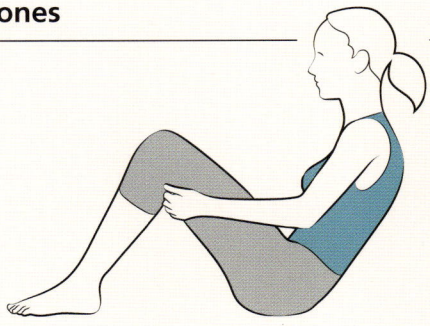

Use las manos detrás de los muslos para curvar la columna en forma de «C» y luego devuelva la columna a la posición neutra. Mantenga los pies sobre la esterilla.

⊗ Columna en «C» con manos apoyadas

Puede aumentar el grado de dificultad para mantener la columna en «C» colocando las manos detrás de los muslos y rodando hacia atrás sobre los isquiones, dejando que los pies floten ligeramente por encima de la esterilla para encontrar el equilibrio.

⊘ Curva en «C» con equilibrio de puntillas

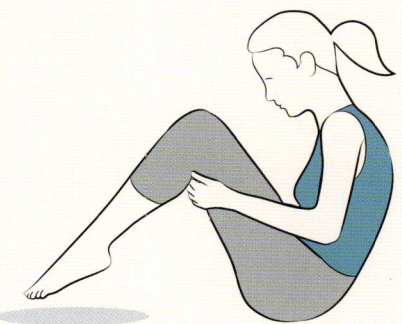

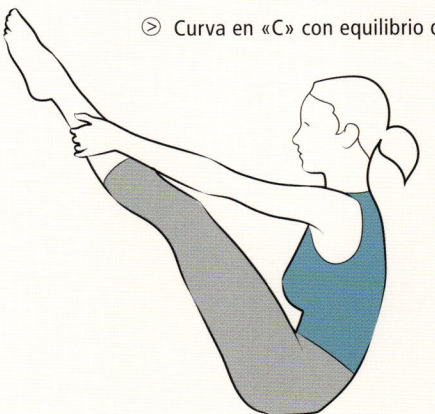

Prepárese para el Balancín con piernas abiertas. Curve la columna en forma de «C» con las manos en el exterior de los tobillos. Estire las piernas y los brazos en diagonal, alejándolos, al tiempo que eleva la columna cervical y torácica y mantiene la posición de la columna lumbar y la pelvis. Devuelva la pierna y el brazo derechos al suelo, seguidos de la pierna y el brazo izquierdos.

⊗ Preparación para el Balancín con piernas abiertas

⊙ Procure:

- Mantener la forma y la longitud de la columna en «C», y la relación entre la columna y las piernas al rodar. Utilizar los abdominales profundos para sostener la columna.

- Rodar a lo largo de la línea central, evitando desviaciones hacia los lados.

- Mantener la misma duración tanto al rodar hacia atrás como al rodar hacia adelante.

- Usar los extensores de la cadera para alejar los muslos del pecho, permitiendo que el cuerpo se balancee hacia adelante.

⊗ Evite:

- Cambiar el ángulo de las caderas, las rodillas y los codos; pierse en el cuerpo rodando como un todo.

- Llevar los omóplatos hacia adelante en exceso.

- Dejar que los pies toquen el suelo al rodar hacia adelante.

⊕ Consejos útiles

- Si siente rigidez en la zona lumbar o las caderas, si le cuesta regresar a la posición inicial, o si hay demasiado movimiento en las caderas, rodillas y pies, comience colocando las manos detrás de los muslos para mantener el control. Practique primero dejando los pies apenas flotando sobre el suelo (consulte las variaciones).

Beneficios

El ejercicio Rodar como una pelota desafía la fuerza de los músculos abdominales y la capacidad de mantener la integridad de una columna en «C».

Precauciones

Las personas con dolor agudo en el cuello o la espalda, osteoporosis, alteraciones o hernias discales, o escoliosis no deben realizar este ejercicio.

Rodar como una pelota

A medida que la columna se flexiona para crear una curva en ««C»», los flexores de la cadera (psoas-ilíaco y recto femoral) se contraen de manera concéntrica para ayudar a mantener las piernas fuera de la esterilla. Cuando el cuerpo rueda hacia atrás, el recto abdominal y los oblicuos externos se acortan bajo tensión y luego se activan de forma isométrica para mantener la posición. Al rodar hacia adelante, los músculos abdominales (oblicuos externo e interno, recto abdominal y transverso abdominal) ayudan a aumentar la flexión lumbar y elevan la parte superior del cuerpo para completar el movimiento hacia adelante.

Los extensores de la cadera (glúteo mayor y isquiotibiales) se activan para alejar ligeramente las rodillas del cuerpo y el cuádriceps femoral extiende levemente las rodillas, mientras los flexores del codo (bíceps braquial y braquial) contrarrestan estos movimientos llevando la parte inferior de las piernas hacia los glúteos.

Para mantener la forma de una bola, equilibre las contracciones isométricas de brazos y piernas para generar tensión en el cuerpo con el menor movimiento posible.

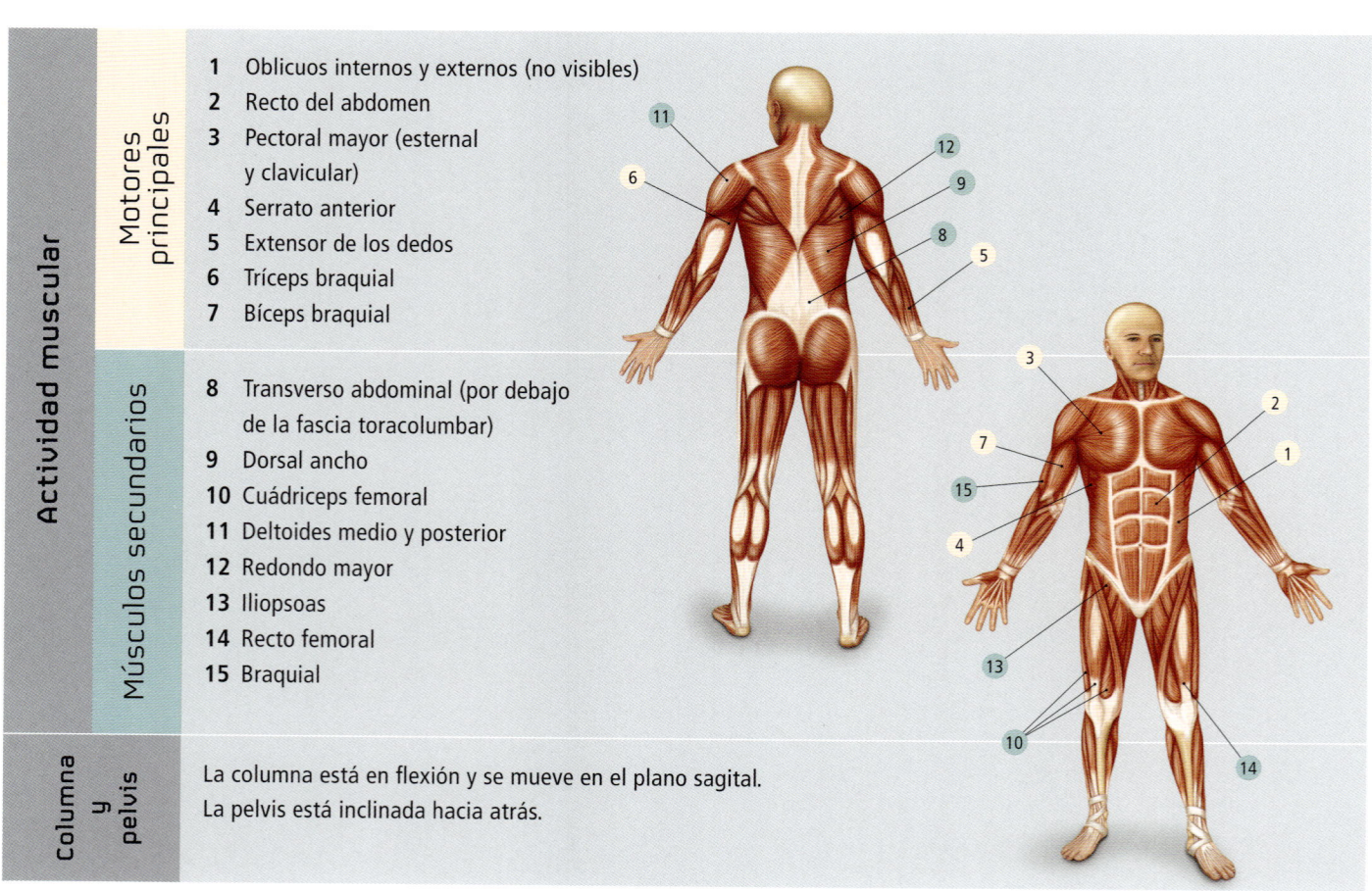

Actividad muscular

Motores principales

1 Oblicuos internos y externos (no visibles)
2 Recto del abdomen
3 Pectoral mayor (esternal y clavicular)
4 Serrato anterior
5 Extensor de los dedos
6 Tríceps braquial
7 Bíceps braquial

Músculos secundarios

8 Transverso abdominal (por debajo de la fascia toracolumbar)
9 Dorsal ancho
10 Cuádriceps femoral
11 Deltoides medio y posterior
12 Redondo mayor
13 Iliopsoas
14 Recto femoral
15 Braquial

Columna y pelvis

La columna está en flexión y se mueve en el plano sagital.
La pelvis está inclinada hacia atrás.

Anatomía del movimiento

No visible desde esta perspectiva:

1 Oblicuo interno
3 Pectoral mayor (esternal y clavicular)
8 Transverso abdominal
13 Iliopsoas

⊘ Progresión

Una progresión de este ejercicio es el Balancín con piernas abiertas (una variación de este se encuentra en la página 103), que forma parte de la secuencia clásica de ejercicios.

⊕ Accesorios

Utilice una pelota de pilates pequeña entre las rodillas y el pecho para ayudar a mantener una alineación correcta de las piernas en relación con el pecho y, además, mejorar la propiocepción al proporcionar un punto físico de referencia.

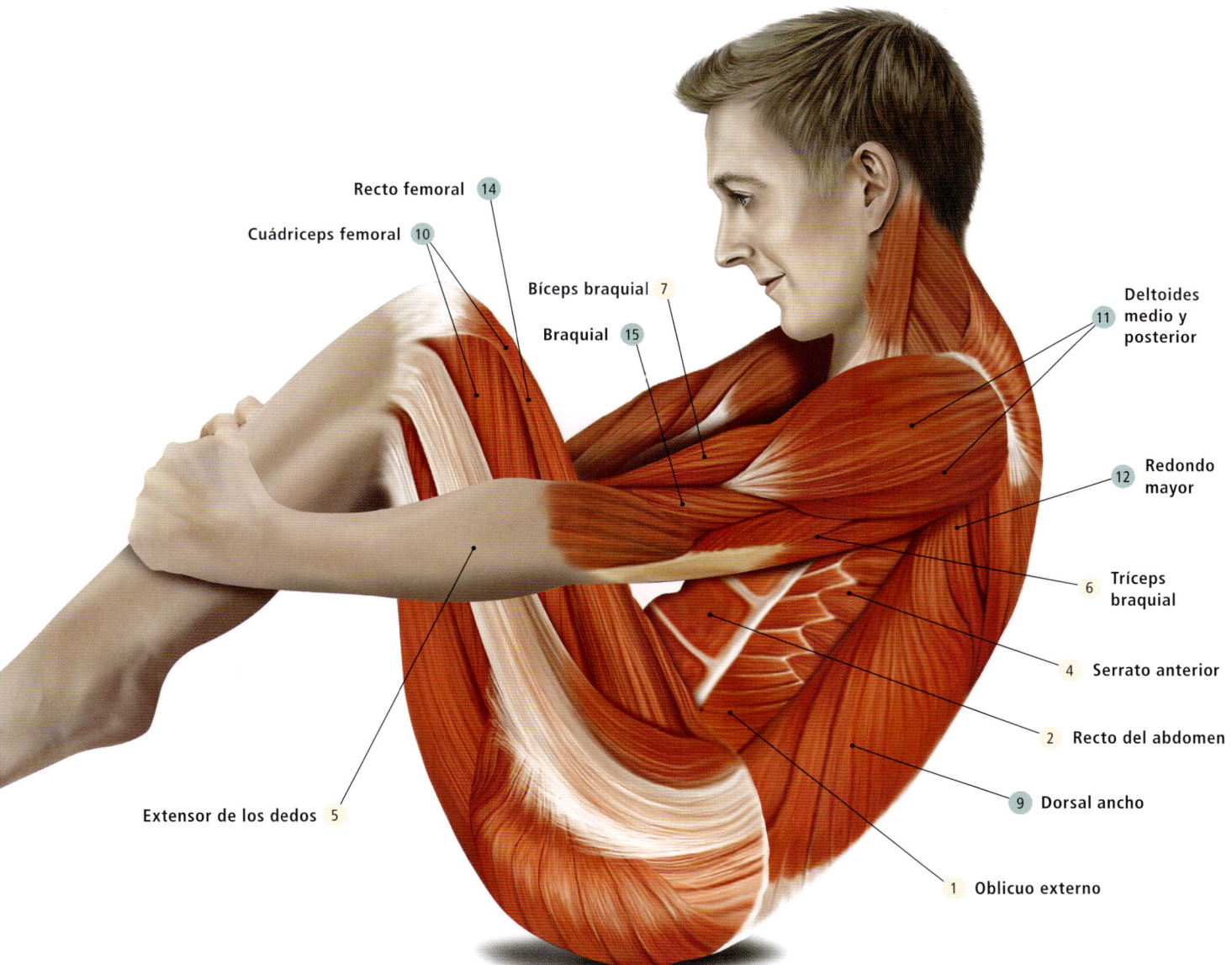

Recto femoral 14
Cuádriceps femoral 10
Bíceps braquial 7
Braquial 15
Deltoides medio y posterior 11
Redondo mayor 12
Tríceps braquial 6
Serrato anterior 4
Recto del abdomen 2
Dorsal ancho 9
Extensor de los dedos 5
Oblicuo externo 1

Tirón de pierna de espaldas

Este es un ejercicio clásico del pilates. Requiere un gran control de la fuerza en la parte superior del cuerpo para estabilizar el tronco mientras se eleva la pierna y se sostiene levantada. Al igual que en el Puente sobre los hombros, este ejercicio implica el alargamiento de los isquiotibiales para levantar la pierna, y en él los extensores de la cadera deben trabajar más intensamente al elevar la pierna desde una posición baja y extendida. Mantener la pelvis en posición neutra requiere fuerza del core para evitar que la pelvis se desplome o que el peso recaiga sobre la parte baja de la espalda, las articulaciones de los hombros o las articulaciones de la cadera. Para mantener los hombros hacia abajo, el pecho abierto y prevenir una curvatura de la espalda, se activan el trapecio inferior y los romboides.

Cómo hacerlo

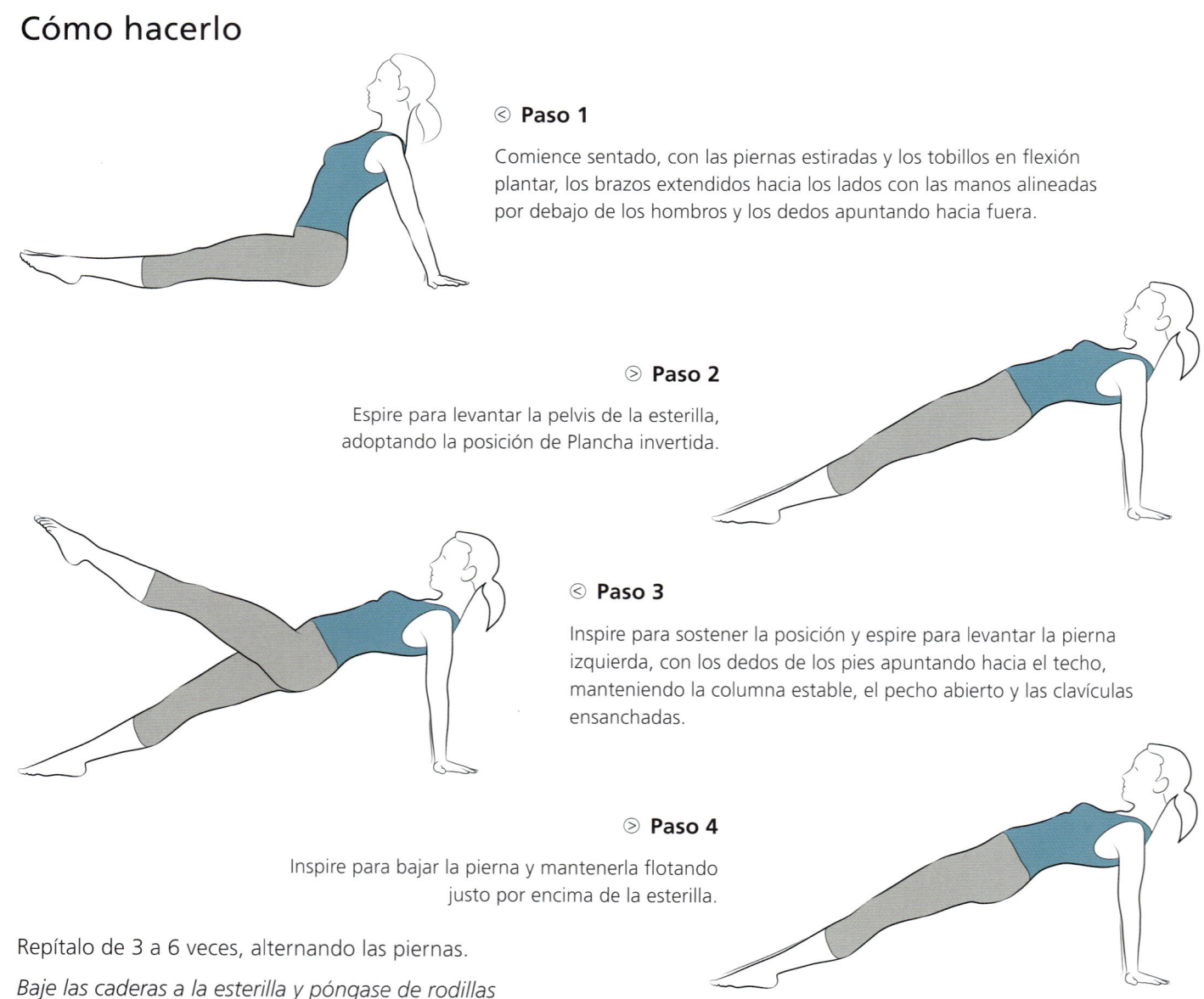

⊘ **Paso 1**

Comience sentado, con las piernas estiradas y los tobillos en flexión plantar, los brazos extendidos hacia los lados con las manos alineadas por debajo de los hombros y los dedos apuntando hacia fuera.

⊘ **Paso 2**

Espire para levantar la pelvis de la esterilla, adoptando la posición de Plancha invertida.

⊘ **Paso 3**

Inspire para sostener la posición y espire para levantar la pierna izquierda, con los dedos de los pies apuntando hacia el techo, manteniendo la columna estable, el pecho abierto y las clavículas ensanchadas.

⊘ **Paso 4**

Inspire para bajar la pierna y mantenerla flotando justo por encima de la esterilla.

Repítalo de 3 a 6 veces, alternando las piernas.

Baje las caderas a la esterilla y póngase de rodillas con el tronco erguido, listo para realizar la Patada lateral de rodillas (pág. 121).

Variaciones

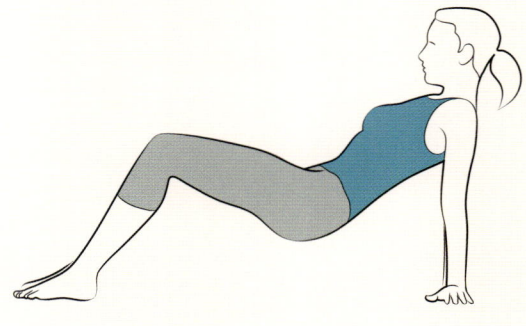

Ⓐ Elevación de pelvis

Como ejercicio preparatorio, desde la posición inicial, eleve la pelvis de la esterilla. Realice el levantamiento de la pierna con la columna y la pelvis elevadas. En lugar de estirar las piernas, dóblelas por las rodillas con los pies apoyados en la esterilla. A continuación, extienda la pierna derecha desde la rodilla de forma que los dedos de los pies queden alineados con la articulación de la rodilla y espire mientras da una suave patada hacia el techo.

Baje la pierna y repítalo con la otra pierna.

⊘ Procure:

- Mantener una línea larga desde la coronilla hasta los dedos de los pies.
- Mantener el *core* activado para evitar que la pelvis se desplome.

⊗ Evite:

- Flexionar la columna cervical y mirar hacia los pies. En su lugar, mantenga el cuello alargado y la mirada paralela al pecho.
- Extender las articulaciones de las rodillas y los codos en exceso.

⊕ Consejos útiles

- Mantenga la pelvis sobre la esterilla y eleve las piernas desde las caderas. Esto sigue requiriendo la activación del trapecio para mantener los hombros alejados de las orejas y el pecho abierto, pero mantener la pelvis sobre la esterilla garantiza que no se ejerza un estrés excesivo en las articulaciones de hombros, rodillas o codos mientras se levantan las piernas.

- Si la extensión de los hombros resulta demasiado desafiante en este ejercicio, practique la extensión del pecho en posición de rodillas con el torso erguido y una cinta de resistencia. Póngase de rodillas, con el torso erguido y las rodillas separadas a la altura de las caderas. Comience sosteniendo la cinta con una ligera tensión, con las manos separadas a algo más de distancia que los hombros y la cinta por delante de los muslos. Inspire para elevar las manos por encima de la cabeza, manteniendo la tensión en la cinta. Espire para bajar la cinta, empujándola por delante de los muslos, expandiendo el pecho y sintiendo cómo se activan los tríceps y los deltoides.

Beneficios

El Tirón de pierna de espaldas fortalece los romboides, los trapecios, los erectores de la columna, el cuadrado lumbar, los glúteos y los isquiotibiales. Levantar la pierna independientemente de la pelvis ayuda a fortalecer los extensores de la cadera y mejora la movilidad de la cadera.

Precauciones

Extender las piernas con los dedos en punta y los tobillos en flexión plantar puede provocar hiperextensión en las articulaciones de las rodillas. La ejecución completa de este ejercicio no es recomendable para personas con hipermovilidad.

Tirón de pierna de espaldas

Cuando el peso del cuerpo se soporta de espaldas, los estabilizadores posteriores de la columna (erectores de la columna [espinoso, longísimo, iliocostal] y semiespinoso de la cabeza) y los estabilizadores anteriores de la columna (recto abdominal, transverso abdominal y oblicuos externo e interno) se contraen isométricamente para mantener la alineación neutra de la columna y la pelvis.

Actividad muscular

Motores principales

1 Erectores de la columna (espinoso, longísimo, iliocostal) situados en profundidad bajo el dorsal ancho
2 Semiespinoso de la cabeza (no visible)
3 Recto del abdomen
4 Oblicuos internos y externos (no visibles)
5 Transverso abdominal (por debajo de la fascia toracolumbar)
6 Glúteo mayor
7 Isquiotibiales (bíceps femoral, semitendinoso, semimembranoso)
8 Iliopsoas
9 Sartorio
10 Cuádriceps femoral
11 Dorsal ancho
12 Pectoral mayor
13 Deltoides
14 Redondo mayor
15 Trapecio
16 Serrato anterior
17 Pectoral menor (no visible)
18 Romboides (no visible)

Músculos secundarios

19 Gastrocnemio y sóleo
20 Tríceps braquial

Columna y pelvis

La columna y la pelvis están en posición neutra.

⊘ Progresión

Realice el ejercicio sobre los antebrazos. De este modo, se pone mayor énfasis en los estabilizadores de los hombros y, al tener el cuerpo más cerca de la esterilla, se requiere más fuerza del core.

Las piernas están extendidas desde las caderas, con los dedos de los pies en punta, soportando el peso del cuerpo. Esto requiere que los extensores de la rodilla (cuádriceps femoral) se contraigan isométricamente y que los flexores de la cadera (iliopsoas, recto femoral, sartorio, tensor de la fascia lata y pectíneo) y los extensores de la cadera (glúteo mayor e isquiotibiales) no solo se contraigan isométricamente, sino que también soporten el peso del cuerpo mientras se mantiene la posición de espaldas.

Los brazos, que están extendidos desde los hombros y con las muñecas directamente debajo de ellos, también soportan el peso del cuerpo. Los extensores del hombro (dorsal ancho, redondo mayor y deltoides posterior) se contraen concéntricamente, junto con los depresores escapulares (trapecio inferior, serrato anterior y pectoral menor) y los aductores escapulares (trapecio, romboides y elevador de la escápula). Las contracciones concéntricas de estos grupos musculares permiten que el pecho

se mantenga abierto y los hombros hacia abajo y estables, evitando que la parte superior de la espalda se hunda. Al levantar la pierna de la esterilla, los extensores de la rodilla (cuádriceps femoral) se contraen concéntricamente y los flexores plantares del tobillo-pie (gastrocnemio y sóleo) ponen los pies en punta hacia el techo. Al bajar la pierna nuevamente, los extensores de la cadera (glúteo mayor e isquiotibiales) se contraen concéntricamente para garantizar que esta acción se realice con control.

⊕ **Accesorios**

Ponga una cinta de resistencia alrededor de los muslos o pequeñas pesas en los tobillos para desafiar aún más los extensores de la cadera.

Anatomía del ejercicio

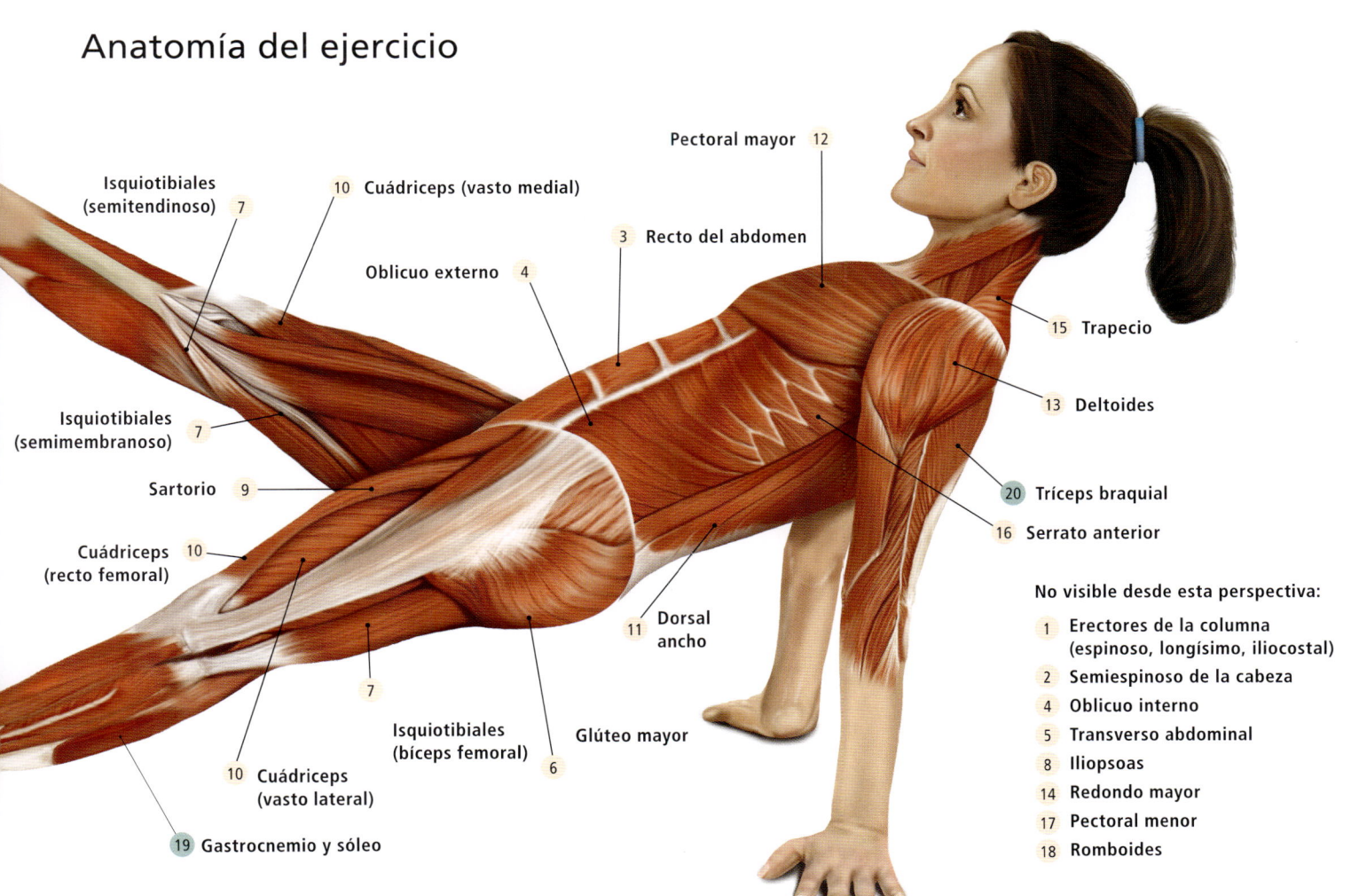

Isquiotibiales (semitendinoso) 7

10 Cuádriceps (vasto medial)

Pectoral mayor 12

3 Recto del abdomen

Oblicuo externo 4

Isquiotibiales (semimembranoso) 7

Sartorio 9

Cuádriceps (recto femoral) 10

Dorsal ancho 11

Isquiotibiales (bíceps femoral)

Glúteo mayor 6

7

10 Cuádriceps (vasto lateral)

19 Gastrocnemio y sóleo

15 Trapecio

13 Deltoides

20 Tríceps braquial

16 Serrato anterior

No visible desde esta perspectiva:

1 Erectores de la columna (espinoso, longísimo, iliocostal)
2 Semiespinoso de la cabeza
4 Oblicuo interno
5 Transverso abdominal
8 Iliopsoas
14 Redondo mayor
17 Pectoral menor
18 Romboides

De lado

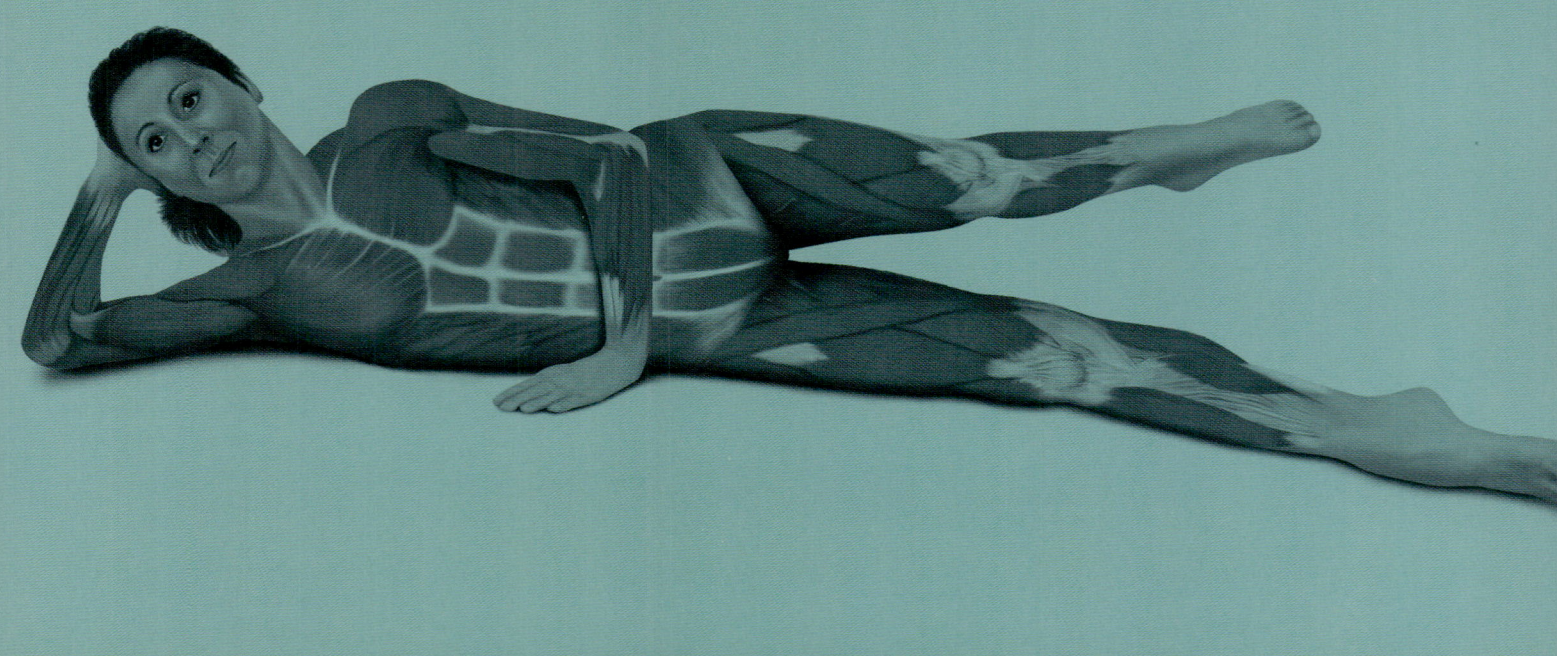

Alineación neutra de lado

Tiéndase sobre el lado izquierdo, con la cabeza apoyada en la mano izquierda y el codo flexionado (como se muestra en la ilustración). Si le resulta más cómodo, apoye la cabeza en un pequeño bloque o cojín en lugar de la mano y deje el brazo izquierdo flexionado delante del cuerpo. La coronilla debe alargarse hacia el borde superior de la esterilla, mientras que las escápulas y la columna torácica tienen que alinearse con el borde posterior de la esterilla.

En lugar de dejarse caer sobre la cadera que está apoyada en la esterilla, procure activar suavemente los oblicuos de ese lado. El coxis apunta ligeramente hacia el borde posterior de la esterilla sin extender la columna. Dependiendo del ejercicio que se vaya a realizar, se flexionan las rodillas, con las espinillas y los tobillos alineados con el borde anterior de la esterilla, o con los tobillos en línea con el borde posterior de la misma. Algunos ejercicios requieren que ambas piernas se extiendan desde las caderas y las rodillas.

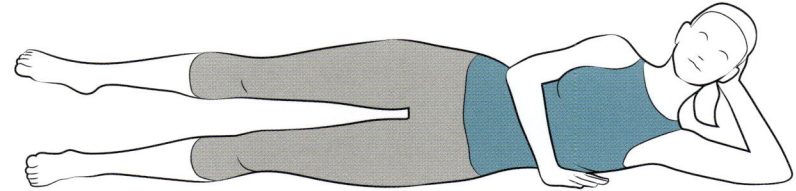

Apertura de brazos

La apertura de brazos es un ejercicio contemporáneo del pilates. Moviliza la columna cervical y torácica en rotación. También fomenta la estabilidad y el control alrededor de los hombros. Al mover la columna, el reto es mantener la estabilidad en la pelvis y las piernas. Este es un ejercicio excelente para aprender a utilizar la columna y los músculos abdominales, en lugar de los hombros, para moverse en rotación. Ayuda a restablecer el equilibrio al abrir el pecho y movilizar la parte posterior del cuerpo, alargando la parte delantera. Es un ejercicio relajante que permite centrarse en la movilidad controlada de la columna vertebral.

Cómo hacerlo

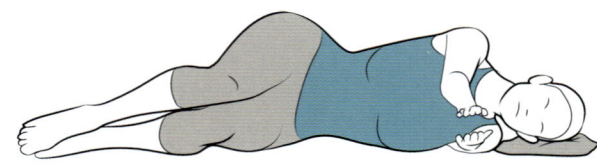

⊘ **Paso 1**

Tiéndase de lado y asegúrese de que la columna vertebral y la pelvis están en posición neutra. La cabeza se apoya sobre cojines (no se muestran). Las rodillas están flexionadas y las espinillas alineadas con el borde de la esterilla. Extienda ambos brazos hacia delante a la altura de los hombros. Para permitir que las escápulas se asienten alineadas en la parte posterior del cuerpo, las palmas de las manos están una frente a otra, pero no se alinean directamente una encima de la otra.

⊘ **Paso 2**

Inspire para elevar el brazo superior, manteniéndolo recto y levantándolo por encima de la articulación del hombro hacia el techo, girando al mismo tiempo la cabeza y el cuello para mirar al techo.

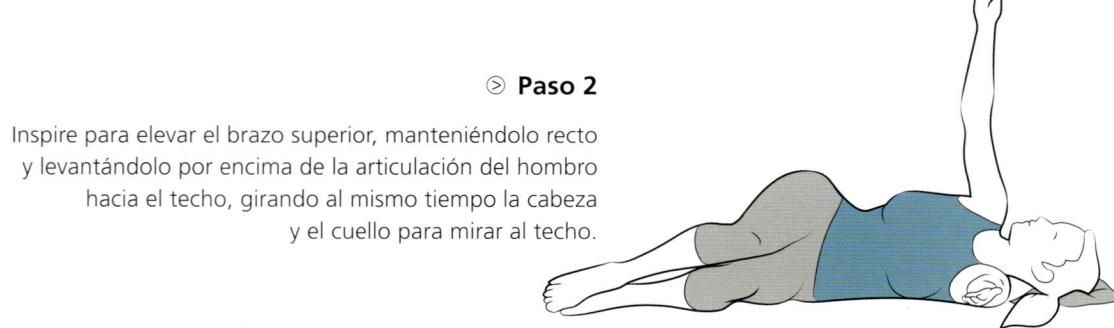

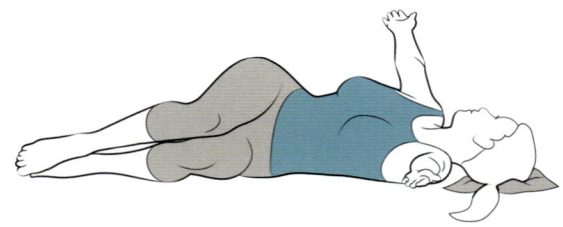

⊘ **Paso 3**

Espire para rotar la columna torácica hacia la derecha, con el brazo superior siguiendo la columna. Las piernas y la pelvis permanecen inmóviles.

⊘ **Paso 4**

Inspire para rotar la columna llevándola a la posición inicial, empezando desde el centro y devolviendo el brazo a la posición inicial, siguiendo el movimiento de la columna.

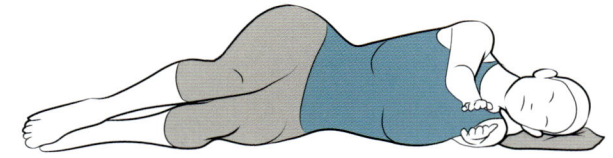

Repítalo hasta 5 veces en cada lado.

Variaciones

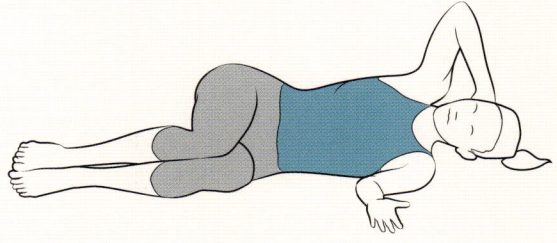

⌃ Mariposa

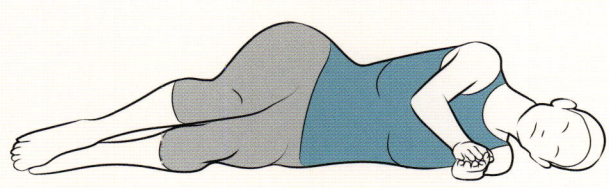

⌃ Arco y flecha

Si hay dolor o inestabilidad de hombros, la mano superior puede colocarse detrás de la cabeza para acortar el recorrido al rotar. Esto también ayuda a mantener una conexión estable de las escápulas al mover la columna. Realice los pasos 1-4 en esta posición.

Como reto adicional, añada un movimiento dinámico de flexión y extensión del codo mientras rota la columna. Realice los pasos 1-4 en esta posición.

⌄ Procure:

- Asegurarse de que la alineación es correcta al estar tendido de lado antes de comenzar el ejercicio.

- Mantener la pelvis estable durante todo el ejercicio.

- Mantener la conexión entre las rodillas y las piernas sobre la esterilla.

- Fomentar la aducción de los hombros pero manteniendo la conexión de las escápulas sobre la caja torácica.

⊗ Evite:

- Arquear la espalda o acortar la cintura al girar.

- Extender los codos en exceso.

- Dejar que los brazos inicien el movimiento o se muevan más allá de la rotación de la columna.

- Elevar demasiado el brazo hacia atrás, ya que al hacerlo se extenderá la columna vertebral.

⊕ Consejos útiles

- Si siente dolor lateral en la cadera al tumbarse de lado, coloque un cojín pequeño bajo la cadera o ruede ligeramente hacia delante hasta que cese el malestar.

- Asegúrese de que haya suficientes cojines bajo la cabeza para permitir una buena alineación de la cabeza y el cuello.

- Asegúrese también de que el cojín es lo suficientemente grande como para rodar la cabeza y el cuello sobre él.

Beneficios

La apertura de brazos es un gran ejercicio para fomentar la rotación en la parte superior de la columna vertebral. Desafía la estabilidad de la cintura escapular para generar fuerza en los hombros.

Precauciones

No realice este ejercicio si le resulta incómodo estar tendido de lado o si padece dolor o inestabilidad en los hombros.

Apertura de brazos

A medida que el brazo superior se abduce y se eleva hacia el techo, los abductores del hombro (deltoides y supraespinoso) elevan el brazo a la altura del hombro, mientras que los tríceps braquiales enderezan los codos de ambos brazos. Las escápulas se retraen ligeramente hacia la columna, mientras que el trapecio inferior las aleja de la cabeza. Permanecen en esta posición estable mientras la columna se mueve en rotación. A medida que la columna gira, los oblicuos se alargan excéntricamente en el lado del cuerpo más cercano a la esterilla mientras se contraen concéntricamente en el lado del cuerpo más cercano al techo. Los rotadores espinales (oblicuos externos e internos, erectores de la columna, semiespinoso de la cabeza y grupo vertebral posterior profundo) rotan la columna.

Para mantener las piernas juntas y ayudar a estabilizar la pelvis, los aductores de la cadera (aductor corto, aductor largo, aductor mayor y grácil) trabajan isométricamente, manteniendo la parte interna de los muslos comprometida y asegurando que las rodillas y los tobillos permanezcan apilados durante todo el ejercicio.

Anatomía del ejercicio

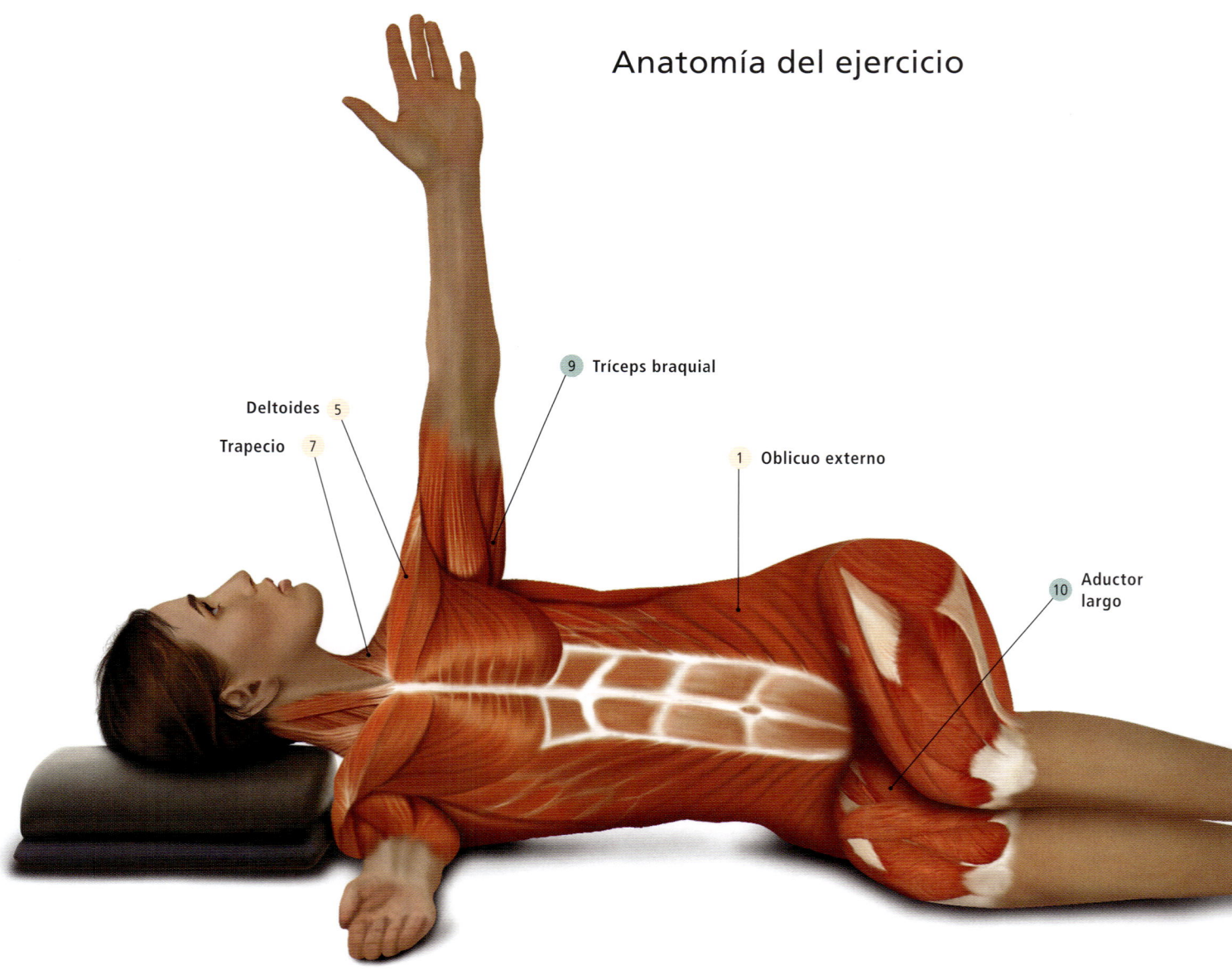

9 Tríceps braquial

Deltoides 5

Trapecio 7

1 Oblicuo externo

10 Aductor largo

Actividad muscular

Motores principales

1 Oblicuos externos e internos (no visibles)
2 Erectores de la columna (espinoso, longísimo, iliocostal) situados en profundidad bajo el dorsal ancho
3 Semiespinoso de la cabeza (no visible)
4 Grupo vertebral posterior profundo (especialmente multifido) (no visible)
5 Deltoides
6 Supraespinoso (no visible)
7 Trapecio

Músculos secundarios

8 Transverso abdominal (debajo de la fascia toracolumbar)
9 Tríceps braquial
10 Aductores de la cadera (aductor corto, aductor largo, aductor mayor, grácil)

Columna y pelvis

La columna cervical y torácica está en rotación y se mueve en el plano transversal. La pelvis está en posición neutra.

Progresión

Para aumentar la movilidad de la articulación del hombro y la estabilidad de la cintura escapular, mueva el brazo en círculo al rotar la columna.

Para aumentar el desafío, estire la pierna superior, manteniendo los muslos y las rodillas conectados.

Accesorios

Coloque una pelota pequeña de pilates entre las rodillas para ayudar a crear la conexión de los principales músculos de estabilidad en la zona pélvica. Esto también ayuda a mantener una alineación correcta al proporcionar un punto físico de referencia desde el que realizar el movimiento.

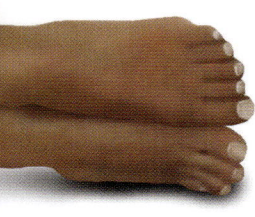

No visible desde esta perspectiva:

1 Oblicuo interno
2 Erectores de la columna (espinoso, longísimo, iliocostal)
3 Semiespinoso de la cabeza
4 Grupo vertebral posterior profundo (especialmente multifido)
6 Supraespinoso
8 Transverso abdominal
10 Aductores de la cadera (aductor corto, aductor mayor, grácil)

Flexión lateral

La Flexión lateral es un ejercicio clásico del pilates. Supone un desafío para el equilibrio y la coordinación, y es un ejercicio exigente para los brazos, los hombros y las muñecas, puesto que solamente los pies y un brazo sostienen el cuerpo. La columna se mueve en flexión lateral, abriendo el costado del cuerpo. El costado del cuerpo puede imaginarse como un arco que va desde la cabeza hasta el pie de apoyo que presiona contra la esterilla. La mano que está apoyada presiona contra la esterilla y los hombros se utilizan para ayudar a levantar la parte inferior del cuerpo. Es un ejercicio excelente para desarrollar la fuerza y la estabilidad de la parte lateral del cuerpo, así como la fuerza muscular de los flexores laterales de la columna.

Cómo hacerlo

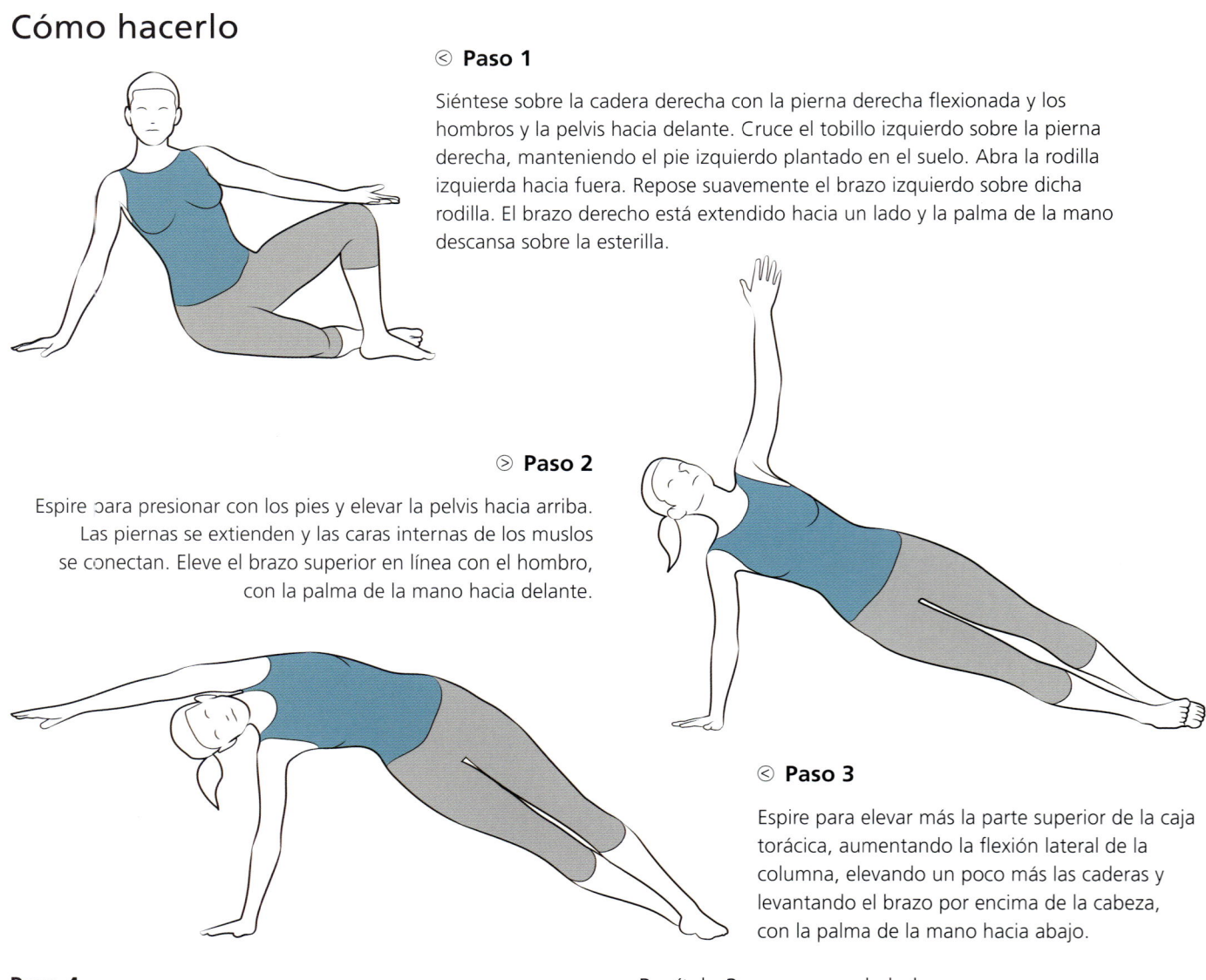

⊘ Paso 1

Siéntese sobre la cadera derecha con la pierna derecha flexionada y los hombros y la pelvis hacia delante. Cruce el tobillo izquierdo sobre la pierna derecha, manteniendo el pie izquierdo plantado en el suelo. Abra la rodilla izquierda hacia fuera. Repose suavemente el brazo izquierdo sobre dicha rodilla. El brazo derecho está extendido hacia un lado y la palma de la mano descansa sobre la esterilla.

⊙ Paso 2

Espire para presionar con los pies y elevar la pelvis hacia arriba. Las piernas se extienden y las caras internas de los muslos se conectan. Eleve el brazo superior en línea con el hombro, con la palma de la mano hacia delante.

⊘ Paso 3

Espire para elevar más la parte superior de la caja torácica, aumentando la flexión lateral de la columna, elevando un poco más las caderas y levantando el brazo por encima de la cabeza, con la palma de la mano hacia abajo.

Paso 4

Lleve la pelvis a la esterilla bajando las caderas y las rodillas y vuelva a sentarse sobre la cadera derecha.

Repítalo 3 veces en cada lado.

En el repertorio clásico, mueva las piernas hasta extenderlas sobre la esterilla, sentándose erguido con los brazos a los lados a fin de prepararse para el Bumerán.

Variaciones

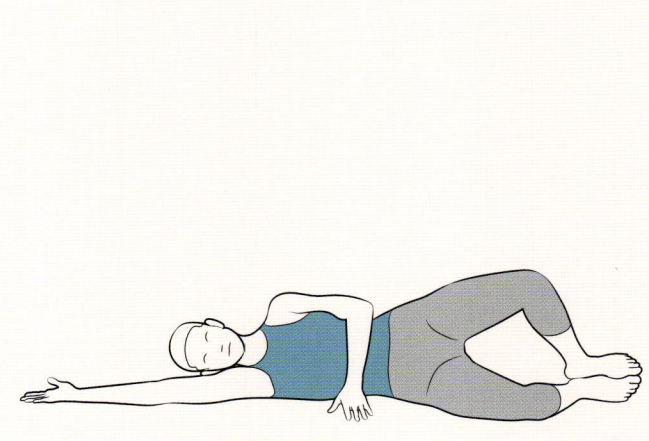

⊗ La Ostra

Para centrarse en la disociación de las caderas, comience tendido de lado, con ambas rodillas flexionadas y los pies alineados con la parte posterior de la pelvis. Inspire para prepararse y espire para rotar lateralmente la pierna superior, sin mover la pelvis. Inspire para devolver la pierna superior a la posición inicial.

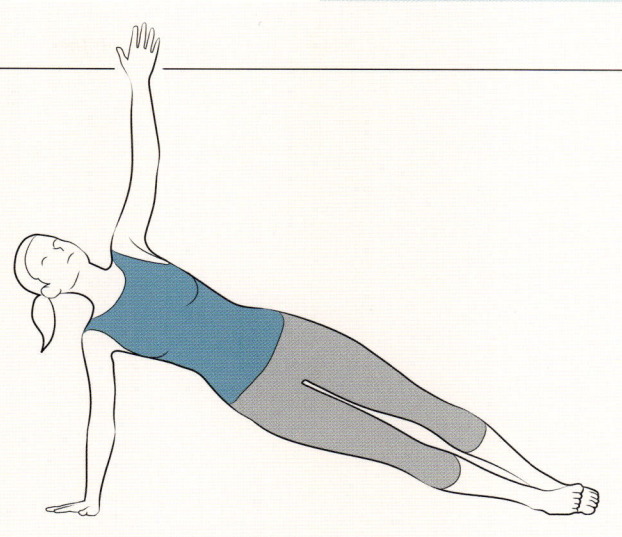

⊗ Plancha lateral

Comience poniéndose de rodillas e inspire. Espire, extienda la pierna izquierda hacia el lado y ponga la mano derecha en el suelo. Después, estire la pierna derecha, justo detrás de la izquierda, y lleve el brazo izquierdo hacia el techo. Mantenga esta posición durante una inspiración. Espire y vuelva a bajar la pierna inferior, seguida de la pierna superior.

⊘ Procure:

- Iniciar el movimiento desde las caderas y la columna vertebral, no desde la parte superior del brazo.

- Mantener estable la articulación inferior del hombro.

- Coordinar el pico de la elevación de la caja torácica hacia arriba con el pico del movimiento del brazo por encima de la cabeza.

- Llevar el hombro inferior hacia abajo a medida que la columna y la pelvis descienden hacia la esterilla para evitar que el hombro se eleve hacia la oreja.

- Mantener el cuerpo en movimiento como si estuviera entre dos paneles de cristal.

⊗ Evite:

- Bloquear el codo del brazo inferior.

- Perder la estabilidad de los hombros.

⊕ Consejos útiles

- Para preparar el ejercicio completo, comience con la rodilla inferior apoyada en la esterilla y el peso soportado por un codo.

Beneficios

La flexión lateral ayuda a fortalecer los aductores de los hombros y los estabilizadores escapulares. También alarga los costados del cuerpo y fortalece la pelvis y la zona alrededor de ella.

Precauciones

Si una fuerza o coordinación inadecuadas impiden realizar el ejercicio con una buena técnica, pueden producirse molestias o lesiones en el hombro.

Flexión lateral

A medida que la pelvis y la columna se levantan de la esterilla, los abductores de los hombros (deltoides, supraespinoso y pectoral mayor [clavicular]) ayudan a levantar la columna torácica. Los flexores de la columna vertebral (oblicuos externos e internos, cuadrado lumbar, erectores de la columna, semiespinoso torácico, recto del abdomen y transverso abdominal) ayudan a levantar la columna lumbar. Los abductores de la cadera (glúteos medio y menor) ayudan a levantar la pelvis. El tríceps braquial mantiene el codo recto.

Al mismo tiempo, los depresores escapulares (trapecio inferior, serrato anterior [fibras inferiores] y pectoral menor) mantienen la escápula extendida y hacia abajo. El pectoral mayor se contrae para sostener la parte superior del brazo. El movimiento del brazo superior se produce mediante la contracción concéntrica de los abductores del hombro, seguida de la contracción excéntrica de los aductores del hombro para controlar el descenso del brazo hasta la esterilla. Los cuádriceps femorales mantienen las rodillas rectas y los extensores de la cadera las mantienen extendidas. Los músculos abdominales, los extensores y los estabilizadores de la columna ayudan a evitar la rotación o inclinación de la columna o la pelvis hacia delante o hacia atrás.

Anatomía del ejercicio

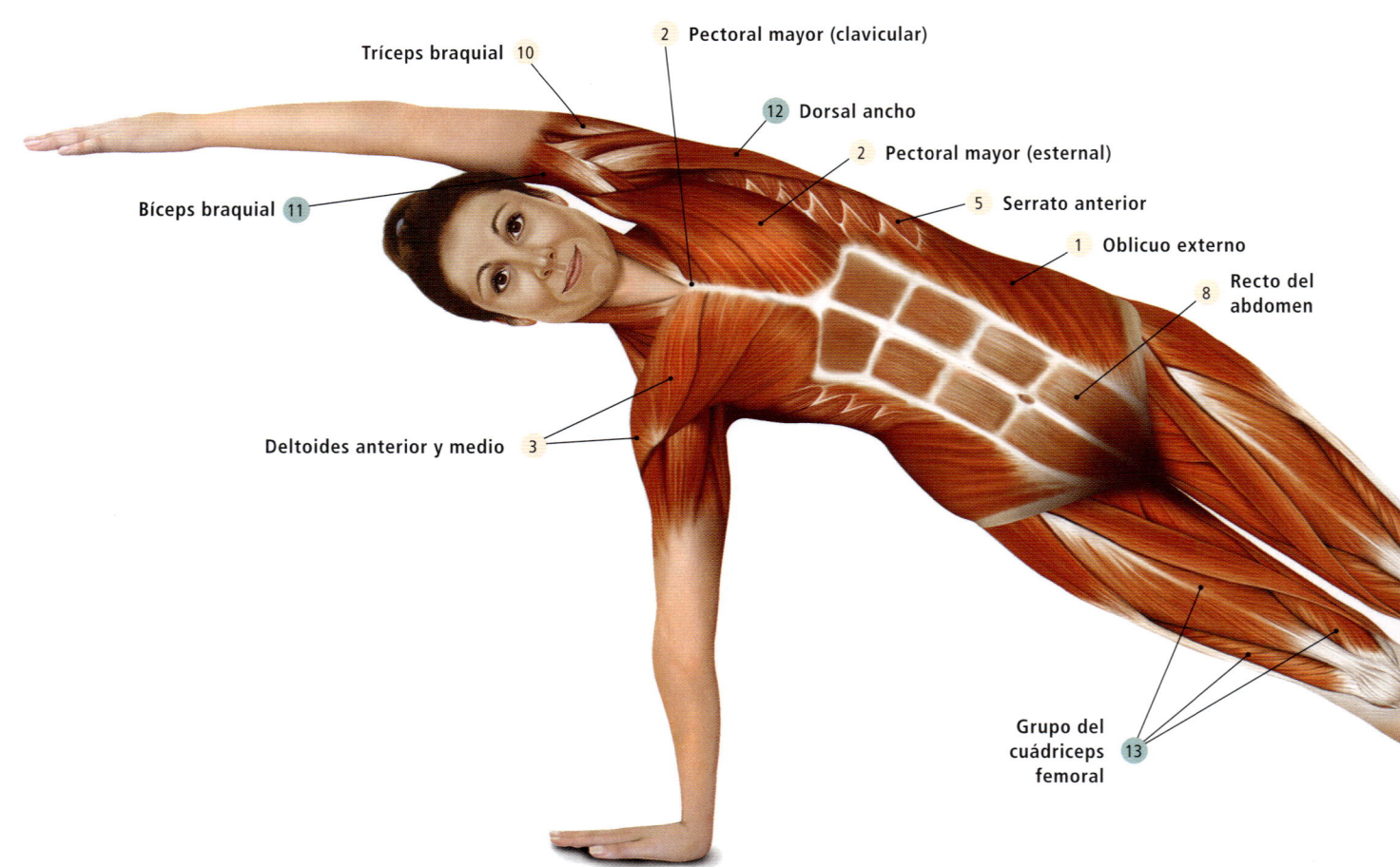

Tríceps braquial 10

2 Pectoral mayor (clavicular)

12 Dorsal ancho

2 Pectoral mayor (esternal)

Bíceps braquial 11

5 Serrato anterior

1 Oblicuo externo

8 Recto del abdomen

Deltoides anterior y medio 3

Grupo del cuádriceps 13 femoral

Actividad muscular

Motores principales

1 Oblicuos externos e internos (no visibles)
2 Pectoral mayor (esternal y clavicular)
3 Deltoides anterior y medio
4 Trapecio inferior
5 Serrato anterior
6 Semiespinoso torácico (no visible)
7 Cuadrado lumbar (no visible)
8 Recto del abdomen
9 Transverso abdominal (debajo de la fascia toracolumbar)
10 Tríceps braquial

Músculos secundarios

11 Bíceps braquial
12 Dorsal ancho
13 Grupo del cuádriceps femoral
14 Glúteos medio y menor (no visibles)
15 Isquiotibiales (bíceps femoral, semitendinoso, semimembranoso)
16 Erectores de la columna (espinoso, longísimo, iliocostal) situados en profundidad bajo el dorsal ancho

Columna y pelvis

La columna se mueve en flexión lateral en el plano frontal.
La pelvis rota lateralmente.

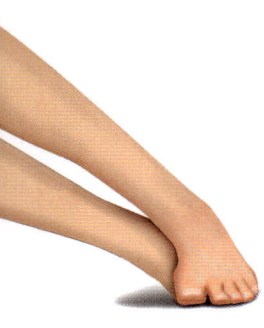

No visible desde esta perspectiva:

1 Oblicuo interno
4 Trapecio inferior
6 Semiespinoso torácico
7 Cuadrado lumbar
9 Transverso abdominal
14 Glúteos medio y mayor
15 Isquiotibiales (bíceps femoral, semitendinoso, semimembranoso)
16 Erectores de la columna (espinoso, longísimo, iliocostal)

Patada lateral delante y detrás

Este es un ejercicio contemporáneo del pilates. Es el primer ejercicio de la serie de Patadas laterales. Ayuda a desafiar la estabilidad de la pelvis y la columna vertebral mediante la participación de los oblicuos para ofrecer resistencia al movimiento hacia delante y hacia atrás de la pierna. El movimiento de la pierna dificulta el equilibrio, y los músculos de los laterales y de la parte delantera y trasera de la columna deben trabajar de forma coordinada. En este ejercicio se hace especial hincapié en la fuerza y la resistencia de los músculos de los glúteos.

Cómo hacerlo

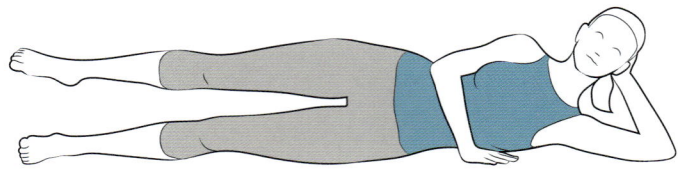

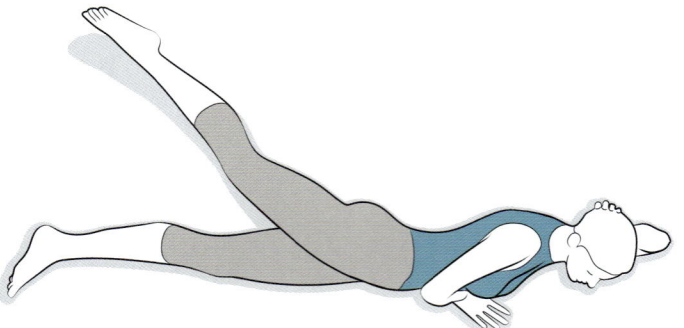

⊘ **Paso 1**

Tiéndase de lado y asegúrese de que la columna vertebral y la pelvis están en posición neutra. Lleve ambas piernas de 25 a 45 grados por delante de la línea del cuerpo, articulándolas desde las caderas y asegurándose de que el cuerpo permanece en posición neutra. Levante la cabeza y un brazo (codo flexionado sobre la esterilla). El otro brazo descansa hacia delante, con la palma de la mano hacia la esterilla. Levante la pierna superior para que se alinee con la cadera superior.

⊘ **Paso 2**

Inspire para llevar la pierna superior hacia delante, flexionando la cadera superior. Una vez que la pierna haya llegado completamente hacia delante, retírela ligeramente, dorsiflexione el tobillo y vuelva a impulsarla hacia delante. Haga esto 2 veces. La pelvis y la columna permanecen inmóviles durante todo el movimiento.

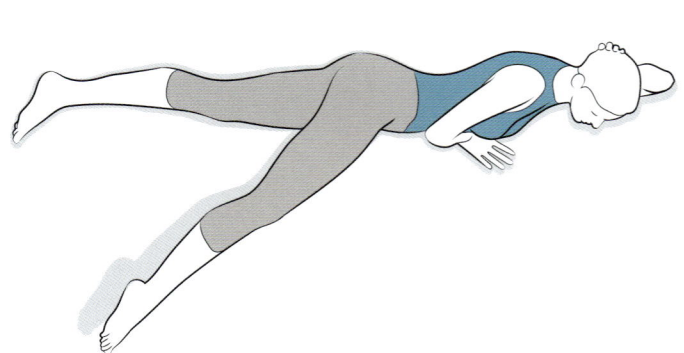

⊘ **Paso 3**

Espire para flexionar plantarmente el tobillo y llevar la pierna hacia atrás, extendiéndola completamente desde la cadera.

Repítalo hasta 10 veces en cada lado.

Los ejercicios Patada lateral delante y detrás, Patada lateral arriba y abajo, Círculos pequeños y Elevación de cara interna del muslo suelen realizarse seguidos. A modo de transición, antes de repetir la serie de patadas laterales en el otro lado se realizan Toques en pronación (no descritos en este libro).

Variaciones

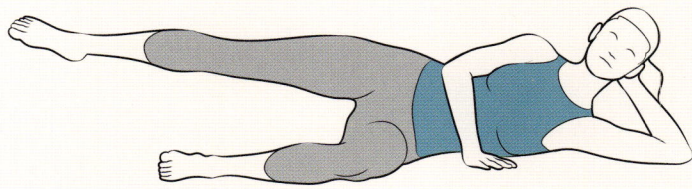

⊗ Patada lateral delante y detrás (rodilla flexionada)

Si enderezar la pierna inferior desafía demasiado la estabilidad y el equilibrio, mantenga la pierna inferior flexionada en un ángulo de 90 grados para dar mayor soporte al cuerpo a medida que la pierna superior se mueve hacia delante y hacia atrás.

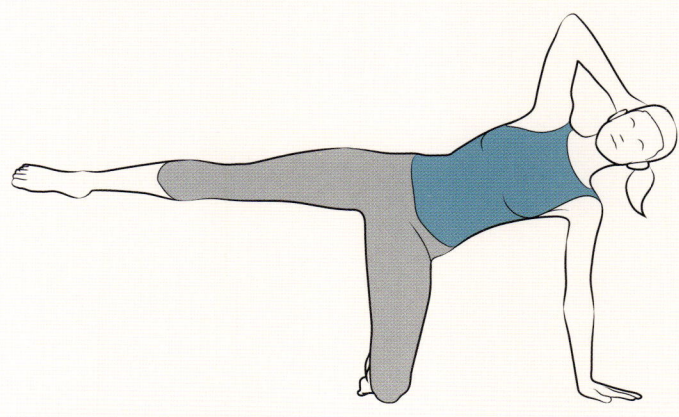

⊗ Patada lateral de rodillas

Para desafiar aún más el costado del cuerpo, la Patada lateral de rodillas requiere una buena estabilidad de los hombros. Apoyándose sobre la rodilla izquierda, la columna y la pelvis están en posición neutra y los brazos están extendidos hacia los lados. Inclínese hacia el lado izquierdo y apoye la mano izquierda en la esterilla. Levante la pierna derecha hasta la altura de la cadera. La mano derecha pasa por detrás de la cabeza y el codo mira hacia el techo. Espire para llevar la pierna derecha hacia delante lo máximo posible, manteniendo la columna y la pelvis estables.

⌄ Procure:

- Mantener la pierna superior a la altura de la cadera.

- Mantener la pelvis y la pierna inferior estables.

- Limitar cualquier balanceo o rotación de la columna vertebral.

- Mantener la distancia entre la pelvis y la caja torácica.

- Concentrarse en contraer el abdomen de manera adecuada y llevar la pierna hacia atrás solo ligeramente para limitar la inclinación anterior de la pelvis y maximizar el estiramiento dinámico de los flexores de la cadera.

⊗ Evite:

- Permitir que el movimiento se realice en la zona lumbar.

- Acortar la cintura.

- Dejar que la pierna superior descienda al moverse hacia delante y hacia atrás.

⊕ Consejos útiles

- Si resulta incómodo tumbarse sobre un brazo flexionado, utilice unas almohadas pequeñas para apoyar la cabeza y relajar el brazo inferior por delante del cuerpo.

- Reduzca el número de repeticiones si los músculos de los glúteos se fatigan rápidamente. Aumente lentamente el número de repeticiones a medida que estos músculos se fortalezcan.

Beneficios

La Patada lateral delante y detrás es un ejercicio excelente para fortalecer y movilizar las zona de las caderas y ayudar a desarrollar la estabilidad del core.

Precauciones

No realice este ejercicio si le resulta incómodo estar tendido de lado.

Si padece osteoporosis en la cadera, coloque un cojín entre las piernas para evitar la aducción de la cadera en la posición inicial.

Patada lateral delante y detrás

Los flexores laterales de la columna vertebral (oblicuos externos e internos) del lado más cercano a la esterilla se contraen concéntricamente para tirar de la pelvis ligeramente hacia arriba, hacia la caja torácica, de modo que la columna lumbar se separa de la esterilla. Los abductores de la cadera (glúteos medio y menor, tensor de la fascia lata y sartorio) mantienen la pierna superior a la altura de la cadera y paralela a la esterilla. Los flexores de la cadera (iliopsoas y recto femoral) llevan la pierna hacia delante y los extensores de la cadera (glúteo mayor e isquiotibiales) la llevan hacia atrás.

Al mismo tiempo, el cuádriceps femoral mantiene la rodilla recta y los flexores plantares del tobillo y el pie (gastrocnemio y sóleo) mantienen el pie en punta. Los estabilizadores de la columna vertebral (erectores de la columna, semiespinoso de la cabeza, grupo vertebral posterior profundo, recto del abdomen y transverso abdominal) mantienen el cuerpo de lado y limitan el balanceo o la rotación de la columna hacia delante o hacia atrás cuando la pierna se mueve hacia delante y hacia atrás.

Anatomía del ejercicio

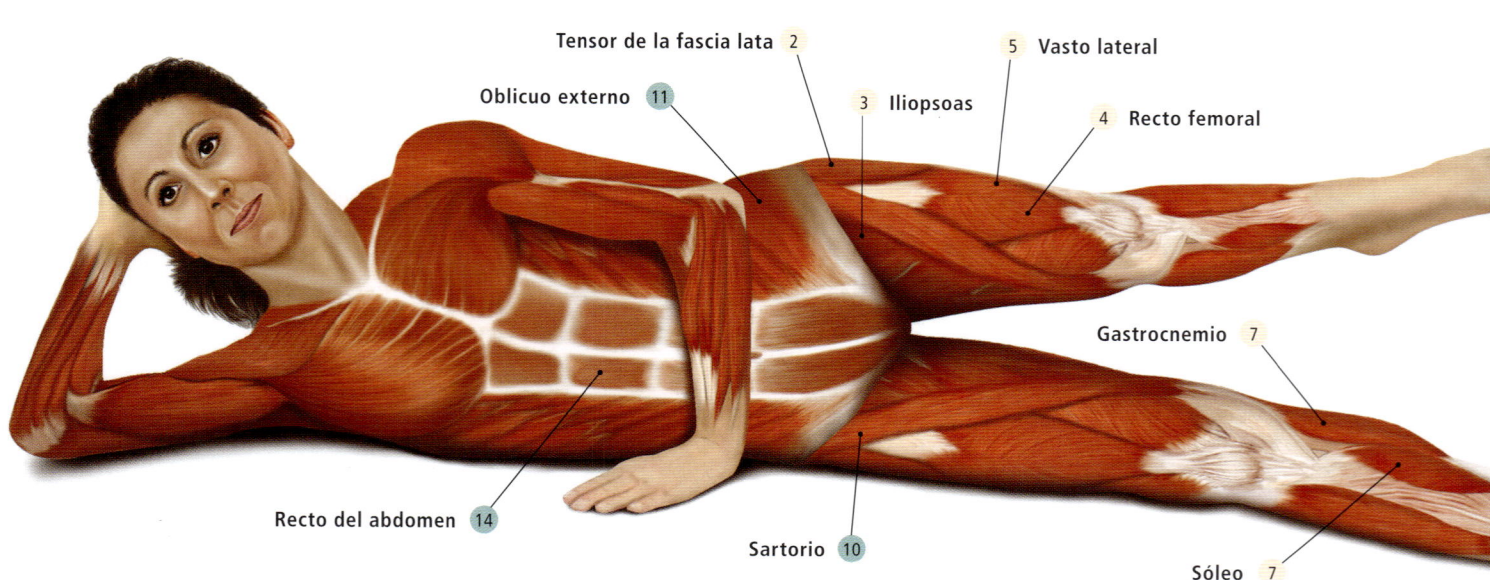

Tensor de la fascia lata 2

Oblicuo externo 11

3 Iliopsoas

5 Vasto lateral

4 Recto femoral

Gastrocnemio 7

Recto del abdomen 14

Sartorio 10

Sóleo 7

Actividad muscular

Motores principales

1 Glúteos mayor, medio y menor
2 Tensor de la fascia lata
3 Iliopsoas
4 Recto femoral
5 Vasto lateral
6 Isquiotibiales (bíceps femoral, semitendinoso, semimembranoso)
7 Gastrocnemio y sóleo

Músculos secundarios

8 Erectores de la columna (espinoso, longísimo, iliocostal) situados en profundidad bajo el dorsal ancho
9 Cuadrado lumbar (no visible)
10 Sartorio
11 Oblicuos externos e internos (no visibles)
12 Semiespinoso de la cabeza (no visible)
13 Grupo vertebral posterior profundo (especialmente multifido)
14 Recto del abdomen
15 Transverso abdominal (debajo de la fascia toracolumbar)

Columna y pelvis

La columna está en posición neutra; también puede estar en flexión lateral dependiendo de la posición inicial. La pierna superior se mueve en el plano sagital. La pelvis está en posición neutra.

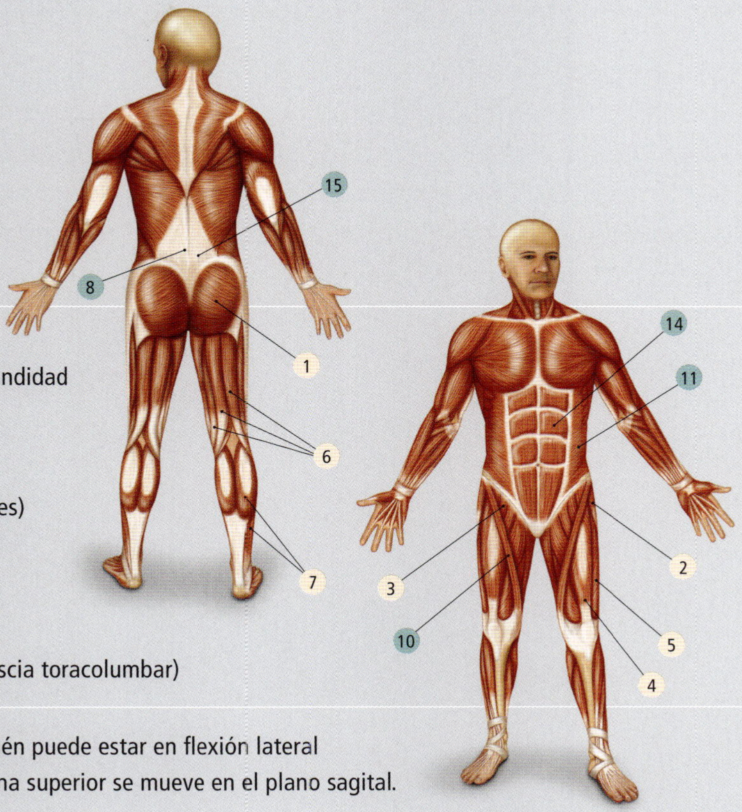

No visible desde esta perspectiva:

1 Glúteos mayor, medio y menor
6 Isquiotibiales (bíceps femoral, semitendinoso, semimembranoso)
8 Erectores de la columna (espinoso, longísimo, iliocostal)
9 Cuadrado lumbar
11 Oblicuo interno
12 Semiespinoso de la cabeza
13 Grupo vertebral posterior profundo
15 Transverso abdominal

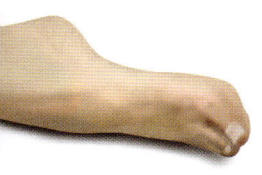

⊘ Progresión

- Realice el ejercicio con la parte superior del cuerpo levantada de la esterilla y apoyada en la parte inferior del codo para estimular aún más los flexores laterales de la columna vertebral, los estabilizadores escapulares y el equilibrio.

- La dorsiflexión del tobillo al adelantar la pierna proporciona un estiramiento más dinámico de los isquiotibiales.

⊕ Accesorios

Coloque una pelota pequeña de pilates sobre la esterilla, delante del pecho, y ponga la mano superior sobre la pelota para proporcionar estabilidad a la columna vertebral a medida que la pierna se mueve hacia delante y hacia atrás.

Patada lateral arriba y abajo

Este es un ejercicio contemporáneo del pilates. Es el segundo ejercicio de la serie de Patadas laterales. Ayuda a desafiar la estabilidad de la pelvis y la columna vertebral mediante la participación de los oblicuos para ofrecer resistencia al movimiento hacia arriba y hacia abajo de la pierna. El movimiento de la pierna dificulta el equilibrio, y los músculos de los laterales y de la parte delantera y trasera de la columna deben trabajar de forma coordinada. En este ejercicio se hace especial hincapié en la fuerza y la resistencia de los músculos de los glúteos.

Cómo hacerlo

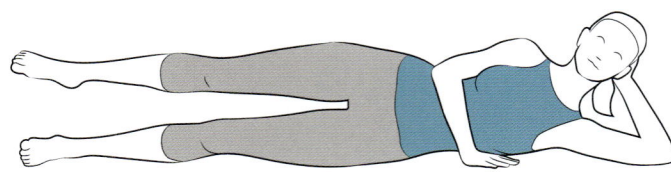

◉ Paso 1

Tiéndase de lado y asegúrese de que la columna vertebral y la pelvis están en posición neutra. Lleve ambas piernas de 25 a 45 grados por delante de la línea del cuerpo, articulándolas desde las caderas y asegurándose de que el cuerpo permanece en posición neutra. Levante la cabeza y un brazo (codo flexionado sobre la esterilla). El otro brazo descansa hacia delante, con la palma de la mano hacia la esterilla. Manteniendo la pelvis inmóvil, rote lateralmente ambas piernas y flexione plantarmente el tobillo.

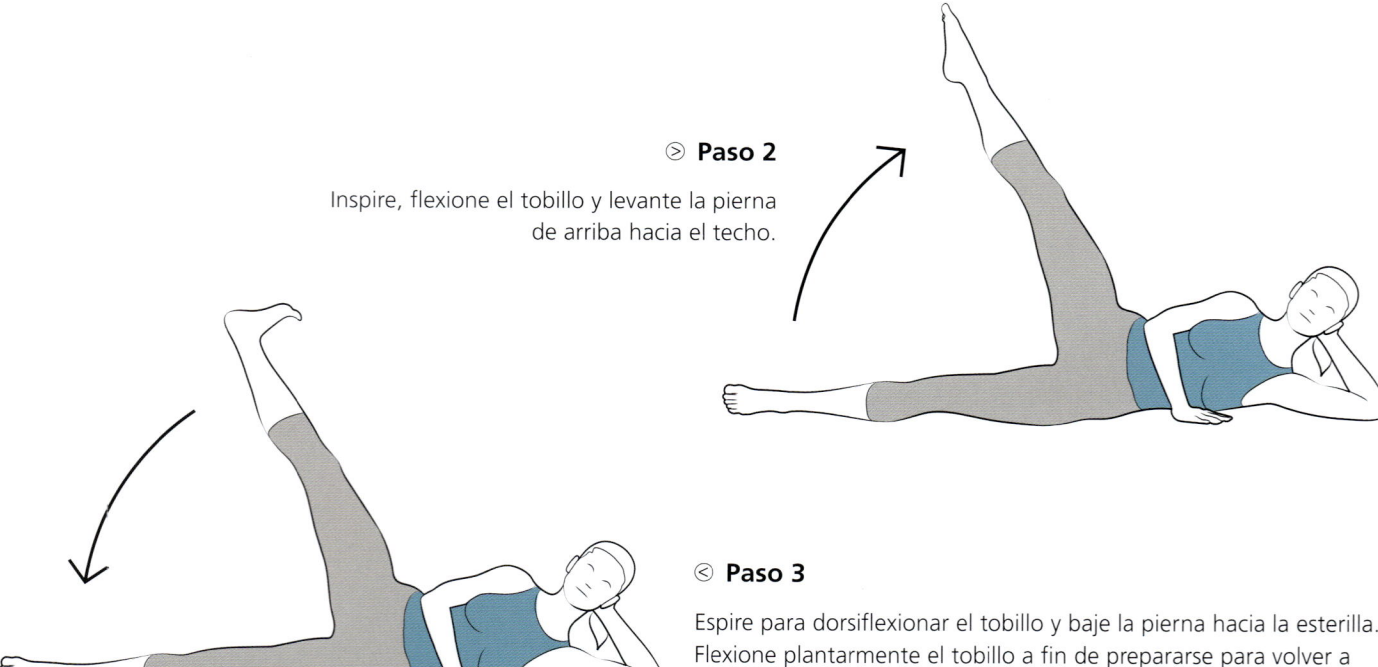

◉ Paso 2

Inspire, flexione el tobillo y levante la pierna de arriba hacia el techo.

◉ Paso 3

Espire para dorsiflexionar el tobillo y baje la pierna hacia la esterilla. Flexione plantarmente el tobillo a fin de prepararse para volver a levantar la pierna.

Repítalo hasta 10 veces en cada lado.

Variaciones

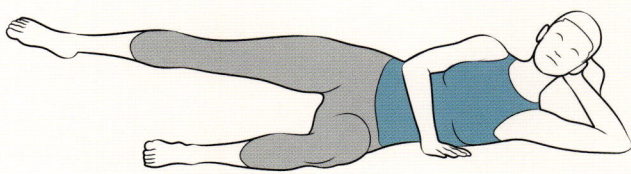

Ⓐ Patada lateral arriba y abajo (rodilla flexionada)

Si enderezar la pierna inferior desafía demasiado la estabilidad y el equilibrio, mantenga la pierna inferior flexionada en un ángulo de 90 grados para dar mayor soporte al cuerpo a medida que la pierna superior se mueve hacia arriba y hacia abajo.

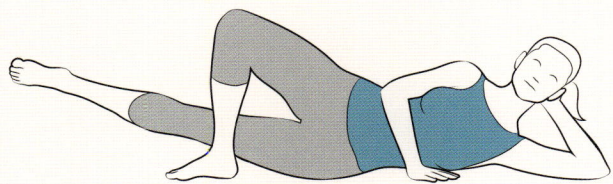

Ⓐ Elevación de aductores (rodilla flexionada)

Para desafiar la fuerza de los aductores, doble la rodilla superior y coloque el pie delante del muslo inferior. Eleve la pierna inferior lo máximo posible, manteniendo la pelvis y la columna inmóviles. Baje la pierna inferior lentamente hasta la esterilla.

⊘ Procure:

- Mantener la pelvis y la pierna inferior estables.
- Alargar activamente la pierna superior mientras se mueve hacia arriba y abajo.
- Limitar cualquier flexión o extensión lateral de la columna.
- Mantener una conexión activa en la cara interna de los muslos.
- Mantener la distancia entre la pelvis y la caja torácica.
- Concentrarse en utilizar una contracción abdominal adecuada y en elevar la pierna lo suficiente como para limitar la inclinación lateral de la pelvis y maximizar el estiramiento dinámico de los aductores de la cadera.

⊗ Evite:

- Permitir que el movimiento se realice en la zona lumbar.
- Acortar la cintura.
- Cargar demasiado peso sobre el brazo de apoyo.

⊕ Consejos útiles

- Si resulta incómodo tumbarse sobre un brazo flexionado, utilice unas almohadas pequeñas para apoyar la cabeza y relajar el brazo inferior por delante del cuerpo.
- Reduzca el número de repeticiones si los músculos de los glúteos se fatigan rápidamente. Aumente lentamente el número de repeticiones a medida que estos músculos se fortalezcan.

Beneficios

Subir y bajar es un ejercicio excelente para fortalecer y movilizar las caderas y ayudar a desarrollar la estabilidad del core.

Precauciones

No realice este ejercicio si le resulta incómodo estar tendido de lado.

Si padece osteoporosis en la cadera, coloque un cojín entre las piernas para evitar la aducción de la cadera en la posición inicial.

Patada lateral arriba y abajo

Los flexores laterales de la columna vertebral (oblicuos externos e internos) del lado más cercano a la esterilla se contraen concéntricamente para tirar de la pelvis ligeramente hacia arriba, hacia la caja torácica, de modo que cintura se separa de la esterilla. Los estabilizadores de la columna vertebral (erectores de la columna, semiespinoso de la cabeza, grupo vertebral posterior profundo, recto del abdomen y transverso abdominal) mantienen el cuerpo de lado y limitan la flexión lateral de la columna vertebral cuando la pierna se mueve hacia arriba y hacia abajo.

Los abductores de la cadera (glúteos medio y menor, tensor de la fascia lata y sartorio) elevan la pierna superior hasta la altura de la cadera. Simultáneamente, el cuádriceps femoral mantiene la rodilla recta y los flexores plantares del tobillo y el pie (gastrocnemio y sóleo) se contraen concéntricamente, mientras que el tibial anterior y el extensor largo de los dedos se contraen excéntricamente. Cuando la pierna se eleva hacia el techo, los abductores de la cadera se acortan concéntricamente, mientras que los aductores de la cadera (aductor corto, aductor largo, aductor mayor y grácil) se alargan excéntricamente. Al bajar la pierna, los abductores de la cadera se alargan excéntricamente y los aductores de la cadera se acortan concéntricamente.

Actividad muscular		
Motores principales	1	Glúteos medio y menor (no visibles)
	2	Tensor de la fascia lata
	3	Sartorio
	4	Cuádriceps femoral
	5	Aductores de la cadera (aductor corto, aductor largo, aductor mayor, grácil)
Músculos secundarios	6	Erectores de la columna (espinoso, longísimo, iliocostal) situados en profundidad bajo el dorsal ancho
	7	Cuadrado lumbar (no visible)
	8	Iliopsoas
	9	Recto femoral
	10	Glúteo mayor
	11	Isquiotibiales (bíceps femoral, semitendinoso, semimembranoso)
	12	Gastrocnemio y sóleo
	13	Tibial anterior
	14	Extensor largo de los dedos
	15	Oblicuos externos e internos (no visibles)
Columna y pelvis		La columna está en posición neutra; también puede estar en flexión lateral dependiendo de la posición inicial (la columna cervical está flexionada lateralmente). La pierna superior se mueve en el plano frontal. La pelvis está en posición neutra.

Anatomía del ejercicio

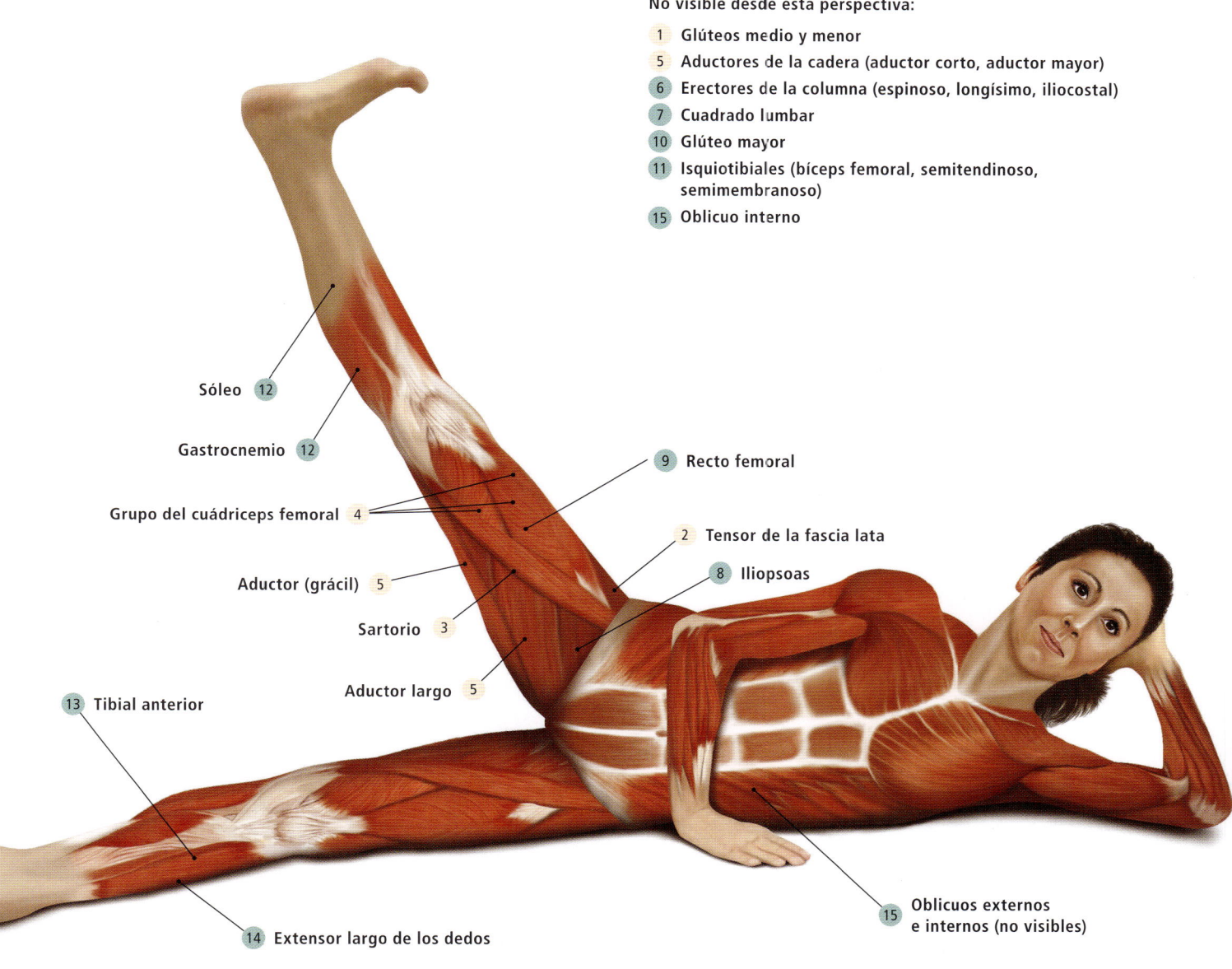

No visible desde esta perspectiva:

1 Glúteos medio y menor
5 Aductores de la cadera (aductor corto, aductor mayor)
6 Erectores de la columna (espinoso, longísimo, iliocostal)
7 Cuadrado lumbar
10 Glúteo mayor
11 Isquiotibiales (bíceps femoral, semitendinoso, semimembranoso)
15 Oblicuo interno

Sóleo 12

Gastrocnemio 12

Grupo del cuádriceps femoral 4

Aductor (grácil) 5

Sartorio 3

Aductor largo 5

13 Tibial anterior

14 Extensor largo de los dedos

9 Recto femoral

2 Tensor de la fascia lata

8 Iliopsoas

15 Oblicuos externos e internos (no visibles)

⊕ **Accesorios**

Coloque una pelota pequeña de pilates sobre la esterilla, delante del pecho, y ponga la mano superior sobre la pelota para proporcionar estabilidad a la columna vertebral a medida que la pierna se mueve hacia arriba y hacia abajo.

Círculos

Este es un ejercicio contemporáneo del pilates. Es el tercer ejercicio de la serie de Patadas laterales. Ayuda a desafiar la estabilidad de la pelvis y la columna vertebral mediante la participación de los oblicuos para ofrecer resistencia al movimiento en círculo de la pierna. El movimiento de la pierna dificulta el equilibrio, y los músculos de los laterales y de la parte delantera y trasera de la columna deben trabajar de forma coordinada. En este ejercicio se hace especial hincapié en la fuerza y la resistencia de los músculos de los glúteos.

Cómo hacerlo

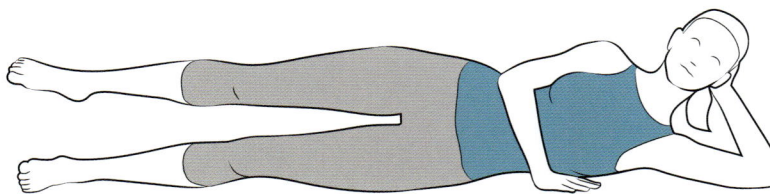

⊲ **Paso 1**

Tiéndase de lado y asegúrese de que la columna vertebral y la pelvis están en posición neutra. Lleve ambas piernas de 25 a 45 grados por delante de la línea del cuerpo, articulándolas desde las caderas y asegurándose de que el cuerpo permanece en posición neutra. Levante la cabeza y un brazo (codo flexionado sobre la esterilla). El otro brazo descansa hacia delante, con la palma de la mano hacia la esterilla. Manteniendo la pelvis inmóvil, rote lateralmente ambas piernas y flexione plantarmente los tobillos. Inspire para levantar la pierna superior hacia el techo.

⊳ **Paso 2**

Espire para hacer círculos con la pierna en una dirección. Repita los círculos 5 veces en una dirección y 5 en la otra.

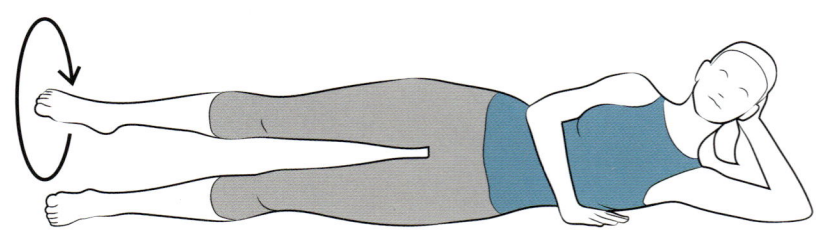

Repítalo hasta 10 veces en cada lado.

Variaciones

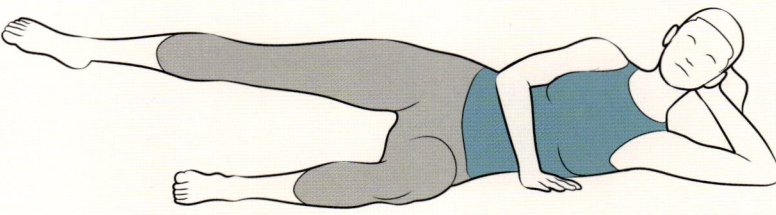

Si enderezar la pierna inferior desafía demasiado la estabilidad y el equilibrio, mantenga la pierna inferior flexionada en un ángulo de 90 grados para dar mayor soporte al cuerpo a medida que la pierna superior se mueve en círculo.

⊙ Círculos (rodilla flexionada)

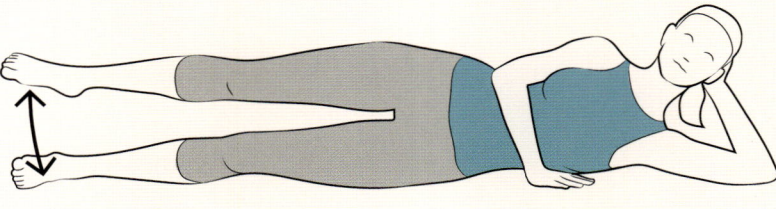

Para desafiar los aductores, lleve la pierna superior a la altura de la cadera y manténgala inmóvil. Eleve la pierna inferior hasta que toque la superior y luego baje lentamente la pierna inferior hasta la esterilla.

⊙ Elevación de aductores (piernas rectas)

⊘ Procure:

- Mantener la pelvis y la pierna inferior estables.

- Alargar activamente la pierna superior mientras se mueve en círculos.

- Limitar cualquier movimiento de la columna vertebral.

- Mantener una conexión activa en la cara interna de los muslos.

- Mantener la distancia entre la pelvis y la caja torácica.

- Concentrarse en usar una contracción abdominal adecuada y en llevar la pierna hacia arriba y hacia atrás lo suficiente como para limitar el movimiento de la pelvis y maximizar el estiramiento dinámico de los aductores y flexores de la cadera.

⊗ Evite:

- Permitir que el movimiento se realice en la zona lumbar.

- Acortar la cintura.

- Cargar demasiado peso sobre el brazo de apoyo.

⊕ Consejos útiles

- Si resulta incómodo tumbarse sobre un brazo flexionado, utilice unas almohadas pequeñas para apoyar la cabeza y relajar el brazo inferior por delante del cuerpo.

- Reduzca el número de repeticiones si los músculos de los glúteos se fatigan rápidamente. Aumente lentamente el número de repeticiones a medida que estos músculos se fortalezcan.

Beneficios

Los círculos laterales son un ejercicio excelente para fortalecer y movilizar las caderas y ayudar a desarrollar la estabilidad del core.

Precauciones

No realice este ejercicio si le resulta incómodo estar tendido de lado.

Si padece osteoporosis en la cadera, coloque un cojín entre las piernas para evitar la aducción de la cadera en la posición inicial.

Círculos

Los flexores laterales de la columna vertebral (oblicuos externos e internos) del lado más cercano a la esterilla se contraen concéntricamente para tirar de la pelvis ligeramente hacia arriba, hacia la caja torácica, de modo que cintura se separa de la esterilla. Los estabilizadores de la columna vertebral (erectores de la columna, semiespinoso de la cabeza, grupo vertebral posterior profundo, recto del abdomen y transverso abdominal) mantienen el cuerpo de lado y limitan el movimiento de la columna vertebral cuando la pierna se mueve en círculo. Los abductores de la cadera (glúteos medio y menor, tensor de la fascia lata y sartorio) elevan la pierna superior hasta la altura de la cadera. Simultáneamente, el cuádriceps femoral mantiene la rodilla recta y los flexores plantares del tobillo y el pie (gastrocnemio y sóleo) se contraen concéntricamente, mientras que el tibial anterior y el extensor largo de los dedos se contraen excéntricamente.

A medida que la pierna se mueve en círculo hacia el techo, los abductores de la cadera se acortan concéntricamente, mientras que los aductores de la cadera (aductor corto, aductor largo, aductor mayor y grácil) se alargan excéntricamente. Cuando la pierna retrocede, los flexores de la cadera (iliopsoas y recto femoral) se contraen excéntricamente y los extensores de la cadera (glúteo mayor e isquiotibiales) se contraen concéntricamente. Al bajar hacia la esterilla y luego hacia delante, los músculos trabajan de manera opuesta, completando el círculo.

Anatomía del ejercicio

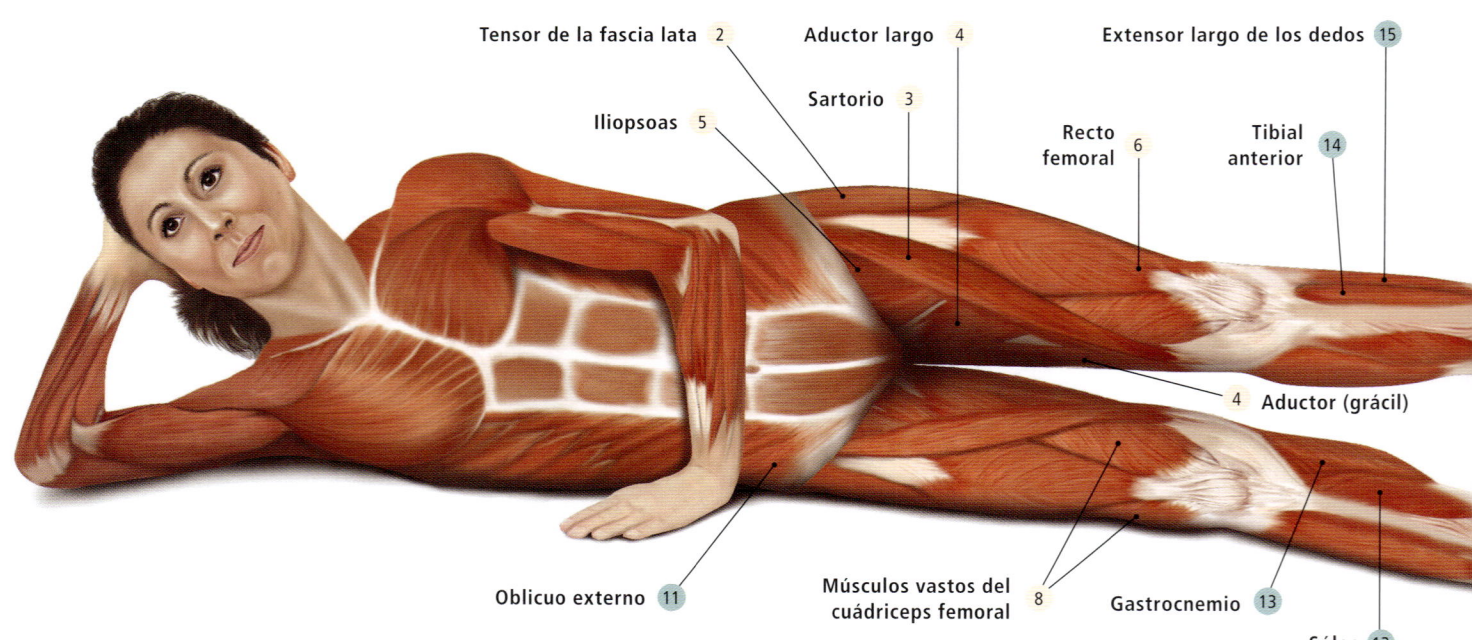

Tensor de la fascia lata 2

Aductor largo 4

Extensor largo de los dedos 15

Sartorio 3

Iliopsoas 5

Recto femoral 6

Tibial anterior 14

4 Aductor (grácil)

Oblicuo externo 11

Músculos vastos del cuádriceps femoral 8

Gastrocnemio 13

Sóleo 13

Actividad muscular	Motores principales	1 Glúteos medio y menor (no visibles) 2 Tensor de la fascia lata 3 Sartorio 4 Aductores de la cadera (aductor corto, aductor largo, aductor mayor, grácil) 5 Iliopsoas 6 Recto femoral 7 Glúteo mayor 8 Músculos vastos del cuádriceps femoral 9 Isquiotibiales (bíceps femoral, semitendinoso, semimembranoso)
	Músculos secundarios	10 Erectores de la columna (espinoso, longísimo, iliocostal) situados en profundidad bajo el dorsal ancho 11 Oblicuos externos e internos (no visibles) 12 Cuadrado lumbar (no visible) 13 Gastrocnemio y sóleo 14 Tibial anterior 15 Extensor largo de los dedos
	Columna y pelvis	La columna está en posición neutra; también puede estar en flexión lateral dependiendo de la posición inicial. La pierna superior se mueve en el plano frontal y sagital. La pelvis está en posición neutra.

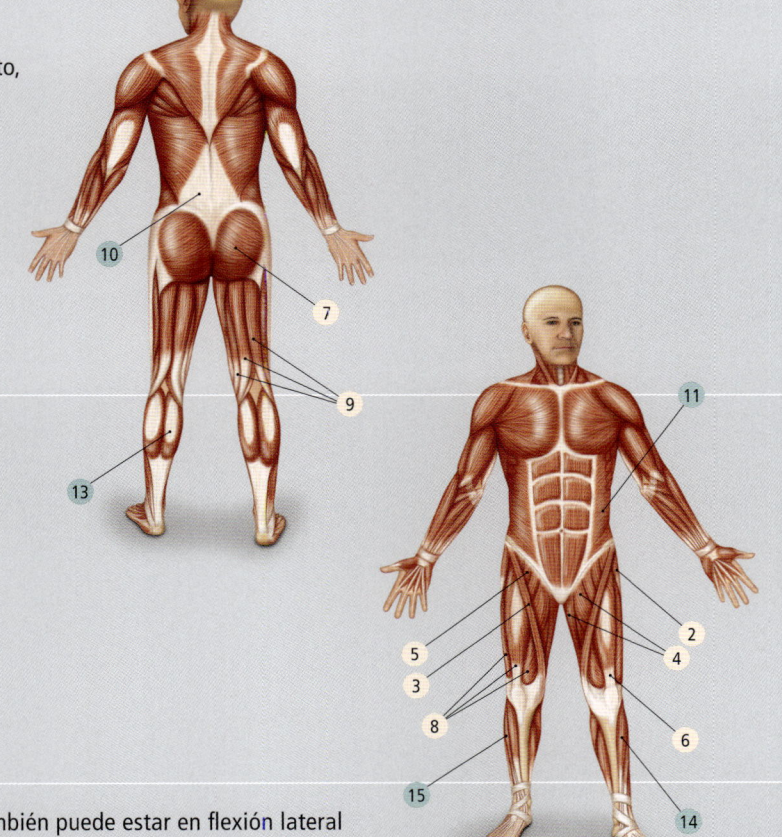

No visible desde esta perspectiva:

1 **Glúteos medio y menor**
4 **Aductores de la cadera (aductor corto, aductor mayor)**
7 **Glúteo mayor**
9 **Isquiotibiales (bíceps femoral, semitendinoso, semimembranoso)**
10 **Erectores de la columna (espinoso, longísimo, iliocostal)**
11 **Oblicuo interno**
12 **Cuadrado lumbar**

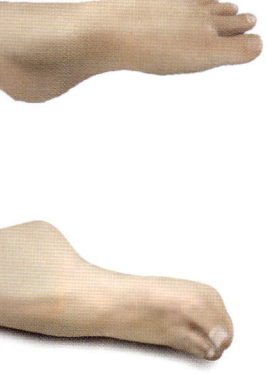

⊕ **Accesorios**

Coloque una pelota pequeña de pilates sobre la esterilla, delante del pecho, y ponga la mano superior sobre la pelota para proporcionar estabilidad a la columna vertebral a medida que la pierna se mueve en círculos.

En cuadrupedia

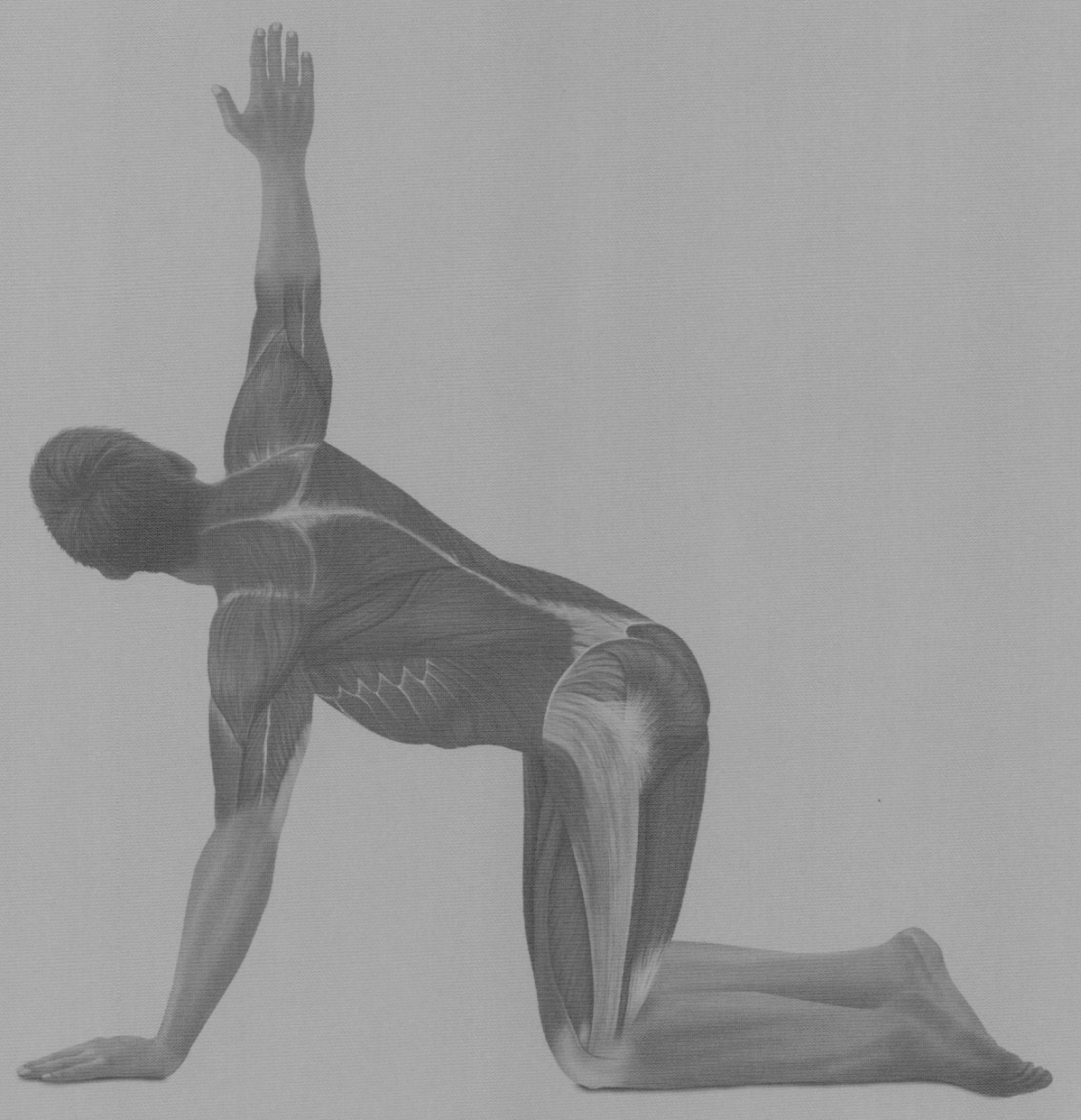

Alineación neutra en cuadrupedia

Las muñecas deben alinearse con los hombros y las rodillas con las caderas, y todos los puntos de contacto tiene que estar firmemente anclados en la esterilla. Hay que relajar los dedos de los pies, con los empeines y las espinillas apoyados en la esterilla. La coronilla debe extenderse hacia adelante, con la mirada entre las manos. Para fomentar la alineación entre la columna cervical y la torácica, evite dejar caer el cuello. Las escápulas deben permanecer separadas y extendidas a lo ancho de la espalda, y los hombros, dirigirse hacia abajo, alejados de las orejas. Visualice la curvatura de la columna lumbar, con el coxis apuntando hacia la parte posterior de la esterilla.

Encontrar una columna neutra en cuadrupedia puede ser un desafío sin el apoyo físico de la esterilla. En su lugar, se debe visualizar y sentir la posición correcta de la columna. Para ayudar a mantener la alineación correcta de la columna, la caja torácica se dirige hacia la línea media del cuerpo y los músculos abdominales se contraen para evitar que la columna se hunda hacia la esterilla.

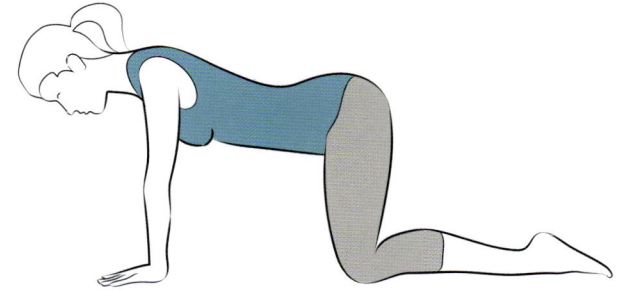

Enhebrar la aguja

Enhebrar la aguja es un ejercicio contemporáneo del pilates. Esta acción genera bienestar general y es ideal para movilizar la columna a través de una rotación suave. Rotar el torso y elevar el brazo hacia el techo permite abrir el pecho y los hombros. Además, este ejercicio contribuye a mejorar la estabilidad del hombro, ya que el brazo de soporte debe sostener el peso de la parte superior del cuerpo durante la ejecución. Una suave activación abdominal y la participación del deltoides y el tríceps del brazo de apoyo son necesarias para mantener la alineación correcta de la columna y la estabilización de las escápulas, haciendo que el ejercicio sea perfecto para fomentar un desarrollo gradual de la fuerza, combinado con la coordinación del movimiento y la respiración.

Cómo hacerlo

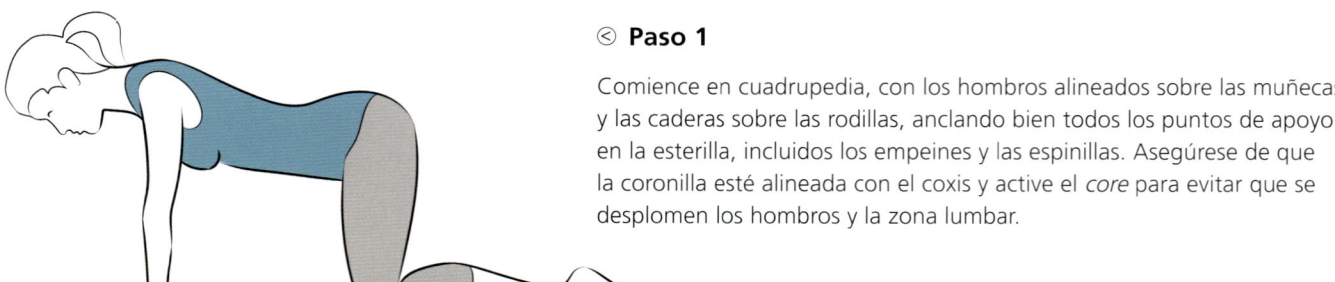

⊘ Paso 1

Comience en cuadrupedia, con los hombros alineados sobre las muñecas y las caderas sobre las rodillas, anclando bien todos los puntos de apoyo en la esterilla, incluidos los empeines y las espinillas. Asegúrese de que la coronilla esté alineada con el coxis y active el *core* para evitar que se desplomen los hombros y la zona lumbar.

⊙ Paso 2

Inspire para prepararse y espire mientras levanta la mano derecha de la esterilla, con la palma hacia arriba, y la pasa por debajo del brazo izquierdo hasta que el brazo derecho quede completamente extendido. Simultáneamente, haga rotar de forma progresiva la cabeza, la columna cervical y la torácica hacia la izquierda mientras desliza el brazo. El codo del brazo izquierdo está doblado y la palma de la mano izquierda permanece plana sobre la esterilla.

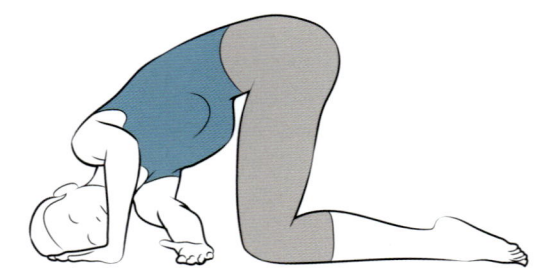

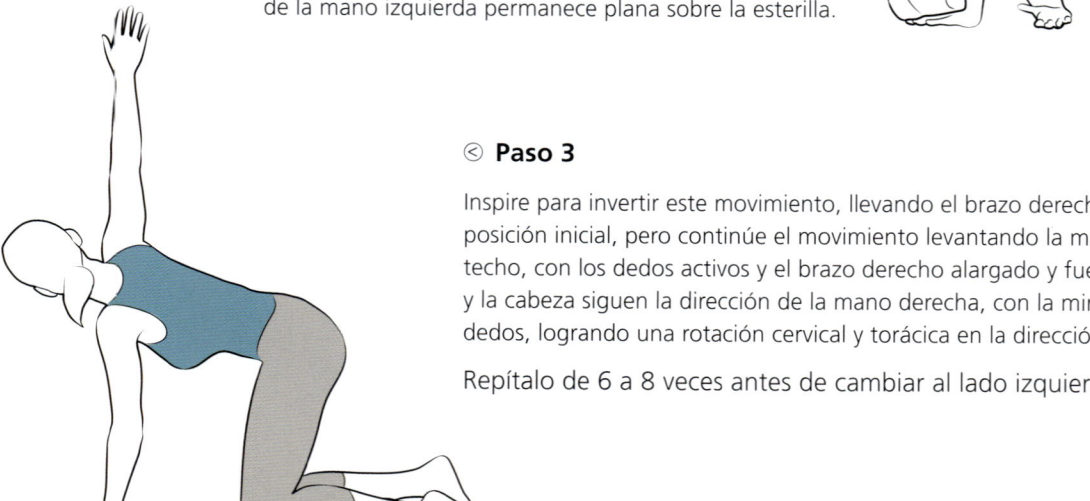

⊘ Paso 3

Inspire para invertir este movimiento, llevando el brazo derecho hacia la posición inicial, pero continúe el movimiento levantando la mano hacia el techo, con los dedos activos y el brazo derecho alargado y fuerte. El tronco y la cabeza siguen la dirección de la mano derecha, con la mirada hacia los dedos, logrando una rotación cervical y torácica en la dirección opuesta.

Repítalo de 6 a 8 veces antes de cambiar al lado izquierdo.

Variaciones

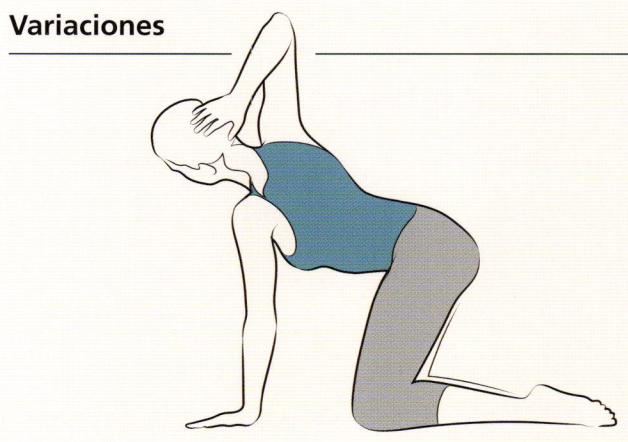

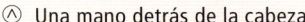
⊘ Una mano detrás de la cabeza

Para concentrarse en la rotación cervical y torácica, coloque una mano detrás de la cabeza a fin de reducir la carga y gire la columna alejándola del brazo de apoyo que está en la esterilla.

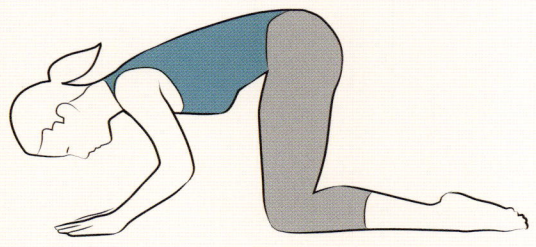
⊘ Descenso de tríceps

Como ejercicio preparatorio, mantenga ambas manos sobre la esterilla y la columna en posición neutra, doble los codos y baje la columna hacia la esterilla, articulando las caderas. Presione con las manos para enderezar los brazos y volver a la posición inicial.

⊘ Procure:

- Asegurarse de que la cabeza, el cuello y la columna roten de manera progresiva cuando el brazo en movimiento se deslice por debajo del hombro de apoyo al regresar a la posición inicial.

⊗ Evite:

- Dejar caer los hombros, asegurando que las escápulas están extendidas.

- Hiperextender los codos. Compruebe que los pliegues internos de los codos estén encarados y no mirando hacia adelante. Esto ayudará a mantener la activación de los brazos y los hombros, en lugar de hiperextender los codos.

- Dirigir el coxis hacia el techo. Esto puede ser debido a una activación insuficiente de los músculos abdominales para sostener la columna. En su lugar, procure alinear el coxis con la coronilla.

⊕ Consejos útiles

- Si siente demasiada presión en las muñecas o si no tiene suficiente fuerza en los brazos, realice el ejercicio de pie, apoyando las palmas de las manos en una pared y colocando los pies cerca de esta. Con el tiempo y la práctica, puede alejar los pies un poco más de la pared para aumentar la presión sobre los brazos.

- Para evitar sobrecargar el hombro de apoyo o tensar el cuello, lleve la pelvis un poco hacia los tobillos, lo que permitirá un movimiento libre y fluido del brazo en movimiento (piense en mantener las caderas alineadas con las rodillas en todo momento).

Beneficios

Enhebrar la aguja moviliza la columna mediante rotación. Los movimientos suaves a través de la columna estimulan el suministro de sangre a los discos intervertebrales, ayudando a aliviar cualquier incomodidad en la columna.

El ejercicio Enhebrar la aguja fomenta el fortalecimiento del hombro, de la parte superior del brazo y de la muñeca del brazo de apoyo sin ejercer demasiada tensión en la parte superior del cuerpo.

Precauciones

Los ejercicios en cuadrupedia deben evitarse si existen problemas en las muñecas o si el hecho de apoyar el peso sobre las rodillas causa molestia.

Enhebrar la aguja

Mantener la posición en cuadrupedia requiere que los extensores de la columna (erectores de la columna [espinoso, longísimo, iliocostal] y semiespinoso de la cabeza) y los flexores de la columna (recto abdominal y oblicuos externo e interno) se contraigan de manera isométrica. Simultáneamente, los flexores del hombro (deltoides anterior) y los abductores escapulares (serrato anterior) se contraen isométricamente para garantizar la estabilización de las escápulas y evitar que se hundan las articulaciones de los hombros. Los extensores del codo (tríceps braquial) se contraen de forma concéntrica para flexionar los codos y comenzar a bajar la parte superior del cuerpo, mientras que los rotadores de la columna (oblicuos externo e interno) del lado opuesto se contraen de manera concéntrica para rotar la columna y bajarla hacia la esterilla. Los flexores de la cadera (iliopsoas y recto femoral) se contraen de forma concéntrica para bajar la pelvis y la columna hacia la esterilla.

Esta acción trabaja después en oposición para enderezar el codo y fomentar la rotación del torso, abriendo el pecho y elevando el brazo en movimiento hacia el techo. El extensor del codo (tríceps braquial) se contrae de manera excéntrica para enderezar el brazo y levantar la parte superior del cuerpo alejándola de la esterilla. Los rotadores de la columna (oblicuos externo e interno) del lado opuesto se contraen excéntricamente mientras el brazo en movimiento se eleva hacia el techo.

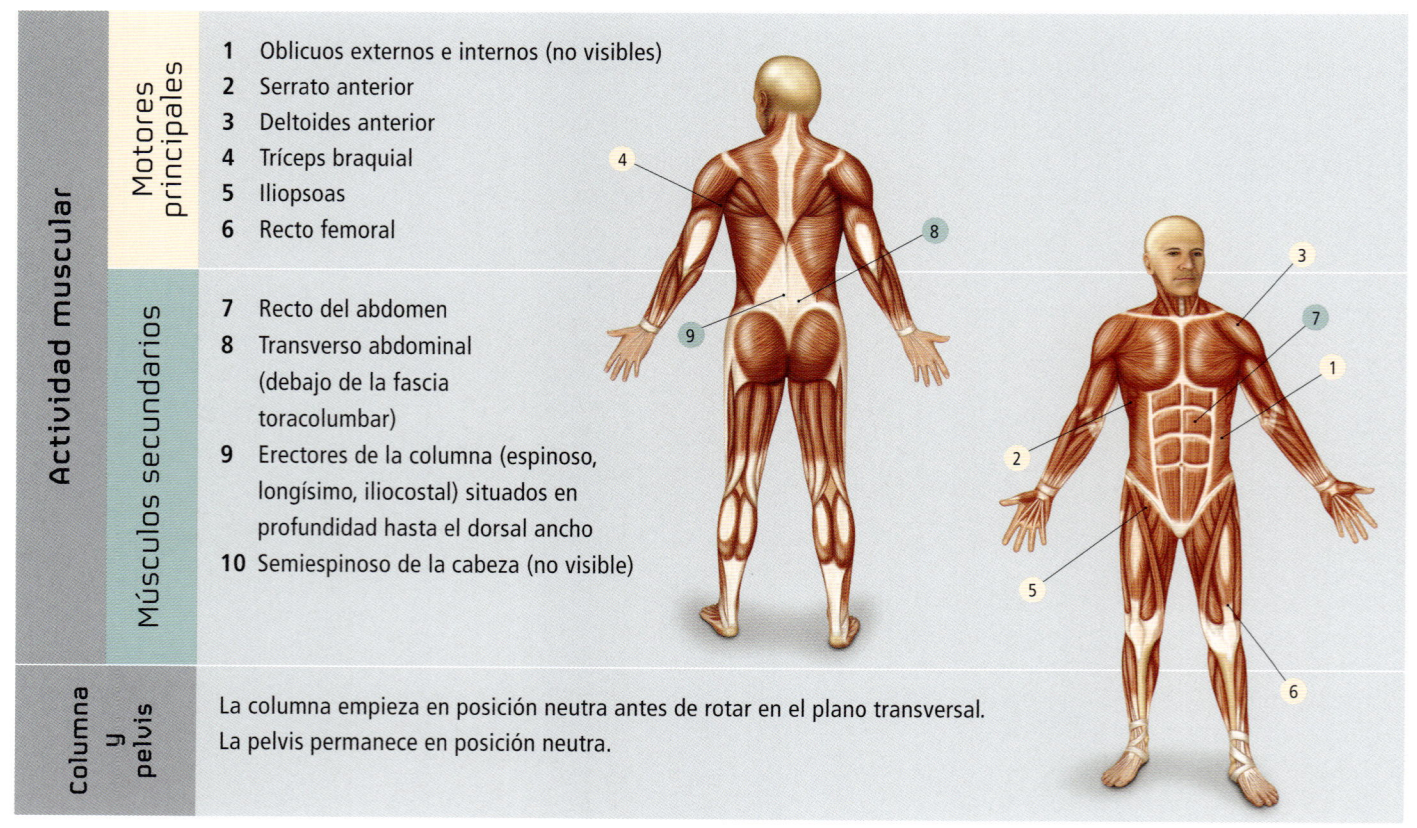

Actividad muscular		
Motores principales	**1**	Oblicuos externos e internos (no visibles)
	2	Serrato anterior
	3	Deltoides anterior
	4	Tríceps braquial
	5	Iliopsoas
	6	Recto femoral
Músculos secundarios	**7**	Recto del abdomen
	8	Transverso abdominal (debajo de la fascia toracolumbar)
	9	Erectores de la columna (espinoso, longísimo, iliocostal) situados en profundidad hasta el dorsal ancho
	10	Semiespinoso de la cabeza (no visible)
Columna y pelvis		La columna empieza en posición neutra antes de rotar en el plano transversal. La pelvis permanece en posición neutra.

Anatomía del ejercicio

⊘ Progresión

Extienda la pierna opuesta a la mano en movimiento hacia atrás, por detrás de la cadera, y apoye los dedos de los pies para estabilizar la pierna. Esto requiere una mayor activación del *core* para mantener el equilibrio.

⊕ Accesorios

Añada una pequeña pesa al brazo en movimiento. Esto favorece una mejor conexión entre la muñeca y el hombro, ayudando a formar una línea recta entre ambos. El uso de una pesa también contribuye a aumentar la fuerza de los brazos de manera simultánea.

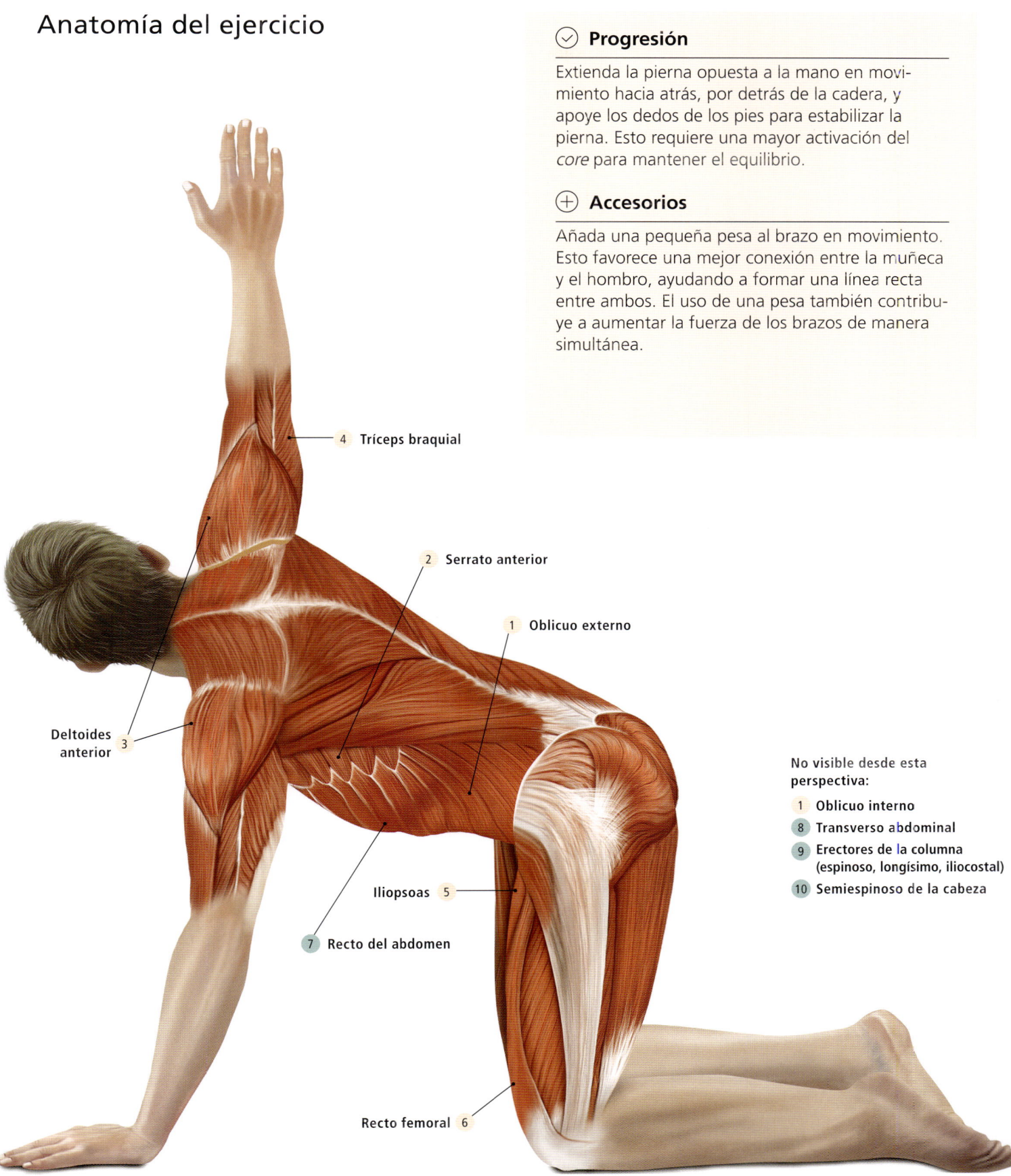

4 Tríceps braquial

2 Serrato anterior

1 Oblicuo externo

Deltoides anterior 3

Iliopsoas 5

7 Recto del abdomen

Recto femoral 6

No visible desde esta perspectiva:

1 Oblicuo interno

8 Transverso abdominal

9 Erectores de la columna (espinoso, longísimo, iliocostal)

10 Semiespinoso de la cabeza

Tirón de pierna en pronación

El Tirón de pierna en pronación es un ejercicio clásico del pilates. Se centra en la estabilidad de la pelvis, la columna y las escápulas. El ejercicio comienza en la posición de soporte frontal. La pelvis y la columna permanecen en posición neutra, mientras la parte frontal del cuerpo resiste activamente la fuerza de la gravedad que lo lleva hacia la esterilla. Las escápulas están bien abiertas en la parte posterior del cuerpo. Las piernas se elevan alternadamente, fortaleciendo los glúteos, los isquiotibiales y los músculos de la pantorrilla, al tiempo que desafían la estabilidad necesaria para mantener la posición de soporte frontal.

Cómo hacerlo

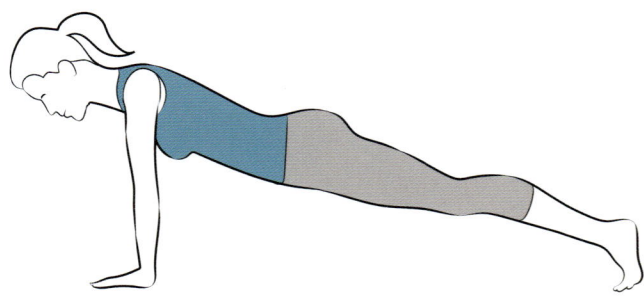

⊗ Paso 1

Comience en posición de soporte frontal (también conocida como plancha), procurando que las orejas, los lados de los hombros, la pelvis, las rodillas y los tobillos estén alineados. El peso recae sobre las manos, las almohadillas de los pies y los dedos de los pies, con la columna en posición neutra. Las escápulas están bien extendidas.

⊗ Paso 2

Inspire para prepararse y espire mientras activa el *core* y levanta la pierna derecha de la esterilla, alineando los dedos del pie derecho con la cadera derecha, sin dejar caer la zona lumbar. Inspire para bajar la pierna derecha a la posición inicial.

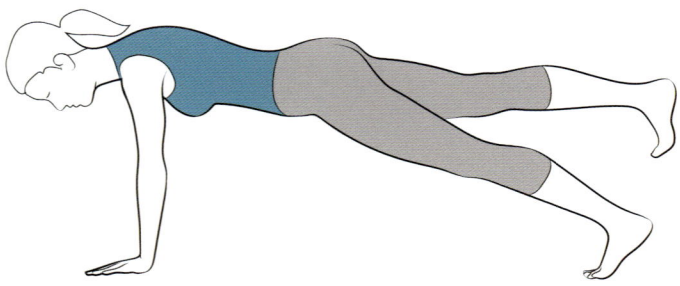

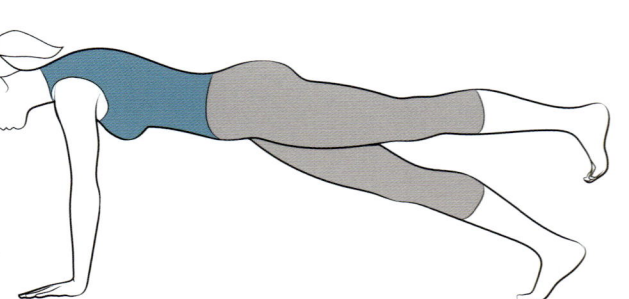

⊗ Paso 3

Inspire para prepararse y espire mientras activa el *core* y levanta la pierna izquierda de la esterilla, alineando los dedos del pie izquierdo con la cadera izquierda, sin dejar caer la zona lumbar. Inspire para bajar la pierna izquierda a la posición inicial.

Repítalo 5 veces con cada pierna.

En el repertorio clásico, regrese a la posición de soporte frontal y doble los brazos por los codos, bajando el cuerpo lentamente hacia la esterilla, asegurándose de mantener una conexión adecuada con el núcleo en todo momento. Una vez en la esterilla, póngase boca arriba, coloque las manos debajo de los hombros con los dedos apuntando hacia atrás y mantenga las piernas extendidas, preparándose para el Tirón de pierna de espaldas (pág. 106).

Variaciones

Para desafiar la estabilidad del cuerpo en cuadrupedia, eleve las rodillas y manténgalas suspendidas a unos 2 cm de la esterilla, procurando que la columna y la pelvis permanezcan inmóviles.

Para desafiar la estabilidad del cuerpo en cuadrupedia mientras se mueven las piernas y los brazos, comience extendiendo el brazo derecho hacia adelante, en dirección a la parte superior de la esterilla. Simultáneamente, extienda la pierna izquierda hacia atrás, hacia el otro extremo de la esterilla, manteniendo los dedos alineados con la cadera. Una vez que el brazo y la pierna estén extendidos, eleve el brazo desde el hombro y la pierna desde la cadera, aumentando la activación de los abdominales para evitar que la columna se extienda hacia la esterilla o se desplome en la zona lumbar. Devuelva el brazo y la pierna a la posición inicial y alterne los lados, procurando no alterar la transición del peso desde el centro del cuerpo.

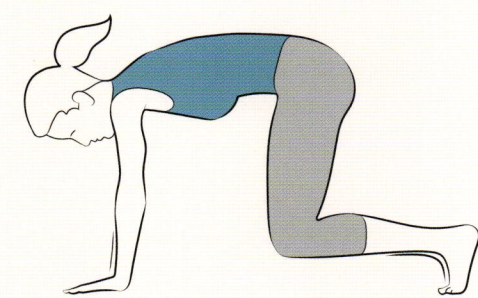

⊙ Rodillas en suspensión

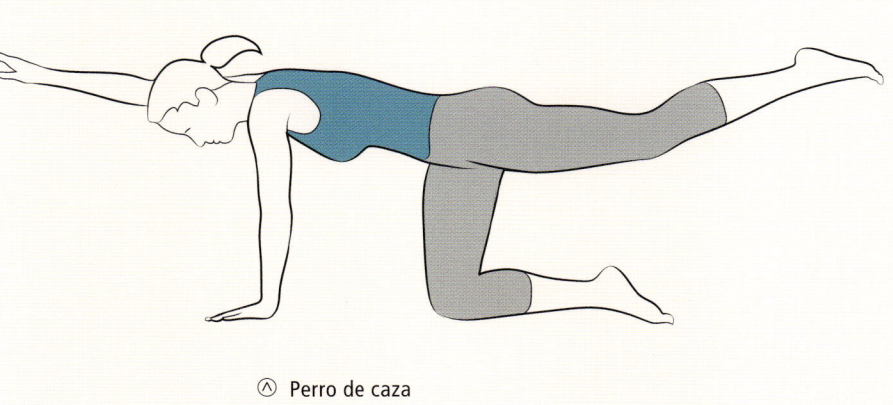

⊙ Perro de caza

⊙ **Procure:**

- Mantener el pecho elevado lejos de la esterilla.

- Activar bien el core para mantener la columna en posición neutra.

- Mantener la columna cervical alineada con la torácica, con la mirada en la esterilla, entre las manos.

⊗ **Evite:**

- Arquear la parte baja de la espalda.

- Dejar caer los hombros.

- Hiperextender las articulaciones de los codos.

⊕ **Consejos útiles**

- El Tirón de pierna en pronación puede realizarse sobre los nudillos o antebrazos para evitar poner demasiado peso en las muñecas. También puede ejecutarse de pie contra una pared para reducir aún más la carga en las muñecas.

- El ejercicio puede realizarse con la rodilla de apoyo flexionada sobre la esterilla. A medida que aumenta la capacidad de mantener la estabilidad escapular y se desarrolla la fuerza del *core* necesaria, comience a mover la rodilla más allá de la línea de la cadera hasta que la pierna esté completamente extendida en la posición de plancha deseada.

Beneficios

El Tirón de pierna en pronación fomenta la activación de los músculos del core y mejora la estabilización de las escápulas y la pelvis al mantener la posición de plancha.

Precauciones

Este ejercicio debe evitarse en personas que no puedan soportar peso sobre las muñecas o que tengan dolor debido a inestabilidad en los hombros.

Tirón de pierna en pronación

Mantener el cuerpo en la posición de soporte frontal requiere la contracción isométrica de los estabilizadores posteriores de la columna (erectores de la columna), los estabilizadores anteriores de la columna (recto abdominal, transverso abdominal y oblicuos externo e interno) y los abductores escapulares (serrato anterior y pectoral menor). Mantener las piernas estiradas y fuertes requiere la contracción isométrica de los extensores de la rodilla (cuádriceps femoral). Apoyar los dedos de los pies en la esterilla para soportar el peso del cuerpo implica la contracción concéntrica de los flexores dorsales del tobillo (tibial y extensor largo de los dedos). Extender los brazos en los codos activa los extensores del codo (tríceps braquial), mientras que mantener los brazos estirados, desde los hombros hasta las muñecas, requiere la contracción isométrica de los flexores del hombro (deltoides y pectoral mayor).

Al levantar la pierna en movimiento de la esterilla, los flexores plantares del tobillo-pie (gastrocnemio y sóleo) ponen los dedos en punta, y los extensores de la cadera (glúteo mayor e isquiotibiales [bíceps femoral, semitendinoso y semimembranoso]) se contraen de manera concéntrica para levantar la pierna desde la cadera, evitando que el peso recaiga en la zona lumbar.

⊕ **Accesorios**

Colocar una cinta de resistencia alrededor del exterior de los muslos aumenta la carga sobre los glúteos e isquiotibiales de la pierna que se está levantando.

Anatomía del ejercicio

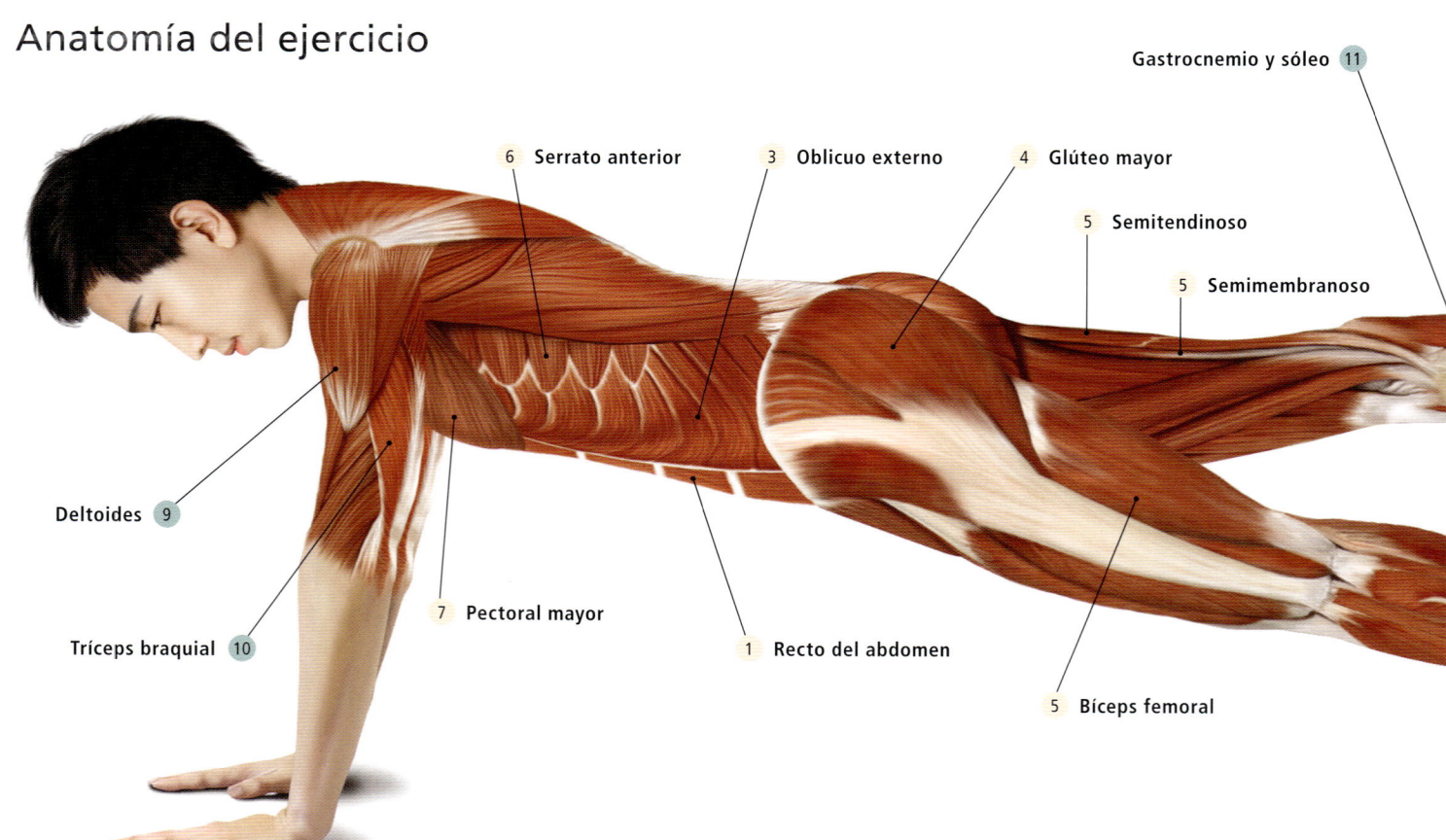

Gastrocnemio y sóleo 11

6 Serrato anterior

3 Oblicuo externo

4 Glúteo mayor

5 Semitendinoso

5 Semimembranoso

Deltoides 9

7 Pectoral mayor

Tríceps braquial 10

1 Recto del abdomen

5 Bíceps femoral

Actividad muscular

Motores principales

1 Recto del abdomen
2 Transverso abdominal
(debajo de la fascia toracolumbar)
3 Oblicuos externos e internos
(no visibles)
4 Glúteo mayor
5 Isquiotibiales (bíceps femoral,
semitendinoso, semimembranoso)
6 Serrato anterior
7 Pectoral mayor y menor

Músculos secundarios

8 Erectores de la columna situados
en profundidad hasta el dorsal ancho
9 Deltoides
10 Tríceps braquial
11 Gastrocnemio y sóleo
12 Tibial anterior
13 Extensor largo de los dedos

Columna y pelvis

La columna y la pelvis están en posición neutra.

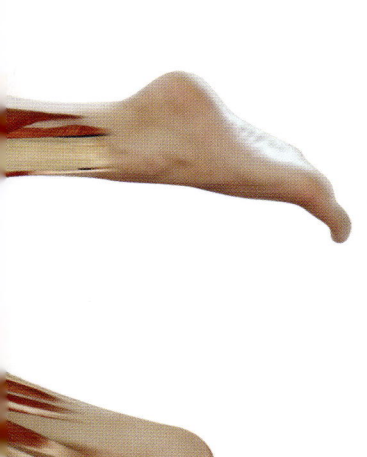

No visible desde esta perspectiva:

2 **Transverso abdominal**
3 **Oblicuo interno**
8 **Erectores de la columna**
12 **Tibial anterior**
13 **Extensor largo de los dedos**

⊘ Progresión

- Entre cada elevación y descenso de las piernas, se puede añadir una Flexión para aumentar la fuerza en los hombros y el pecho, y para continuar activando el core, a fin de mantener la altura del pecho y la longitud de la columna.

- Cuando la pierna esté levantada, haga oscilar el peso hacia adelante y hacia atrás sobre los dedos de los pies de apoyo, desplazando el peso por delante y por detrás de la línea de las muñecas, para desafiar aún más la conexión entre la parte superior del cuerpo y el core.

- Realice el ejercicio sobre los antebrazos. Esto requiere una mayor activación de los oblicuos externo e interno para mantener la estabilidad del core.

En pronación

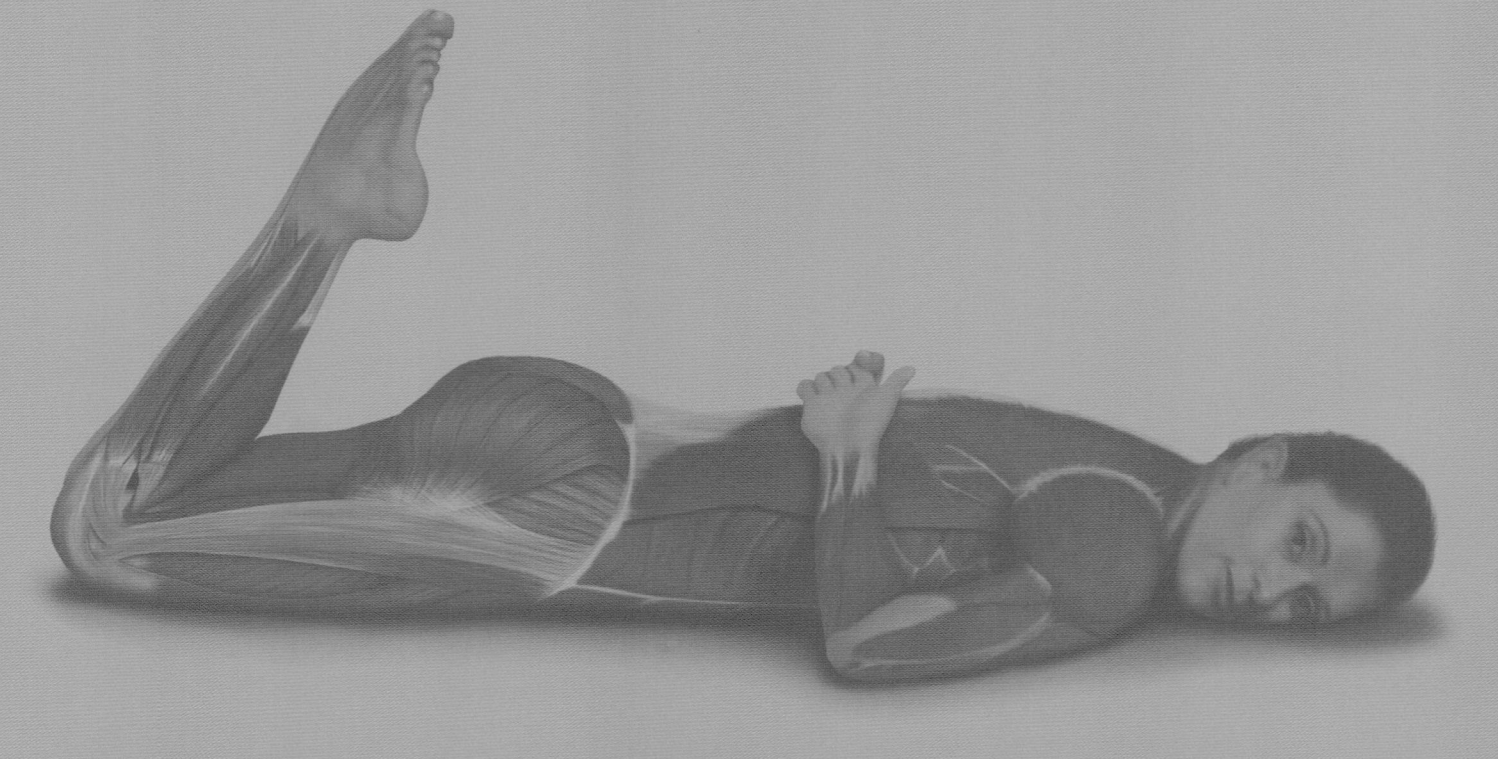

Alineación neutra en pronación

Cuando se está boca abajo, la caja torácica debe dirigirse suavemente hacia la línea media del cuerpo, con énfasis en que el pecho descienda suavemente hacia la esterilla. El coxis debe apuntar hacia la parte inferior de la esterilla, mientras que los músculos abdominales se contraen suavemente para mantener una posición neutra de la pelvis y la columna. Las piernas tienen que extenderse desde las caderas y las rodillas, y pueden moverse en aducción o en abducción, dependiendo de la posición inicial del ejercicio que se vaya a realizar.

La posición de los brazos también puede variar según el ejercicio que se vaya a comenzar. Los brazos pueden estar:

- Con los codos doblados y hacia los lados, las manos planas sobre la esterilla y la frente descansando sobre el dorso de las manos o directamente sobre la esterilla (dependiendo de la amplitud de los hombros y de la distancia entre las manos).

- Extendidos hacia abajo junto al cuerpo, con las palmas hacia arriba (como se muestra en la ilustración).

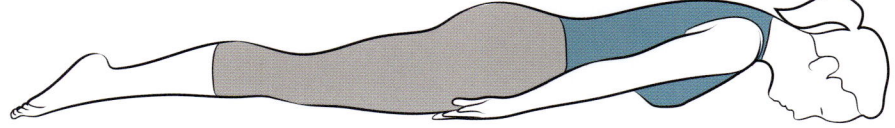

Dardo

El Dardo es un ejercicio contemporáneo del pilates. Los extensores de la columna se contraen activamente para mantener la columna torácica y cervical fuera de la esterilla, lo que convierte a esta acción en una excelente herramienta para mejorar la alineación postural y fortalecer toda la columna. El uso de los músculos abdominales para estabilizar la zona lumbar es esencial en este ejercicio, no solo para proteger la parte baja de la espalda, sino también para ejecutar de manera óptima ejercicios más desafiantes que impliquen extensión de la columna, como el Salto del ángel (pág. 148), la Cobra (pág. 149) y la Patada con piernas juntas (pág. 152).

Cómo hacerlo

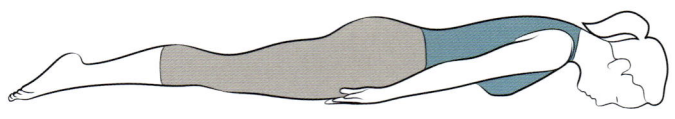

⊙ Paso 1

Tiéndase boca abajo apoyando la frente en la esterilla. Repliegue ligeramente el coxis para llevar la pelvis a una posición neutra. Coloque la frente sobre un cojín pequeño si es necesario y extienda los brazos a los lados del cuerpo, con las palmas hacia arriba. Mantenga las piernas paralelas, separadas al ancho de las caderas y relajadas, con los dedos gordos de los pies tocándose.

⊙ Paso 2

Inspire para prepararse. Permita que la nariz quede suspendida justo por encima del suelo, manteniendo la punta apuntando hacia la esterilla. Presione el hueso púbico contra la esterilla y alargue las piernas hacia atrás. Espire y levante lentamente el cuello y luego el pecho de la esterilla, extendiendo la columna cervical y torácica progresivamente. Sienta cómo las costillas inferiores y el hueso púbico permanecen conectados con la esterilla.

Al mismo tiempo, alargue los brazos hacia atrás y levántelos ligeramente de la esterilla, girando las palmas hacia dentro mirando al cuerpo. Simultáneamente, junte los talones y conecte las caras internas de los muslos en una posición paralela, manteniendo los pies en contacto con la esterilla. Inspire para mantener la posición alargada de la columna, sintiendo la longitud desde la coronilla hasta los dedos de los pies.

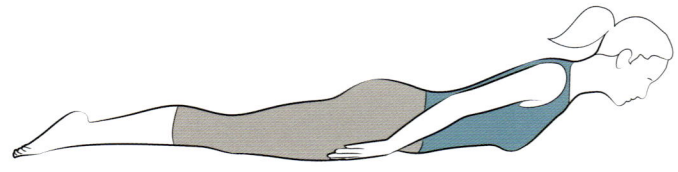

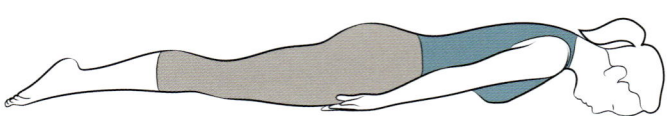

⊙ Paso 3

Espire y comience a bajar el pecho hacia la esterilla, seguido por el cuello y finalmente repliegue la barbilla para volver a poner la frente sobre la esterilla. Al mismo tiempo, gire las palmas de las manos hacia el techo y relaje las piernas, permitiendo que los talones se abran.

Repítalo hasta 8 veces.

Variaciones

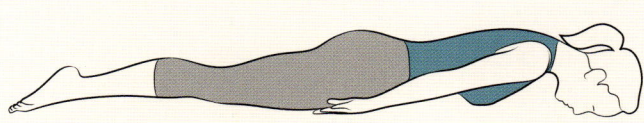

⊗ El Dardo solo piernas

Si extender la parte superior de la columna no le resulta cómodo, mantenga esta en posición neutra sobre la esterilla y realice únicamente el movimiento de las piernas.

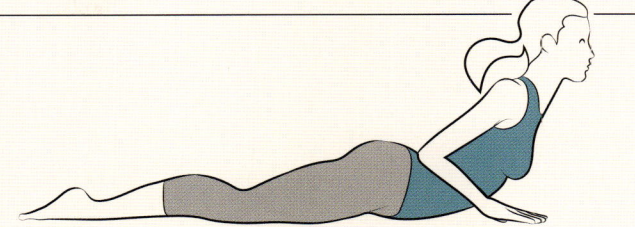

⊗ Preparación para la Cobra

Si necesita soporte para extender la parte superior de la columna, flexione los codos a un ángulo de 90 grados y coloque las palmas de las manos sobre la esterilla. Levante suavemente la cabeza, el cuello y la columna torácica de manera progresiva, alejándolos de la esterilla. Devuelva la columna a la esterilla, iniciando el movimiento desde el centro.

⊘ Procure:

- Iniciar el movimiento levantando primero la cabeza y luego el cuello.

- Mantener baja la elevación de la parte superior de la columna para no comprimir la zona lumbar.

- Mantener las costillas inferiores y los pies sobre la esterilla en todo momento.

- Mantener un nivel constante y adecuado de conexión con los músculos abdominales profundos y el suelo pélvico.

- Mantener longitud y energía en las piernas.

- Volver a la esterilla con control y alargando la columna.

⊗ Evite:

- Levantar demasiado la columna.

- Hiperextender la columna cervical; mantenga la mirada hacia abajo sobre la esterilla.

- Elevarse desde la zona lumbar.

- Hiperextender las rodillas.

- Sentir tensión en las piernas; el movimiento de las piernas debe ser pequeño y la conexión sutil.

⊕ Consejos útiles

- Si estar en pronación le resulta incómodo en la zona lumbar o encontrar la pelvis neutra es un desafío, coloque un cojín delgado debajo de la pelvis.

- Aquellas personas con dolor lumbar pueden comenzar con las piernas juntas y en paralelo.

Beneficios

El Dardo ayuda a fortalecer los músculos de la espalda y las piernas, al mismo tiempo que moviliza la columna cervical y torácica en extensión. También contribuye a desarrollar estabilidad en la pelvis.

El Dardo puede aliviar el dolor de espalda al fortalecer la columna y los músculos que la rodean.

Precauciones

Las personas que no deban apoyar la frente en el suelo, no deben realizar este ejercicio.

Dardo

A medida que la columna cervical y torácica se extiende, los extensores de la columna, incluidos los erectores de la columna (espinoso, longísimo e iliocostal), el semiespinoso de la cabeza y el grupo vertebral posterior profundo (interespinosos, intertransversos, rotadores y multífidos), se acortan mediante una contracción concéntrica. El recto abdominal, el transverso abdominal, los oblicuos externo e interno y el dorsal ancho trabajan de manera excéntrica durante la fase ascendente y luego estabilizan esta posición. La pelvis permanece en posición neutra.

Cuando los brazos rotan, el dorsal ancho y los abductores del hombro (redondo mayor y deltoides) extienden el hombro, mientras que el trapecio medio e inferior retraen las escápulas. El tríceps braquial mantiene el codo extendido. Los músculos glúteos se activan para estabilizar la pelvis. El glúteo mayor y los isquiotibiales se contraen, al igual que el aductor mayor, para mantener conectadas las caras internas de los muslos. Los flexores plantares del tobillo-pie (gastrocnemio, sóleo y peroneo largo) se activan para poner los pies en punta. Al devolver la columna a la posición inicial, la columna cervical y torácica se flexiona y los extensores de la columna trabajan de forma excéntrica para bajarla mientras los músculos abdominales proporcionan soporte.

⊘ **Progresión**

Para desafiar aún más a los extensores de la columna, gire las palmas de las manos para que miren hacia la esterilla. Los brazos (uno o ambos) pueden levantarse hacia los lados, manteniéndolos más bajos que los hombros (formando una «T») antes de llevarlos nuevamente hacia los lados del cuerpo.

Anatomía del ejercicio

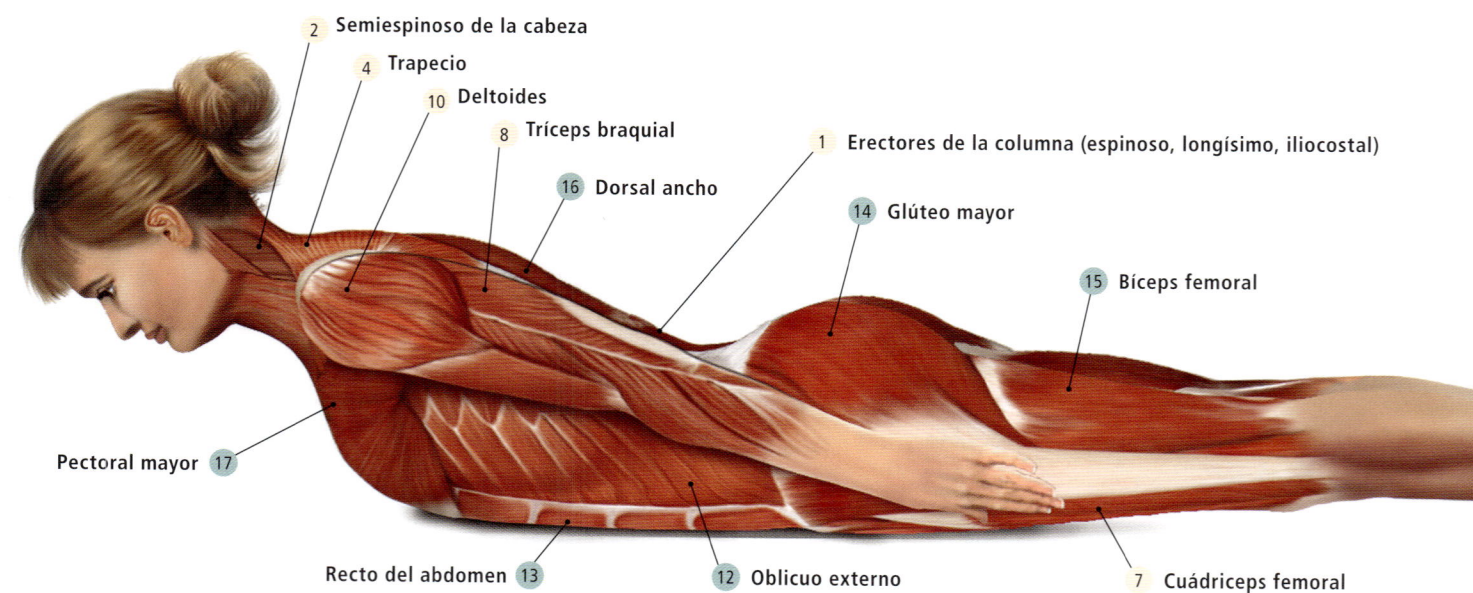

2 Semiespinoso de la cabeza
4 Trapecio
10 Deltoides
8 Tríceps braquial
16 Dorsal ancho
1 Erectores de la columna (espinoso, longísimo, iliocostal)
14 Glúteo mayor
15 Bíceps femoral
Pectoral mayor 17
Recto del abdomen 13
12 Oblicuo externo
7 Cuádriceps femoral

Actividad muscular

Motores principales

1 Erectores de la columna (espinoso, longísimo,iliocostal) situados en profundidad hasta el dorsal ancho
2 Semiespinoso de la cabeza (no visible)
3 Grupo vertebral posterior profundo (interespinosos, intertransversos, rotadores y multífidos)
4 Trapecio
5 Romboides (no visible)
6 Aductores de la cadera (aductor corto, aductor largo, aductor mayor, grácil)
7 Cuádriceps femoral
8 Tríceps braquial
9 Redondo mayor
10 Deltoides

Músculos secundarios

11 Transverso abdominal (debajo de la fascia toracolumbar)
12 Oblicuos externos e internos (no visibles)
13 Recto del abdomen
14 Glúteo mayor
15 Isquiotibiales (bíceps femoral, semitendinoso, semimembranoso)
16 Dorsal ancho
17 Pectoral mayor y menor (esternal y clavicular)
18 Trapecio medio e inferior
19 Gastrocnemio y sóleo
20 Peroneo largo

Columna y pelvis

La columna torácica y cervical está en extensión. La columna se desplaza en el plano sagital.
La pelvis permanece en posición neutra.

No visible desde esta perspectiva:

3 Grupo vertebral posterior profundo (interespinosos, intertransversos, rotadores y multífidos)
5 Romboides
6 Aductores de la cadera (aductor corto, aductor largo, aductor mayor, grácil)
9 Redondo mayor
11 Transverso abdominal
12 Oblicuo interno
18 Trapecio medio e inferior
19 Gastrocnemio y sóleo
20 Peroneo largo

⊕ **Accesorios**

Coloque una pelota pequeña de pilates debajo del esternón y un cojín bajo la frente para crear una superficie inestable y una base de apoyo reducida y así desafiar el equilibrio y el control del cuerpo, al tiempo que se aumenta la propiocepción. Además, ayuda a mejorar la amplitud de movimiento de la columna.

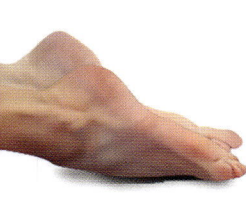

Salto del ángel

El Salto del ángel es un ejercicio clásico del pilates. Los extensores de la columna se contraen activamente para mantener la columna fuera de la esterilla, lo que convierte a este ejercicio en una excelente herramienta para mejorar la alineación postural, fortalecer toda la columna y aumentar la resistencia muscular. El objetivo del Salto del ángel es lograr una posición alargada y arqueada de los brazos, la columna y las piernas, y mantener esta forma mientras el cuerpo se balancea hacia adelante y hacia atrás apoyado en su parte frontal. Este ejercicio requiere una excelente articulación de la columna, una profunda conexión abdominal y oblicua, una colocación correcta de las escápulas y fuerza en los extensores de la cadera. El Salto del ángel solo debe realizarse después de haber adquirido destreza en ejercicios más sencillos.

Cómo hacerlo

⊗ Paso 1

Tiéndase boca abajo con la pelvis y la columna vertebral en posición neutra. Coloque los codos más anchos y hacia delante de los hombros, con las palmas de las manos y los codos apoyados en el suelo junto a la esterilla o sobre ella. Las piernas descansan en la esterilla, rectas, a una distancia ligeramente mayor que la anchura de las caderas y rotadas hacia afuera desde las caderas.

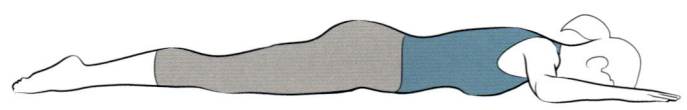

⊘ Paso 2

Inspire para levantar la cabeza y el cuello, despegando la columna de la esterilla de manera lenta y progresiva, elevando las caderas en último lugar. A medida que la columna se despega de la esterilla, los brazos se enderezan. Baje la columna de manera progresiva de vuelta a la esterilla, comenzando por las caderas.

Repítalo 3 veces antes de pasar al paso 3.

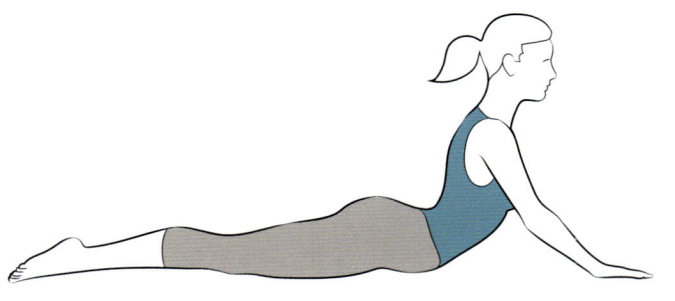

⊗ Paso 3

Manteniendo la forma arqueada y alargada de la columna, extienda los brazos hacia adelante en línea con las orejas y balancee el cuerpo hacia adelante sobre la caja torácica. Al mismo tiempo, levante ambas piernas de la esterilla, alargándolas y estirándolas hacia atrás.

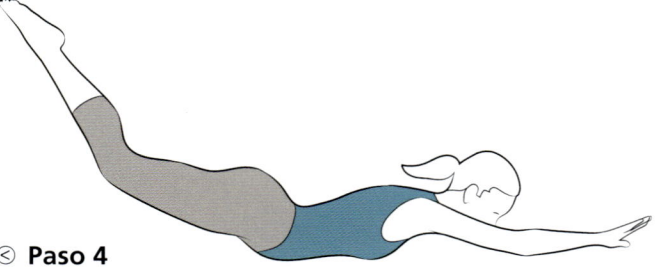

⊘ Paso 4

Inspire y ruede hacia atrás, levantando el pecho alto y manteniendo los brazos elevados. Presione las piernas hacia abajo y estírelas hacia atrás.

Repítalo hasta 5 veces.

En el repertorio clásico, junte las piernas, manteniéndolas paralelas y en aducción. Alargue y extienda la parte superior del cuerpo, coloque los codos debajo de los hombros y sostenga el cuerpo sobre los antebrazos para prepararse para la Patada con una pierna (pág. 153).

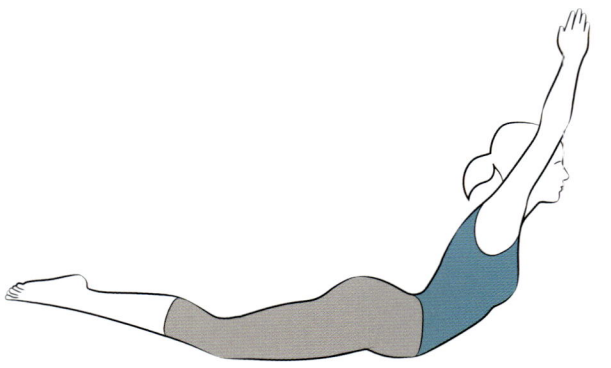

Variaciones

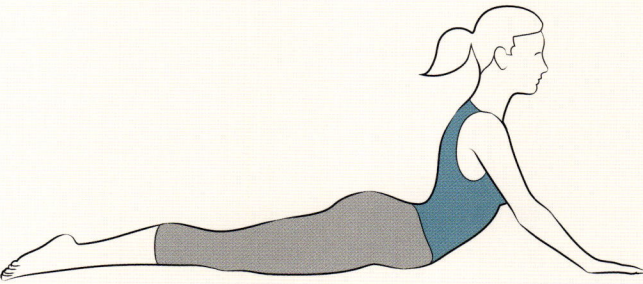

⊗ La Cobra

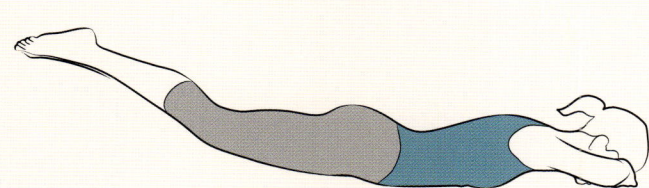

⊗ Doble elevación de piernas

Como ejercicio preparatorio, tiéndase boca abajo, con las piernas en abducción, a una distancia ligeramente mayor que la anchura de las caderas y rotadas lateralmente. Doble los codos y coloque las manos con las palmas hacia abajo sobre la esterilla, algo por delante de los hombros y cerca del cuerpo. Levante la cabeza de la esterilla y extienda la columna progresivamente, vértebra a vértebra, extendiendo por último las caderas. A medida que la columna se mueve, los brazos se extienden completamente. Devuelva la pelvis y la columna a la esterilla progresivamente.

Centrándose en el movimiento de la cadera y la parte inferior de las piernas, tiéndase boca abajo, con las piernas ligeramente más abiertas que las caderas. Doble los codos, coloque las manos una sobre otra y apoye la frente sobre el dorso de las manos. Manteniendo la columna y la pelvis inmóviles, levante ambas piernas de la esterilla. Devuelva las piernas a la esterilla.

⊙ **Procure:**

- Mantener el soporte abdominal y limitar el grado de inclinación anterior de la pelvis.

- Mantener la columna alargada y el core completamente activado durante todo el ejercicio.

- Conservar un ritmo constante de movimiento en el cuerpo mientras se balancea hacia adelante.

- Continuar alargando y elevando las piernas mientras el cuerpo se balancea hacia adelante.

⊗ **Evite:**

- Comprimir o acortar la columna lumbar.

- Lanzar la cabeza hacia atrás al balancearse hacia atrás o dejarla caer hacia adelante al balancearse hacia delante.

- Apoyar demasiado el peso del cuerpo en los brazos; concéntrese en el control y el soporte que provienen del tronco del cuerpo.

⊕ **Consejos útiles**

- Realice la Cobra (vea las variaciones) antes de intentar el Salto del ángel para preparar el cuerpo antes de un gran movimiento de extensión de la columna.

- Si siente molestias en la zona lumbar, separe más las piernas para reducir la compresión en la pelvis.

Beneficios

El ejercicio del Salto del ángel ayuda a fortalecer los músculos de la espalda y las piernas, al tiempo que moviliza la columna en extensión. También contribuye a desarrollar estabilidad en la pelvis.

Precauciones

Las personas con patologías en la columna cervical o lumbar no deben realizar este ejercicio.

Salto del ángel

A medida que la columna se extiende, los extensores de la columna, incluidos los erectores de la columna (espinoso, longísimo e iliocostal), el semiespinoso de la cabeza y el grupo vertebral posterior profundo (interespinosos, intertransversos, rotadores y multífidos), se acortan mediante una contracción concéntrica. El recto abdominal, el transverso abdominal, los oblicuos externo e interno y el dorsal ancho trabajan de manera excéntrica para estabilizar esta posición. Los abductores del hombro (infraespinoso, redondo menor y deltoides medio y posterior) levantan la parte superior de los brazos hacia el techo, mientras que los aductores escapulares (trapecio y romboides) acercan ligeramente las escápulas y el serrato anterior las estabiliza. El tríceps braquial endereza los codos. Los músculos pectorales se alargan excéntricamente para abrir el pecho.

En el paso 3, los extensores de la cadera (glúteo mayor e isquiotibiales [bíceps femoral, semitendinoso y semimembranoso]) se contraen isométricamente para levantar las piernas, mientras que los flexores de la cadera se alargan. El cuádriceps se contrae de forma concéntrica, extendiendo las rodillas y enderezando las piernas. El peso del cuerpo se desplaza hacia adelante, permitiendo que el pecho descienda hacia la esterilla. En el paso 4, los extensores de la columna elevan la espalda lejos de la esterilla mientras las piernas bajan acercándose a ella pero sin llegar a tocarla.

Anatomía del ejercicio

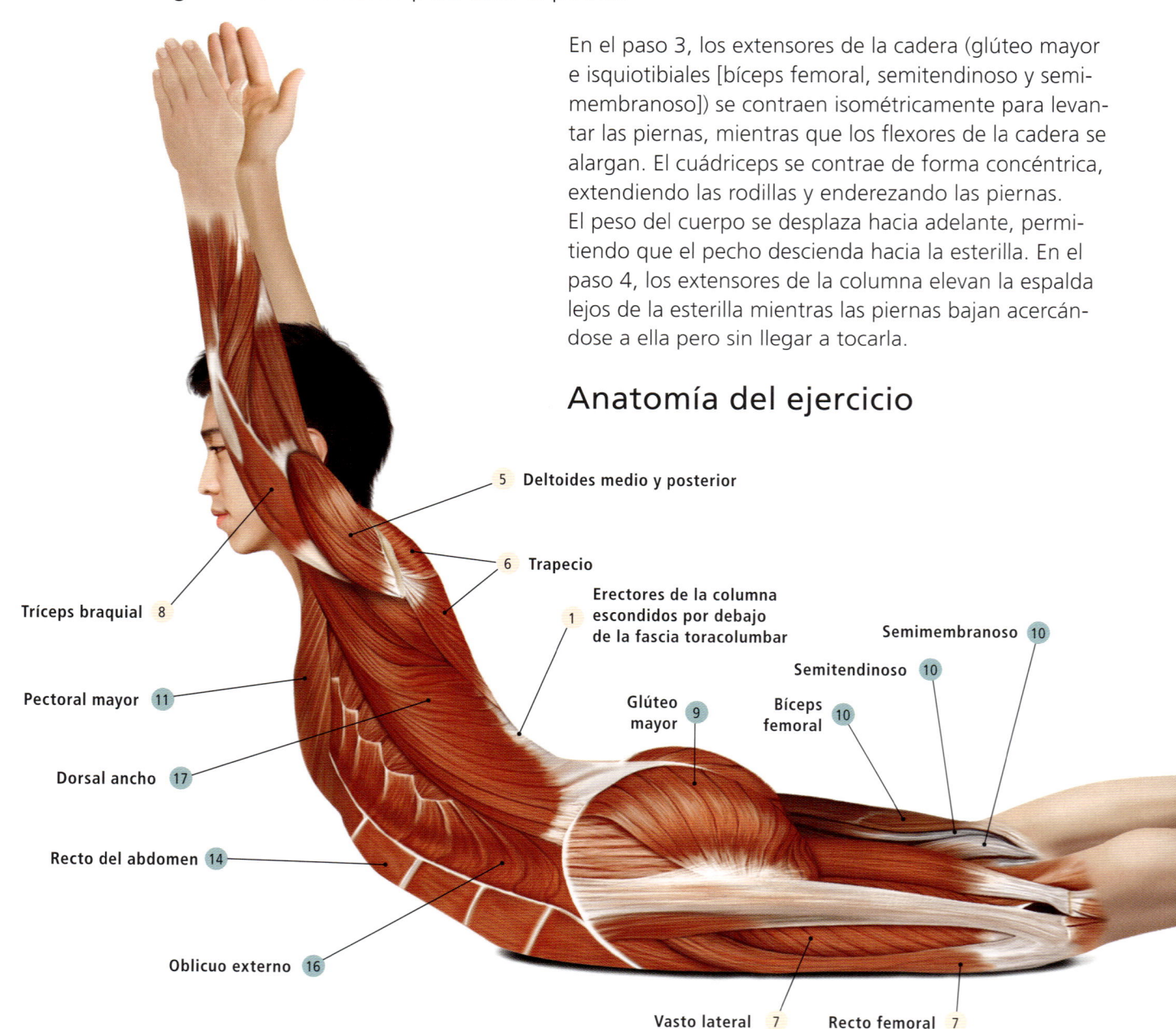

5 Deltoides medio y posterior

6 Trapecio

1 Erectores de la columna escondidos por debajo de la fascia toracolumbar

Semimembranoso 10

Semitendinoso 10

9 Glúteo mayor

Bíceps femoral 10

Tríceps braquial 8

Pectoral mayor 11

Dorsal ancho 17

Recto del abdomen 14

Oblicuo externo 16

Vasto lateral 7   Recto femoral 7

Actividad muscular

Motores principales

1 Erectores de la columna (espinoso, longísimo, iliocostal) situados en profundidad hasta el dorsal ancho
2 Semiespinoso de la cabeza (no visible)
3 Grupo vertebral posterior profundo (interespinosos, intertransversos, rotadores y multífidos)
4 Infraespinoso (no visible)
5 Deltoides medio y posterior
6 Trapecio
7 Cuádriceps (recto femoral, vasto lateral y vasto medio)
8 Tríceps braquial

Músculos secundarios

9 Glúteo mayor
10 Isquiotibiales (bíceps femoral, semitendinoso, semimembranoso)
11 Pectoral mayor y menor (esternal y clavicular)
12 Romboides (no visible)
13 Redondo menor
14 Recto del abdomen
15 Transverso abdominal (debajo de la fascia toracolumbar)
16 Oblicuos externos e internos (no visibles)
17 Dorsal ancho

Columna y pelvis

La columna está en extensión. La columna se desplaza en el plano sagital.
La pelvis tiene una inclinación anterior.

No visible desde esta perspectiva:

2 Semiespinoso de la cabeza
3 Grupo vertebral posterior profundo (interespinosos, intertransversos, rotadores y multífidos)
4 Infraespinoso
12 Romboides
13 Redondo menor
15 Transverso abdominal
16 Oblicuo interno

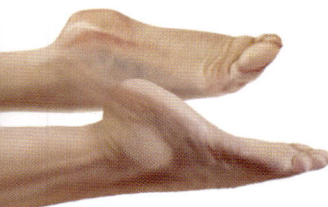

Patada con piernas juntas

La Patada con piernas juntas es un ejercicio clásico del pilates. Su flujo dinámico requiere coordinación entre la columna y las partes superior e inferior del cuerpo. Concentrarse en sincronizar la respiración con el movimiento puede ayudar a mantener un ritmo constante y fluido durante el ejercicio. Este ejercicio se centra en mejorar la fuerza, la resistencia muscular y la activación de los músculos extensores de la columna. También ofrece un estiramiento dinámico para los flexores de la rodilla. El uso activo de los flexores del hombro al estirar los brazos rectos por encima de la espalda es especialmente beneficioso para aquellas personas con tensión en los hombros o problemas posturales relacionados.

Cómo hacerlo

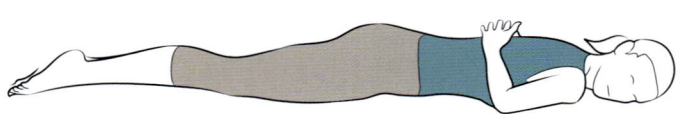

⊘ Paso 1

Tiéndase boca abajo. Alargue el coxis para llevar la pelvis a una posición neutra. Gire la cabeza para que la mejilla izquierda descanse sobre la esterilla. Mantenga las piernas rectas y las caras internas de los muslos conectadas en paralelo. Coloque las manos sobre la espalda, entrelazando los dedos. Relaje los codos lo más cerca posible de la esterilla.

⊙ Paso 2

Inspire para prepararse. Espire mientras flexiona ambas rodillas, llevando los pies hacia la parte posterior de la pelvis y manteniendo las piernas juntas. Realice 3 bombeos.

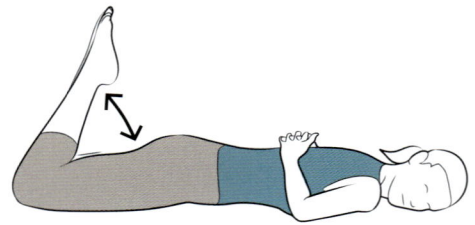

⊘ Paso 3

Inspire para estirar las piernas y llevar los talones hacia atrás. Al mismo tiempo, comience a levantar la cabeza y llevarla hacia la esterilla mientras la columna cervical y torácica se extiende y el pecho se eleva. Estire los brazos y extiéndalos por detrás del cuerpo, con las palmas de las manos mirando hacia la parte posterior de la cabeza (todavía entrelazadas), y levante los brazos ligeramente para alejarlos de la parte posterior de la pelvis.

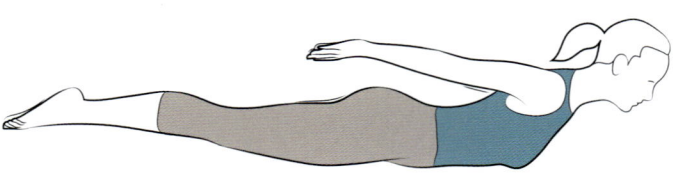

⊙ Paso 4

Espire y devuelva la columna a la esterilla, girando la cabeza hacia la izquierda (apoye la mejilla derecha en la esterilla). Vuelva a apoyar los brazos sobre el cuerpo y relaje los codos. Con cada repetición, alterne el lado de la cabeza que descansa sobre la esterilla.

Repítalo hasta 5 veces en cada lado.

En el repertorio clásico, dese la vuelva para quedar boca arriba, extienda las piernas y entrelace las manos detrás de la cabeza para prepararse para el Estiramiento de nuca.

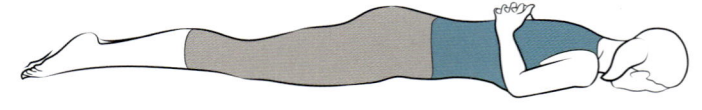

Variaciones

Si levantar la columna de la esterilla le causa dolor o incomodidad en la zona lumbar, mantenga la columna apoyada y concéntrese en la flexión y extensión de las piernas, procurando mantener la pelvis en posición neutra y alargando tanto la parte posterior como la anterior de las piernas.

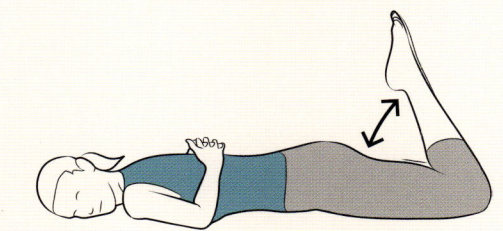

⊛ Patada con piernas juntas (columna apoyada)

Desafíe la estabilidad de la pelvis realizando Patadas con una pierna. Comience con la columna levantada y apoyándose en los codos, doble una rodilla, llevando el talón hacia la parte posterior de la pelvis, y luego extienda la pierna y devuélvala a la esterilla. Repítalo con la otra pierna.

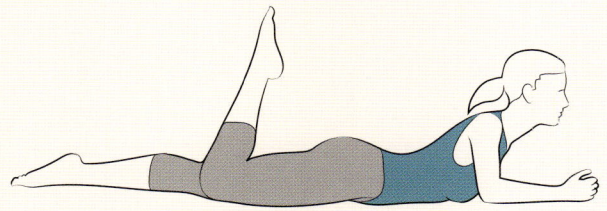

⊛ Patada con una pierna

⊙ Procure:

- Mantener la pelvis nivelada (reduciendo la inclinación anterior) activando el core y disociando las partes superior e inferior del cuerpo del tronco.

- Bajar las piernas hacia la esterilla con control para alargar completamente los isquiotibiales.

- Mantener una extensión uniforme en toda la columna al elevar el pecho.

- Enfocarse en usar los aductores de la cadera para juntar ligeramente las piernas mientras se enderezan.

⊗ Evite:

- Bloquear las articulaciones de las rodillas o los codos al alargar los brazos y las piernas alejándolos del tronco.

- Desplomarse en la esterilla al bajar la columna.

- Elevar demasiado la cabeza y el cuello.

⊕ Consejos útiles

- Si estar en pronación le resulta incómodo y/o encontrar la pelvis neutra es un desafío, coloque un cojín delgado debajo de la pelvis.

- Si la posición inicial con la cabeza apoyada de lado es incómoda o le resulta imposible, permita que la cabeza y la parte superior de la columna (cervical y torácica) se mantengan activamente en posición neutra sobre un cojín pequeño.

Beneficios

La Patada con piernas juntas fortalece los músculos de la espalda, utilizándolos para movilizar la cabeza, el cuello y la parte superior de la espalda en extensión, al mismo tiempo que refuerza la parte posterior de la pelvis, las rodillas y las piernas.

Precauciones

Las personas que no deban apoyar la frente en el suelo o que sufran de dolor lumbar, no deben realizar este ejercicio.

Patada con piernas juntas

Cuando las rodillas se doblan, los isquiotibiales (bíceps femoral, semitendinoso y semimembranoso) realizan la flexión. Los flexores plantares del tobillo-pie (gastrocnemio y sóleo) se activan para poner los pies en punta. A medida que la columna cervical y torácica se extiende, los extensores de la columna, incluidos los erectores de la columna (espinoso, longísimo e iliocostal), el semiespinoso de la cabeza y el grupo profundo posterior de la columna (interespinosos, intertransversos, rotadores y multífidos), se acortan mediante una contracción concéntrica. El recto abdominal, el transverso abdominal, los oblicuos externo e interno y el dorsal ancho trabajan de manera excéntrica durante la fase ascendente y luego estabilizan la extensión de la columna.

Los depresores escapulares (trapecio inferior y fibras inferiores del serrato anterior) ayudan a bajar ligeramente las escápulas, mientras que los extensores del hombro (dorsal ancho, redondo mayor y pectoral mayor [esternal]) llevan los brazos hacia atrás y el tríceps braquial endereza los codos. Los glúteos se activan para estabilizar la pelvis en posición neutra. Simultáneamente, el cuádriceps femoral se contrae de manera excéntrica para enderezar las piernas, mientras que el glúteo mayor y los isquiotibiales trabajan concéntricamente. Los aductores de la cadera (aductor corto, aductor largo, aductor mayor y grácil) juntan suavemente las piernas. Los flexores plantares del tobillo-pie se activan para mantener los pies en punta. Cuando la columna desciende a la esterilla, la columna cervical y torácica se flexiona de manera concéntrica, los extensores de la columna trabajan de manera excéntrica para bajar la columna y los músculos abdominales proporcionan soporte. Los codos se doblan mediante los flexores del codo (bíceps braquial y braquial). La flexión de las rodillas la realizan los isquiotibiales.

Anatomía del ejercicio

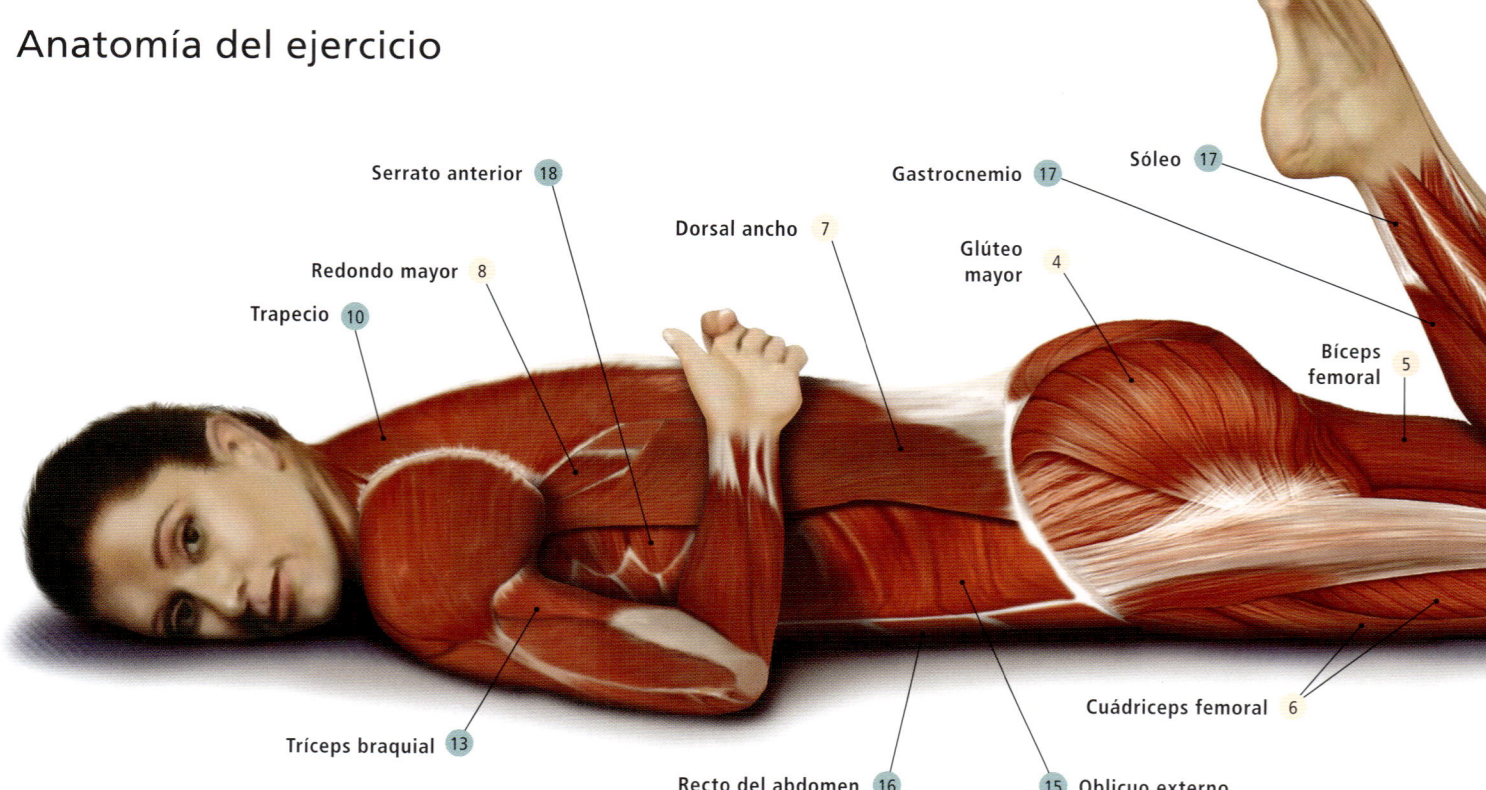

Actividad muscular

Motores principales

1 Erectores de la columna (espinoso, longísimo, iliocostal) situados en profundidad hasta el dorsal ancho
2 Semiespinoso de la cabeza (no visible)
3 Grupo vertebral posterior profundo (interespinosos, intertransversos, rotadores y multífidos) (no visible)
4 Glúteo mayor
5 Isquiotibiales (bíceps femoral, semitendinoso, semimembranoso)
6 Cuádriceps femoral
7 Dorsal ancho
8 Redondo mayor
9 Pectoral mayor (esternal)

Músculos secundarios

10 Trapecio
11 Romboides (no visible)
12 Aductores de la cadera (aductor corto, aductor largo, aductor mayor)
13 Tríceps braquial
14 Transverso abdominal (debajo de la fascia toracolumbar)
15 Oblicuos externos e internos (no visibles)
16 Recto del abdomen
17 Gastrocnemio y sóleo
18 Serrato anterior
19 Bíceps braquial
20 Braquial

Columna y pelvis

La columna se desplaza en extensión en el plano sagital.
La pelvis permanece en posición neutra.

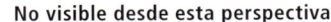

No visible desde esta perspectiva:

1 Erectores de la columna (espinoso, longísimo, iliocostal)
2 Semiespinoso de la cabeza
3 Grupo vertebral posterior profundo (interespinosos, intertransversos, rotadores y multífidos)
9 Pectoral mayor (esternal)
11 Romboides
12 Aductores de la cadera (aductor corto, aductor largo, aductor mayor)
14 Transverso abdominal
15 Oblicuo interno
19 Bíceps braquial
20 Braquial

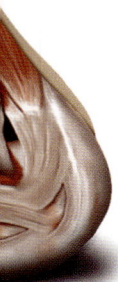

⊘ Progresión

Para desafiar aún más a los músculos abdominales a fin de mantener la estabilidad pélvica, tiéndase boca a bajo con la barbilla apoyada en la esterilla (mirando hacia abajo) y ambas piernas levantadas a unos 2 cm el suelo, manteniéndolas rectas, juntas y con los pies suavemente en punta. Mantenga las rodillas elevadas flexionándolas un poco.

⊕ Accesorios

Para desafiar aún más la parte superior del cuerpo, sostenga un aro de pilates detrás de la espalda y apriételo con suavidad mientras extiende los brazos y levanta la columna de la esterilla.

De pie

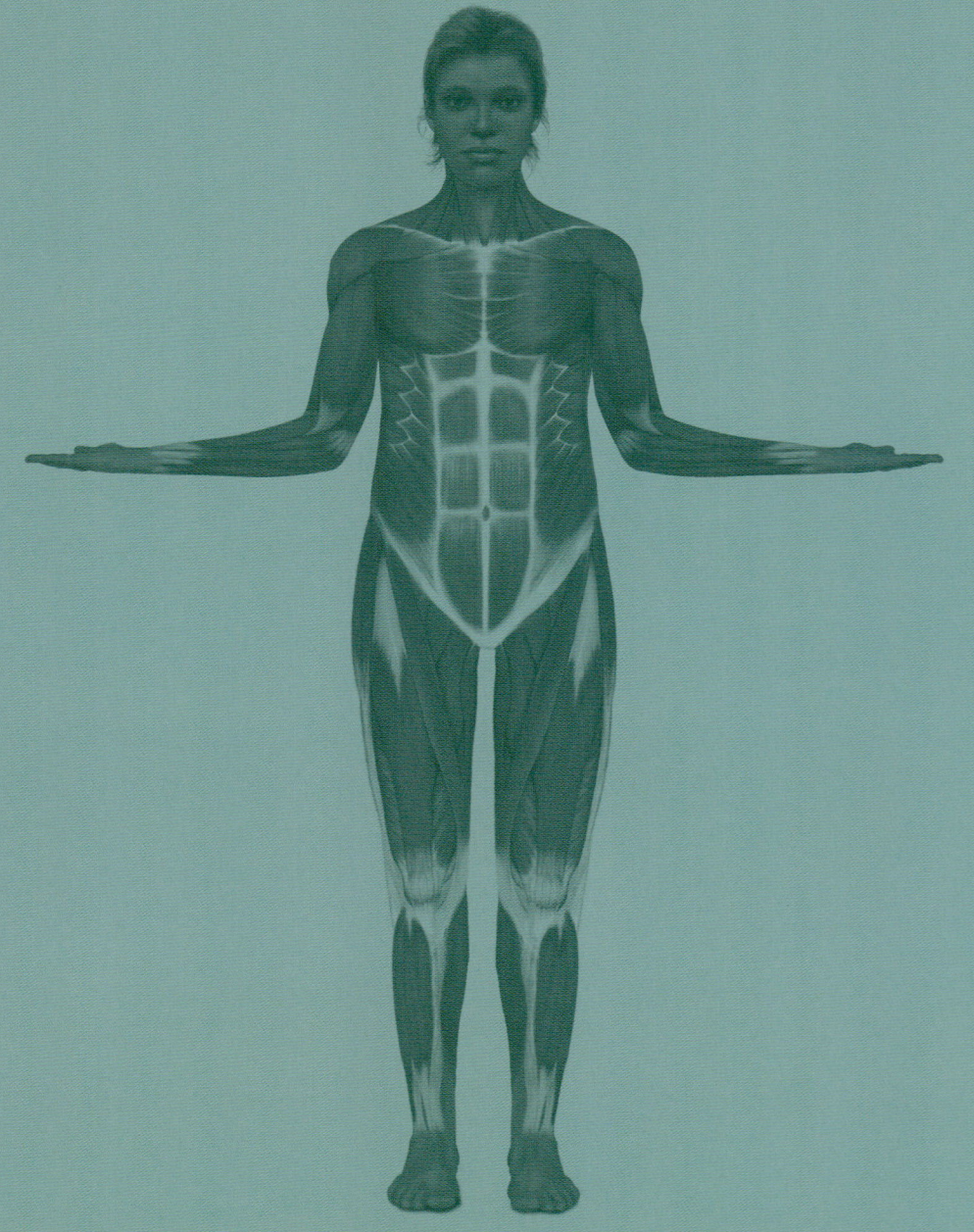

Alineación neutra de pie

Los pies deben estar separados a la anchura de las caderas, anclados a través de las articulaciones de debajo de los dedos y los
talones, con elevación en los arcos y todos los dedos apuntando
hacia delante de modo que los pies queden paralelos. Las rótulas
deben elevarse suavemente hacia la parte delantera de la pierna,
sin bloquearse, pero activándose lo suficiente como para permitir
que se active el cuádriceps femoral.

Para favorecer la alineación neutra de la pelvis, el coxis tiene que
apuntar hacia la esterilla, pero no debe contraerse debajo de las
caderas. Las vértebras tienen que apilarse desde la pelvis, visuali-
zando la curvatura de la columna lumbar. Evite que sobresalga la
caja torácica y, en lugar de ello, llévela suavemente hacia dentro,
con los hombros hacia abajo, alejados de las orejas. La cabeza
debe descansar sobre la caja torácica y la coronilla tiene que
sentirse atraída hacia el techo por una cuerda invisible.

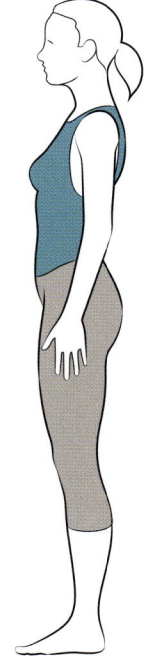

Una buena alineación puede evaluarse mirando desde el lateral
del cuerpo y dejando caer una línea de plomada por la línea
central del cuerpo. La línea debe descender desde la mitad de
la oreja hacia abajo a través del hombro y debe caer ligeramente
por detrás de la articulación de la cadera, para terminar justo
delante de la articulación del tobillo.

Camarero

El Camarero es un ejercicio contemporáneo del pilates. Se centra en el control escapular a la vez que fomenta la apertura del pecho. Es un buen ejercicio para la conciencia postural y la alineación escapular. Realizado de pie, se centra en la alineación, con el peso distribuido uniformemente en los pies, las piernas estiradas, la pelvis en posición neutra, la caja torácica relajada, las escápulas abiertas y la sensación de que la coronilla se alarga hacia el techo. El Camarero desarrolla la fuerza en los aductores escapulares, incluido el trapecio, para contrarrestar los hombros redondeados y la protracción excesiva de las escápulas.

Cómo hacerlo

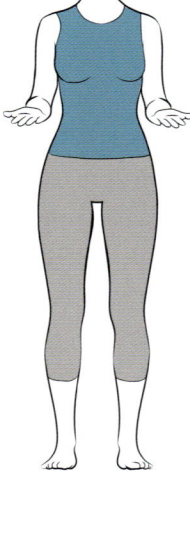

⊗ **Paso 1**

Póngase de pie, con los pies separados a la anchura de las caderas, la columna vertebral y la pelvis en posición neutra, los brazos bajados a los lados del cuerpo y los codos flexionados en un ángulo de 90 grados, con las palmas de las manos hacia arriba.

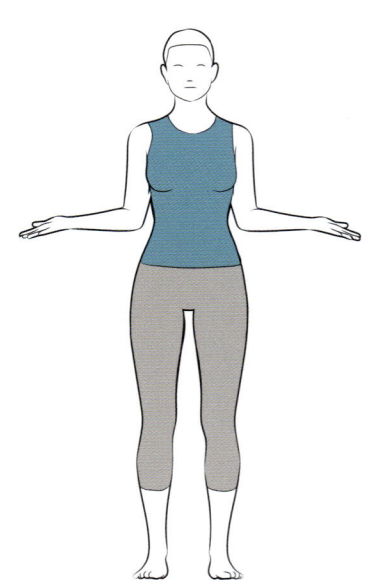

⊘ **Paso 2**

Espire para alejar los antebrazos del cuerpo, manteniendo las manos en línea con los codos sin alterar la alineación neutra de la columna vertebral.

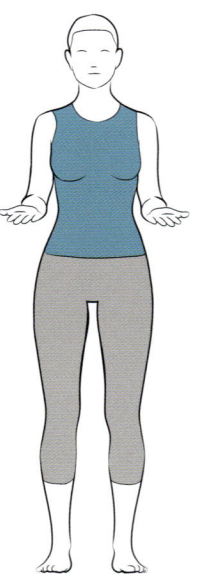

⊗ **Paso 3**

Inspire para llevar los antebrazos hacia el cuerpo y a la posición inicial, manteniendo las manos en línea con los codos.

Repítalo hasta 10 veces.

Variaciones

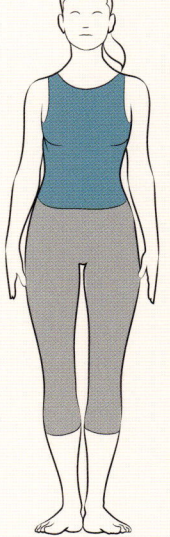

Desafíe el equilibrio al hacer el Camarero juntando los talones y separando los dedos gordos de los pies a la anchura de un puño. Mueva los muslos hacia fuera para rotar las caderas. Esta postura se denomina Posición pilates.

⊘ Posición pilates

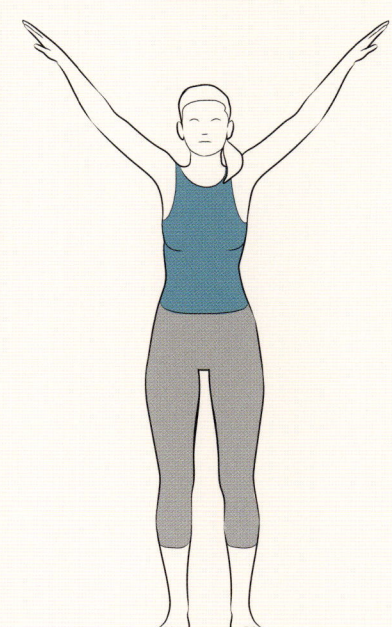

Estando de pie, levante los brazos por encima de la cabeza tanto como sea posible sin alterar la posición neutra de la columna. A continuación, estire los brazos hacia los lados formando un círculo y vuelva a colocarlos en la posición inicial, justo debajo de los hombros.

⊘ Círculos con los brazos

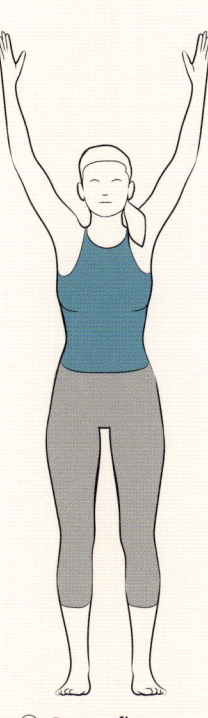

Estando de pie, levante ambos brazos hacia los lados del cuerpo, ligeramente hacia delante y por encima del cuerpo tanto como sea posible sin elevar las escápulas. Baje los brazos lentamente hacia delante siguiendo el mismo recorrido hacia los lados del cuerpo. Este ejercicio también puede realizarse con un brazo flotando hacia arriba y hacia abajo cada vez.

⊘ Brazos flotantes

⊘ Procure:

- Contraer el core y mantener la columna inmóvil (ofreciendo resistencia a la extensión torácica cuando los brazos se alejan del cuerpo).

- Mantener los codos por debajo de los hombros y las palmas de las manos alineadas con los codos.

- Bajar la caja torácica a medida que los brazos se alejan del cuerpo.

- Soltar la cabeza y el cuello hacia arriba y sentir la apertura de las articulaciones de los hombros.

⊗ Evite:

- Apretar las escápulas juntas: deje que se deslicen suavemente y concéntrese en que permanezcan anchas a lo largo de la parte posterior de la caja torácica.

⊕ Consejos útiles

- Si le resulta difícil mantenerse de pie por cualquier motivo (médico o postural), puede realizar este ejercicio sentado en una silla, con los pies anclados en el suelo y las caderas separadas.

Beneficios

El Camarero es un ejercicio excelente para fortalecer los flexores de los hombros y abrir el pecho.

Precauciones

No realice este ejercicio si la rotación externa de la articulación del hombro le produce dolor o molestias.

Camarero

Para este ejercicio la cabeza, el torso y la pelvis están alineados uno sobre otro. Los pies están en posición neutra (ni en pronación ni en supinación) y alineados con las rodillas. Las rodillas están rectas (relajadas, no hiperextendidas). La pelvis está en posición neutra (sin inclinación posterior ni anterior) y la columna vertebral permanece en su curva normal. Los hombros están abiertos, la mirada hacia delante. Mantener esta alineación ideal estando de pie debería requerir muy poca actividad muscular. Los brazos están flexionados por los codos debido a la contracción concéntrica de los músculos braquiales y los bíceps braquiales.

A medida que los antebrazos se alejan del cuerpo, el húmero se mueve con una rotación externa utilizando el infraespinoso, el redondo menor y el deltoides posterior. Las escápulas se retraen ligeramente hacia la columna vertebral mediante el trapecio y el romboides. Cuando los antebrazos se mueven hacia el cuerpo, los hombros se mueven con una rotación interna y las escápulas descansan en posición neutra sobre la espalda.

⊕ **Accesorios**

Como reto adicional, agarre una cinta de resistencia, con las palmas hacia arriba, y tire suavemente de la cinta mientras gira los hombros hacia fuera. Oponga resistencia a la cinta mientras lleva los brazos de vuelta al centro del cuerpo.

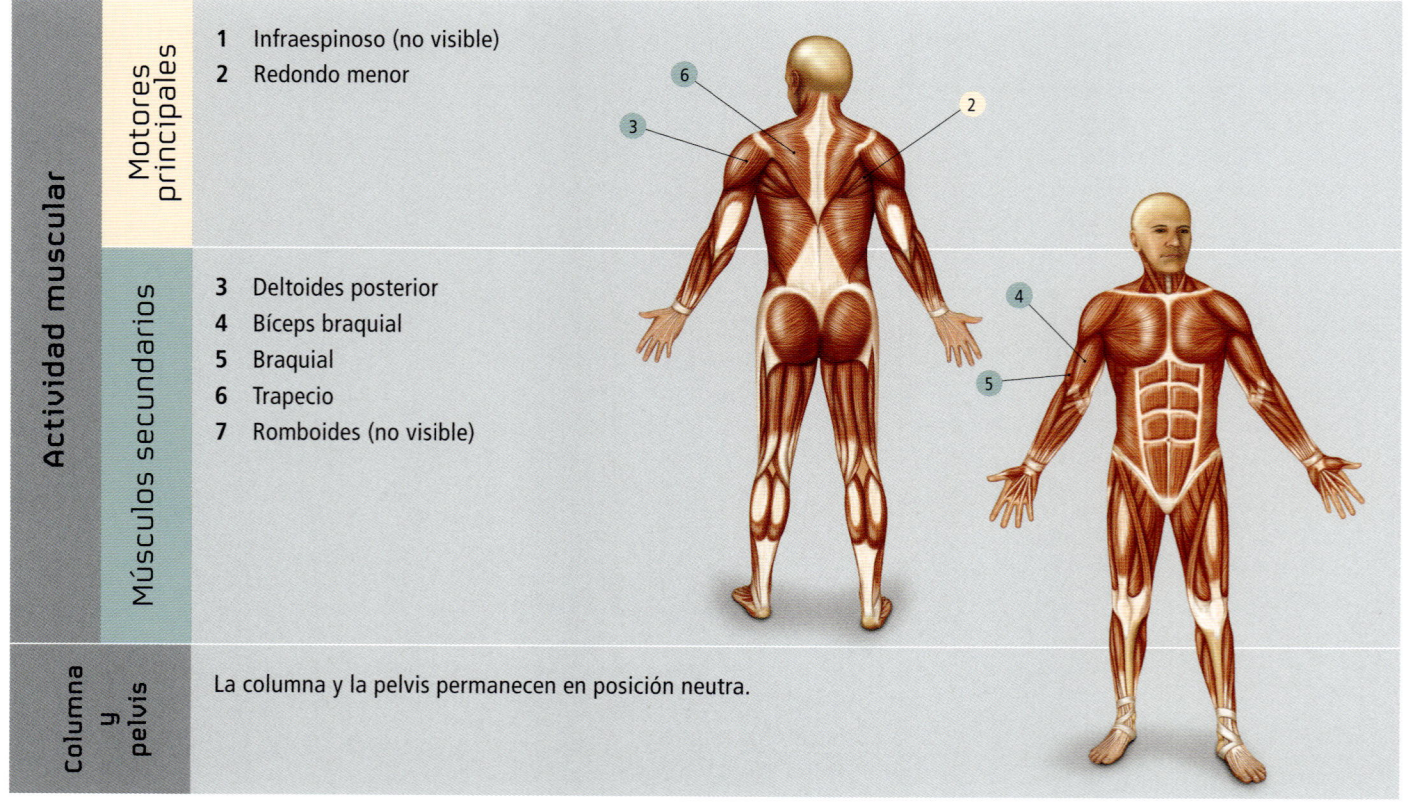

Actividad muscular

Motores principales

1 Infraespinoso (no visible)
2 Redondo menor

Músculos secundarios

3 Deltoides posterior
4 Bíceps braquial
5 Braquial
6 Trapecio
7 Romboides (no visible)

Columna y pelvis

La columna y la pelvis permanecen en posición neutra.

Anatomía del ejercicio

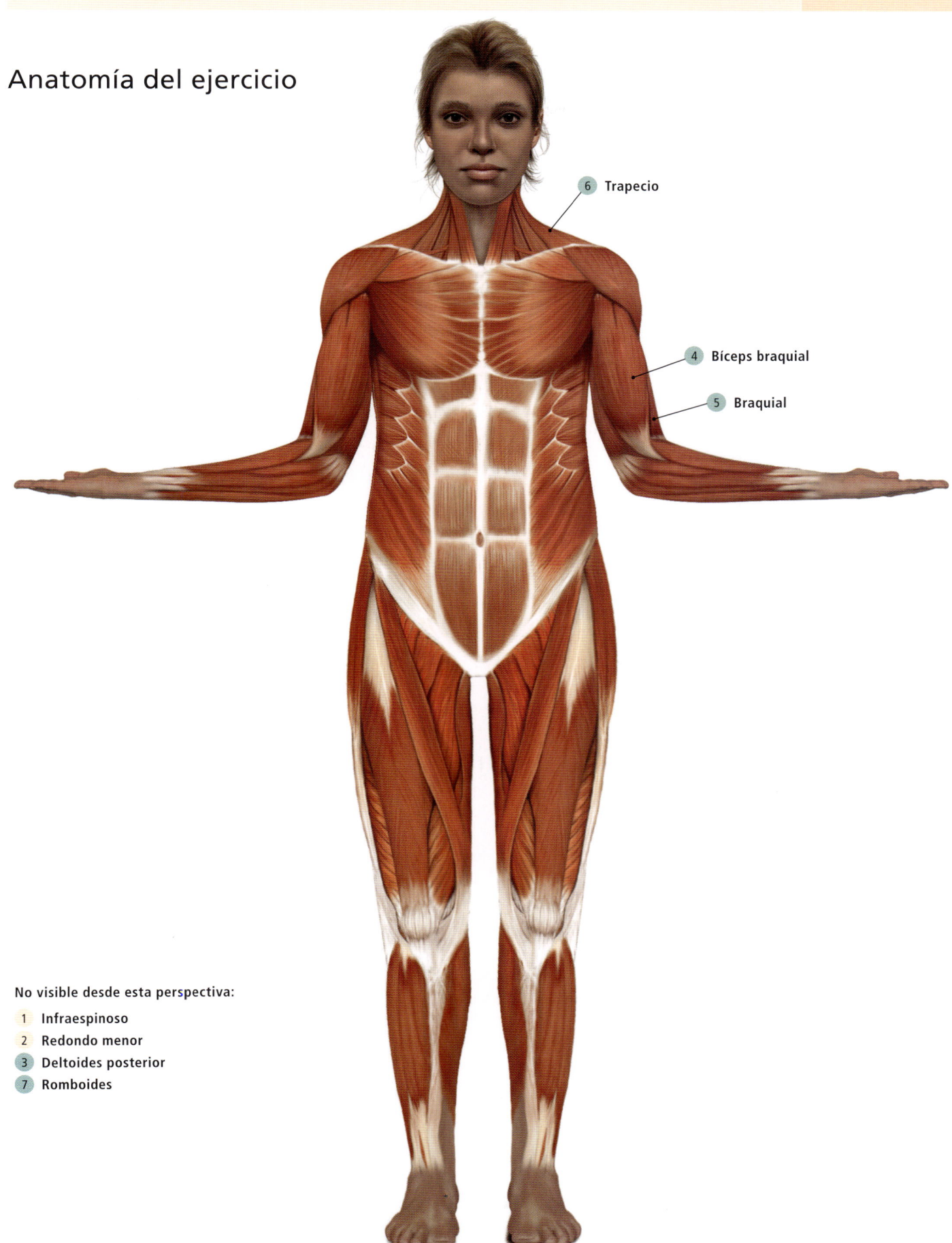

6 Trapecio

4 Bíceps braquial

5 Braquial

No visible desde esta perspectiva:

1 Infraespinoso

2 Redondo menor

3 Deltoides posterior

7 Romboides

Flexión

La Flexión es el último ejercicio del repertorio clásico del pilates. Es la demostración definitiva de fuerza, estabilidad y control. Este ejercicio es una progresión del Tirón de pierna en pronación (pág. 138); utiliza el control del core para mantener la posición de soporte frontal y los abductores escapulares para mantener la estabilidad de los hombros. La Flexión es un movimiento dinámico de entrada y salida del apoyo frontal y requiere una transición coordinada del movimiento de flexión de la columna verte-bral hasta el de extensión y de vuelta al de flexión. Este ejercicio activa muchos músculos de la parte superior del cuerpo, tanto concéntricamente como excéntricamente.

Cómo hacerlo

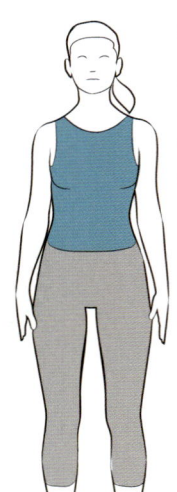

⊙ **Paso 1**

Comience de pie, con la columna y la pelvis en posición neutra, los pies y las rodillas separados a la anchura de las caderas y los brazos apoyados suavemen-te a los lados. Sienta el peso uniformemente a través de la base de los dedos gordo y meñique y el centro del talón.

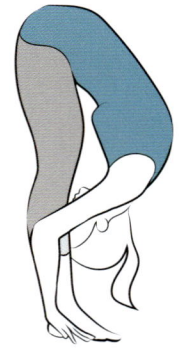

⊙ **Paso 2**

Inspire para prepararse y espire para inclinar la barbilla hacia el pecho. Comience a rodar la columna vértebra a vértebra hacia delante, permitiendo que los brazos y las manos pesen en los hombros. Intente mantener las caderas alineadas con las articulaciones de los tobillos. Las manos llegan al suelo, doblando las rodillas si es necesario.

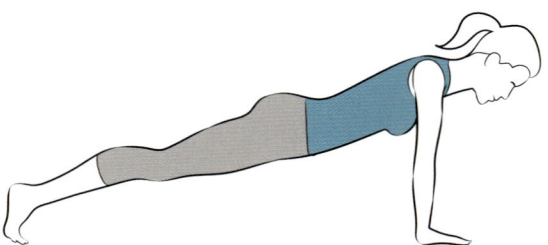

⊙ **Paso 3**

Camine con las manos de una en una hacia el extremo superior de la esterilla hasta que las piernas estén extendidas y las muñecas en línea con los hombros. Las palmas de las manos están apoyadas en la esterilla y los dedos de los pies flexionados, con el peso distribuido por igual entre las manos y los dedos de los pies (lo que se denomina apoyo frontal).

⊙ **Paso 4**

Inspire para doblar los brazos por los codos y bajar el cuerpo hacia la esterilla en línea recta. Espire para empujar hacia la esterilla, extendiendo los brazos y devolviendo el cuerpo a la posición de apoyo frontal. Haga 2 flexiones más.

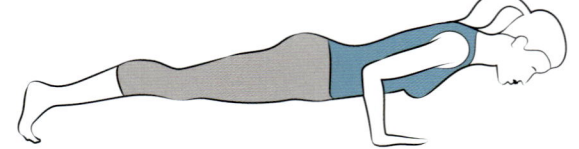

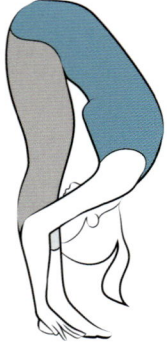

⊙ **Paso 5**

Camine hacia atrás con las manos en dirección a los pies, hasta que los tobillos estén directamente debajo de las caderas, la barbilla esté metida hacia el pecho y los brazos y las manos se sientan pesados en los hombros. Espire para reincorporar suavemente la columna vertebral y ruede hacia arriba vértebra a vértebra hasta que esté de pie y la cabeza descanse sobre la caja torácica de nuevo en la posición inicial.

Variaciones

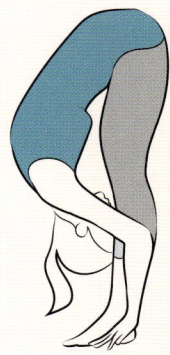

⊘ Rodar hacia abajo

Realice solo el movimiento de rodar hacia abajo y practique la ejecución correcta de la flexión vértebra a vértebra de la columna vertebral. Empiece de pie con los pies separados a la anchura de las caderas. Meta la barbilla y curve lentamente la columna vertebral mientras activa los músculos abdominales para guiar las manos hacia el suelo. Para asegurar la distribución correcta del peso en los dedos de los pies, procure que las caderas permanezcan sobre las articulaciones de los tobillos. Para volver a la posición inicial, comience a contraer el coxis y lleve la pelvis a la posición neutra, seguida de la columna vertebral, vértebra a vértebra.

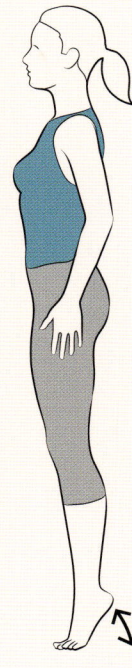

Para aumentar la fuerza y la estabilidad de los tobillos, estando de pie, con los pies separados a la anchura de las caderas y la columna y la pelvis en posición neutra, levante los talones del suelo, apoyándose en las puntas de los pies y llevando la coronilla hacia el techo. Baje lentamente los talones hacia la esterilla con control. Manteniendo la columna y la pelvis en posición neutra, doble las rodillas y las caderas. Vuelva a la posición inicial.

⊙ Elevación de talones

⊘ Procure:

- Mantener una buena activación del core para alcanzar una línea recta desde la coronilla hasta los talones.
- Asegurarse de que todo el cuerpo se mueve cuando los codos se doblan para bajar el cuerpo a la esterilla y cuando los codos se extienden para levantarlo de nuevo a la posición de apoyo frontal.

⊗ Evite:

- Hundirse en los hombros cuando esté en la posición de apoyo frontal.

⊕ Consejos útiles

- Intente rodar hacia abajo contra una pared. A medida que la columna vertebral se mueve al flexionarse y las manos se acercan a la esterilla, las caderas querrán balancearse hacia atrás más allá del ángulo de las articulaciones de los tobillos, pero el contacto con la pared hará que las caderas permanezcan alineadas enviando la consiguiente reacción a la articulación de la columna.
- Si rodar hacia abajo causa molestias en la espalda, se puede realizar solamente la flexión de brazos, ya sea apoyándose en las rodillas o con las piernas extendidas y el peso en los dedos de los pies.

Beneficios

Las flexiones mejoran la fuerza de los estabilizadores escapular y pélvico, y aumentan la de los músculos del core. Asimismo, incrementan la fuerza y la resistencia del recto del abdomen, los pectorales y los tríceps, junto con los erectores de la columna, los glúteos y los isquiotibiales. La Flexión también sirve para educar el control vértebra a vértebra utilizando el elemento de balanceo hacia abajo que realiza y deshace la flexión de la columna.

Precauciones

Aquellas personas con patología discal en la columna (como alteración o hernia discal) u osteoporosis no deben realizar la parte de este ejercicio que consiste en rodar hacia abajo.

Flexión

Cuando se flexiona la columna en el ejercicio Rodar hacia abajo, los flexores de la columna (recto del abdomen y oblicuos externo e interno) y los flexores de la cadera (iliopsoas y recto femoral) se acortan mediante una contracción concéntrica.

Una vez que las manos están sobre la esterilla, un brazo se mueve hacia delante sobre la esterilla utilizando los flexores del hombro (deltoides anterior, pectoral mayor [clavícula], coracobraquial y bíceps braquial [cabeza larga]). El cuerpo se desplaza hacia delante sobre el brazo delantero utilizando los extensores del hombro (dorsal ancho, redondo mayor y pectoral mayor [esternal]). El otro brazo se mueve hacia delante para mantener la posición de apoyo frontal, con los flexores del hombro manteniendo el cuerpo elevado. A medida que el cuerpo desciende hacia el apoyo frontal, los extensores de la cadera (glúteo mayor e isquiotibiales) bajan la pelvis hacia la esterilla en línea con el pecho.

Cuando el cuerpo se mantiene en la posición de apoyo frontal, los estabilizadores posteriores de la columna (erectores de la columna) y los estabilizadores anteriores de la misma (recto del abdomen, transverso abdominal y oblicuos externos e internos) se contraen isométricamente para mantener la alineación neutra de la columna

y la pelvis. Las piernas se extienden desde las caderas, lo que requiere la contracción isométrica de los extensores de la rodilla (cuádriceps femoral). Los dedos de los pies se flexionan sobre la esterilla y los tobillos se dorsiflexionan para permitir que el peso recaiga en los dedos de los pies, mediante la activación de los dorsiflexores del tobillo. Los flexores de la cadera (iliopsoas, recto femoral, sartorio, tensor de la fascia lata y pectíneo) se contraen isométricamente, pero también soportan el peso del cuerpo mientras se mantiene en apoyo frontal.

Al bajar el cuerpo hacia la esterilla los extensores del codo (tríceps braquial) se contraen excéntricamente para permitir la flexión del codo. Los flexores del hombro trabajan excéntricamente para permitir la abducción horizontal de la articulación del hombro. Esto controla el descenso del cuerpo a la esterilla. Los abductores escapulares (trapecio inferior, serrato anterior y pectoral menor) se contraen excéntricamente para permitir una ligera retracción de la escápula.

Anatomía del ejercicio

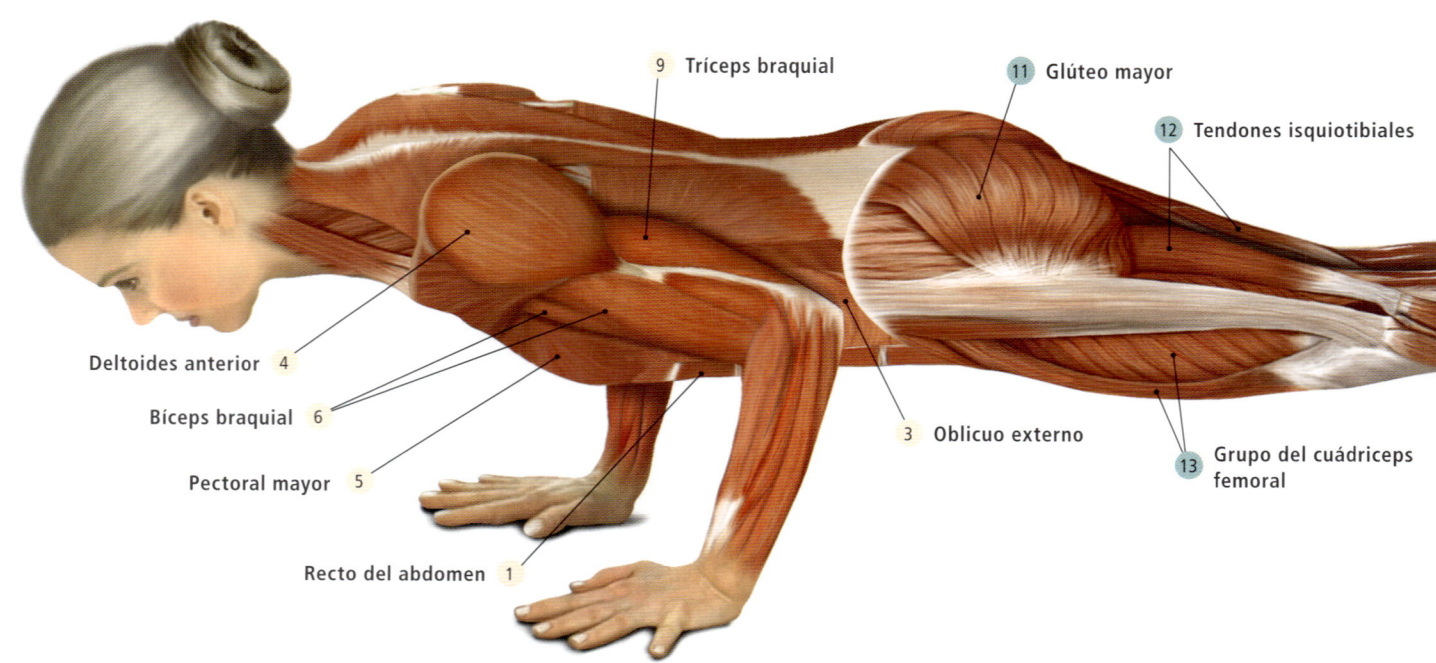

9 Tríceps braquial

11 Glúteo mayor

12 Tendones isquiotibiales

Deltoides anterior 4

Bíceps braquial 6

Pectoral mayor 5

3 Oblicuo externo

13 Grupo del cuádriceps femoral

Recto del abdomen 1

Actividad muscular

Motores principales

1 Recto abdominal
2 Transverso abdominal
  (por debajo de la fascia toracolumbar)
3 Oblicuos externos e internos
  (no visibles)
4 Deltoides anterior
5 Pectoral mayor
6 Bíceps braquial
7 Serrato anterior
8 Pectoral menor (no visible)
9 Tríceps braquial

Músculos secundarios

10 Erectores de la columna (espinoso, longísimo,
   iliocostal) en profundidad hasta el dorsal ancho
11 Glúteo mayor
12 Isquiotibiales (bíceps femoral,
   semitendinoso, semimembranoso)
13 Grupo del cuádriceps
   femoral
14 Gastrocnemio y sóleo

Columna y pelvis

Al rodar hacia abajo, la columna está en flexión. Durante los elementos de apoyo frontal y Flexión, la columna y la pelvis se hallan en un movimiento neutro en el plano transversal.

No visible desde esta perspectiva:

2 Transverso abdominal
3 Oblicuo interno
7 Serrato anterior
8 Pectoral menor
10 Erectores de la columna (espinoso, longísimo, iliocostal)

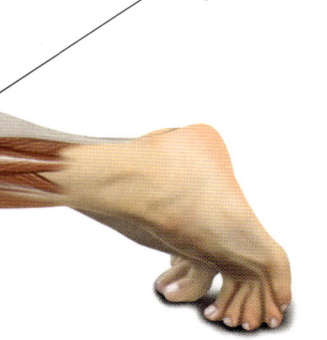
14 Gastrocnemio y sóleo

Progresión

- En la posición de apoyo frontal, añada una elevación de una sola pierna.

- Estreche la posición de las manos y procure que los codos queden cerca de la caja torácica para hacer más hincapié en los tríceps braquiales.

Rutinas de 30 minutos

Antes de realizar estas rutinas, tómese su tiempo para asegurarse de que la alineación inicial es correcta. Todos los ejercicios pueden adaptarse, para ofrecer mayor o menor dificultad, a través de una de sus variaciones.

Rutina para principiantes

Haga entre 6 y 8 repeticiones de cada ejercicio

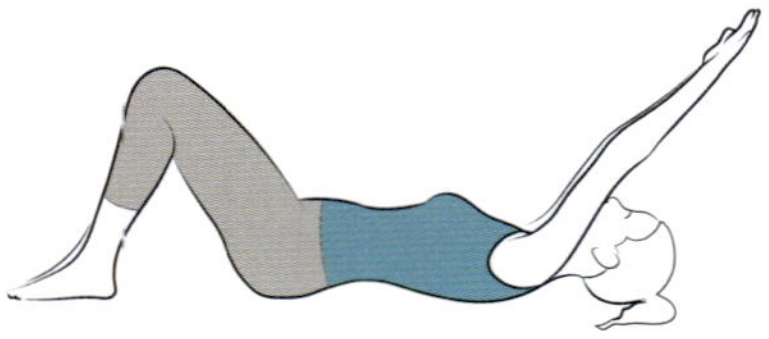

1. Cierre de la caja torácica (pág. 47)

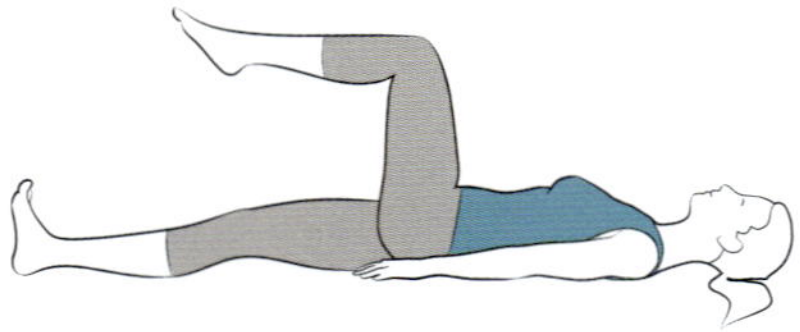

2. Deslizamiento de una pierna (rodilla flexionada) (pág. 65)

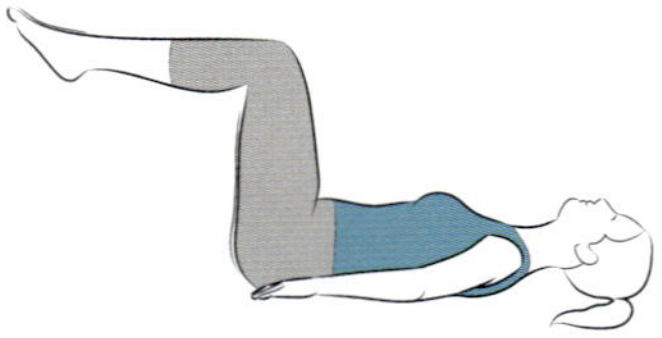

3. Doble flexión de rodillas (pág. 47)

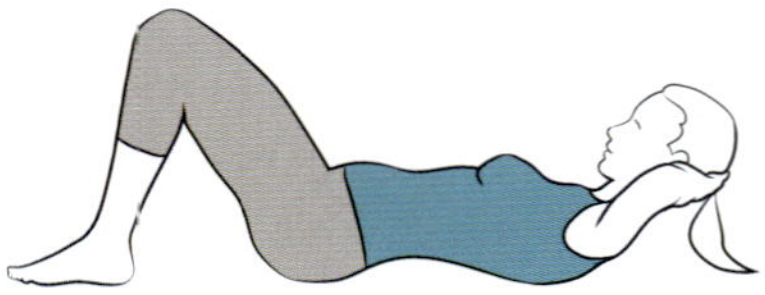

4. Abdominal (pág. 47)

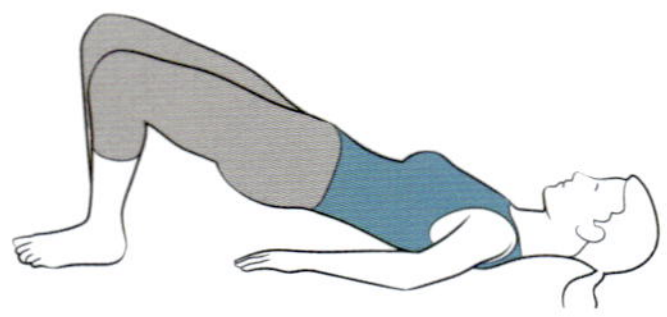

5. Anteversión de cadera (pág. 81)

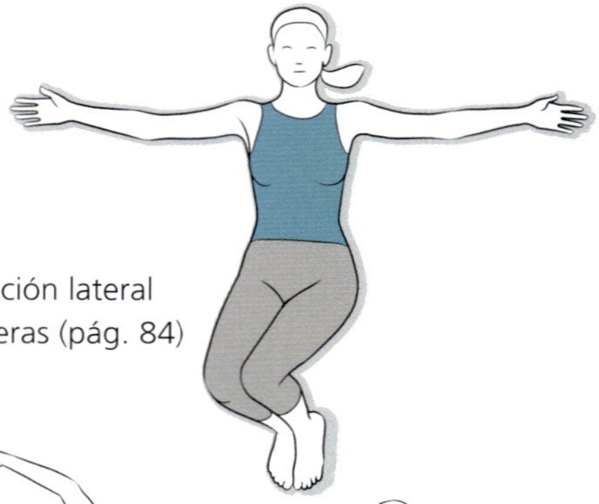

6. Rotación lateral de caderas (pág. 84)

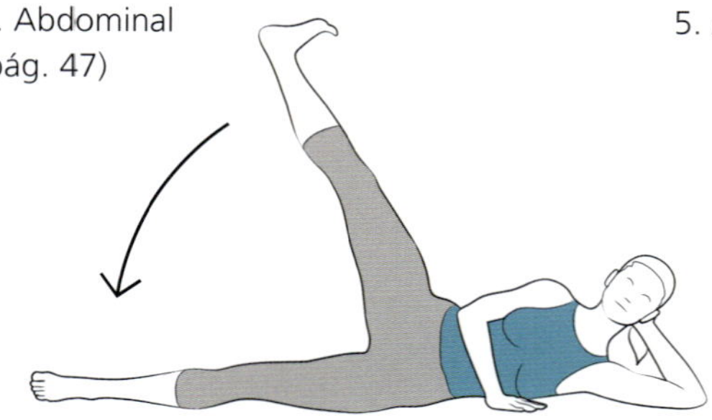

7. Patada lateral arriba y abajo (pág. 124)

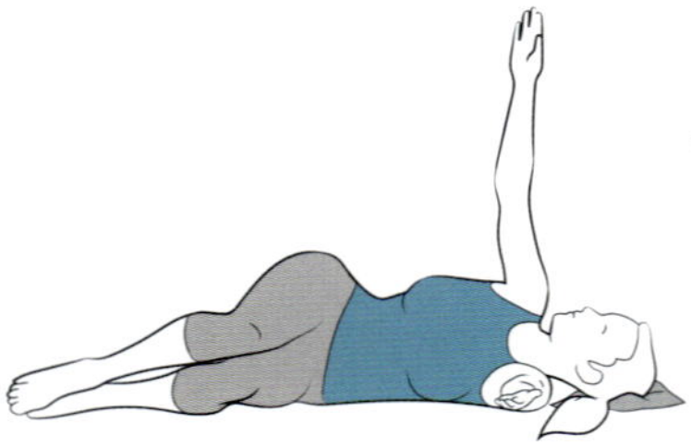

8. Apertura de brazos (pág. 112)

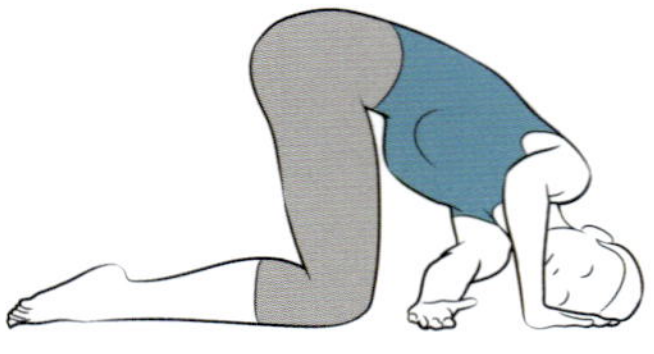

9. Enhebrar la aguja (pág. 134)

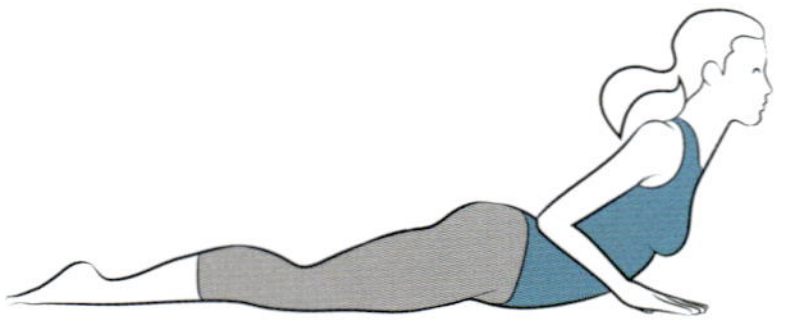

10. Preparación para la Cobra (pág. 145)

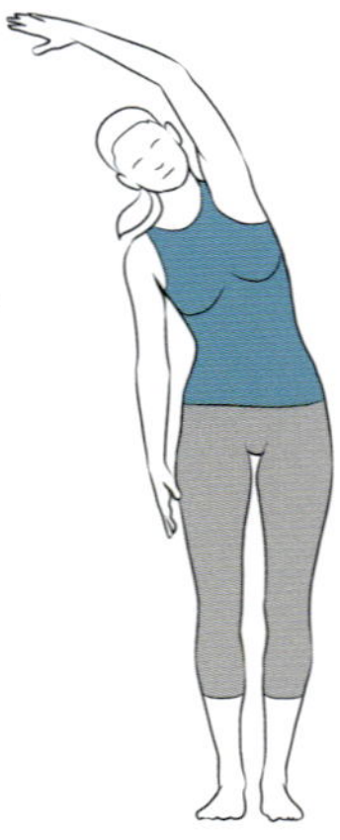

11. Estiramiento lateral de pie (pág. 49)

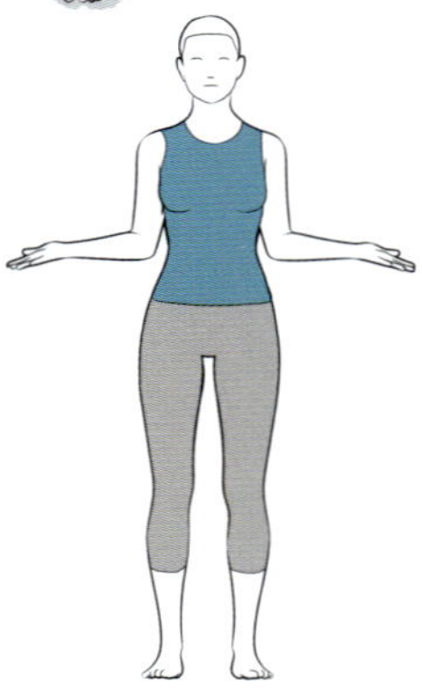

12. El Camarero (pág. 158)

Rutina para nivel intermedio

Haga entre 6 y 8 repeticiones de cada ejercicio

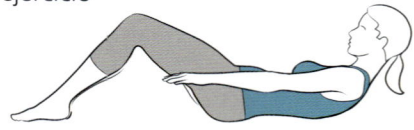

1. El Cien (pies en la esterilla) (pág. 57)

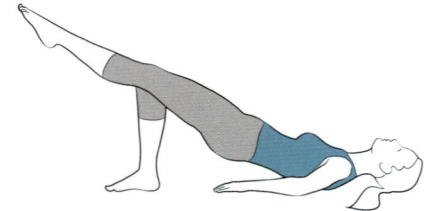

2. Puente sobre los hombros (pág. 80)

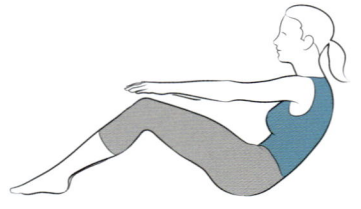

3. Rodar hacia atrás (pág. 61)

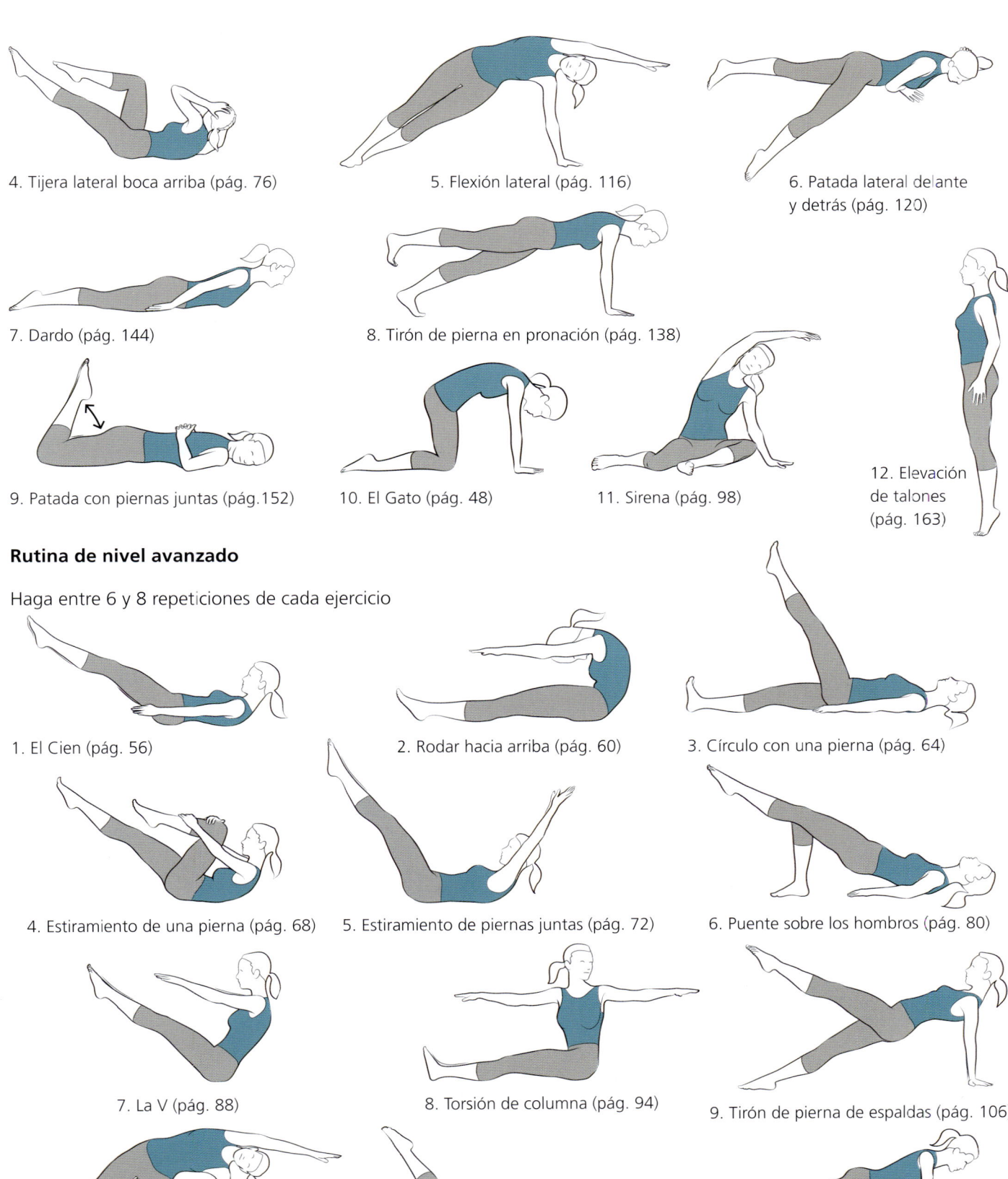

4. Tijera lateral boca arriba (pág. 76)

5. Flexión lateral (pág. 116)

6. Patada lateral delante y detrás (pág. 120)

7. Dardo (pág. 144)

8. Tirón de pierna en pronación (pág. 138)

9. Patada con piernas juntas (pág.152)

10. El Gato (pág. 48)

11. Sirena (pág. 98)

12. Elevación de talones (pág. 163)

Rutina de nivel avanzado

Haga entre 6 y 8 repeticiones de cada ejercicio

1. El Cien (pág. 56)

2. Rodar hacia arriba (pág. 60)

3. Círculo con una pierna (pág. 64)

4. Estiramiento de una pierna (pág. 68)

5. Estiramiento de piernas juntas (pág. 72)

6. Puente sobre los hombros (pág. 80)

7. La V (pág. 88)

8. Torsión de columna (pág. 94)

9. Tirón de pierna de espaldas (pág. 106)

10. Flexión lateral (pág. 116)

11. Salto del ángel (pág. 148)

12. Flexión (pág. 162)

El repertorio clásico avanzado

Estos son los 34 ejercicios del repertorio clásico avanzado, diseñados para ser realizados en orden. (Para los ejercicios que aparecen en este libro se indica la página correspondiente).

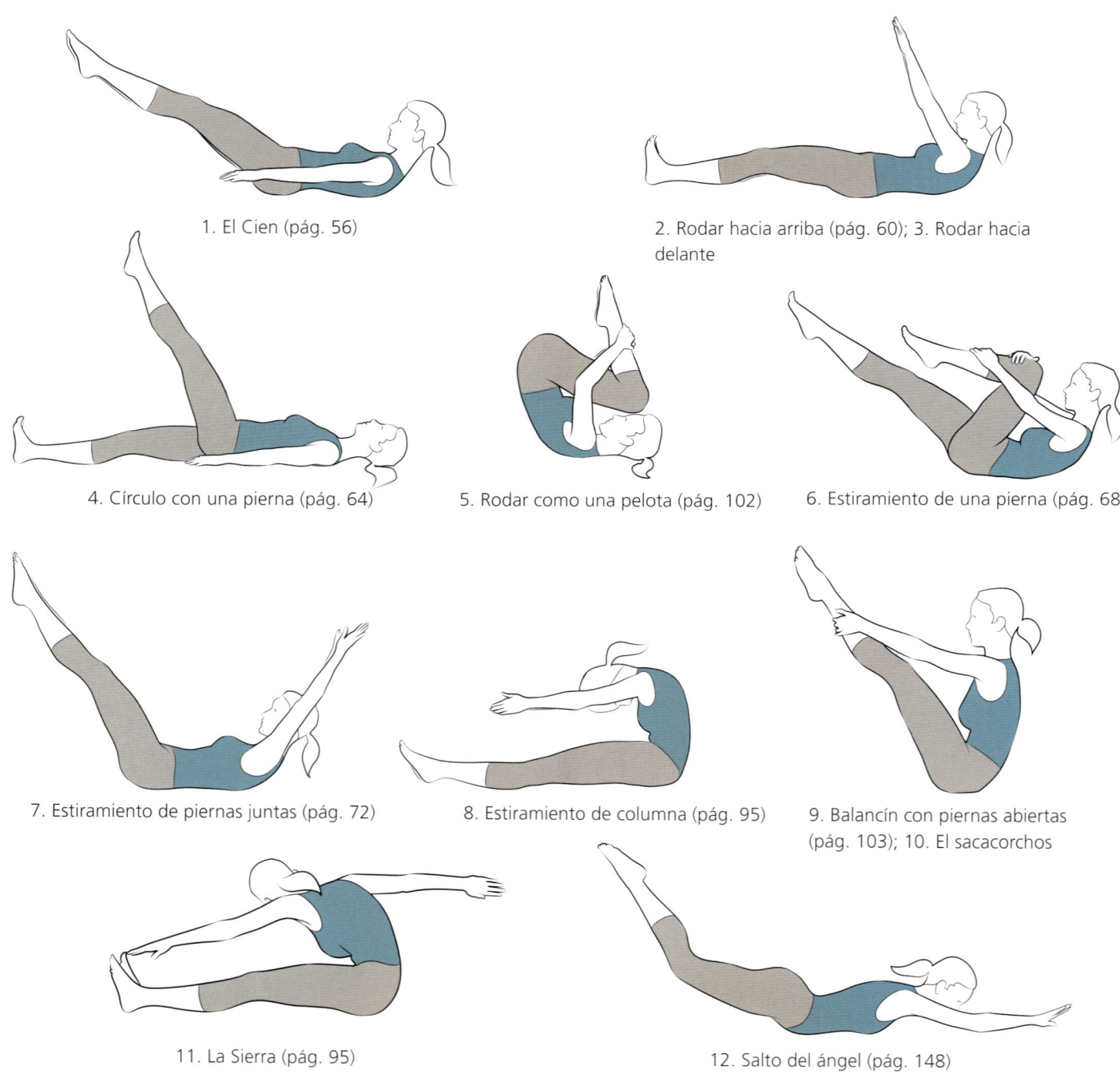

1. El Cien (pág. 56)

2. Rodar hacia arriba (pág. 60); 3. Rodar hacia delante

4. Círculo con una pierna (pág. 64)

5. Rodar como una pelota (pág. 102)

6. Estiramiento de una pierna (pág. 68)

7. Estiramiento de piernas juntas (pág. 72)

8. Estiramiento de columna (pág. 95)

9. Balancín con piernas abiertas (pág. 103); 10. El sacacorchos

11. La Sierra (pág. 95)

12. Salto del ángel (pág. 148)

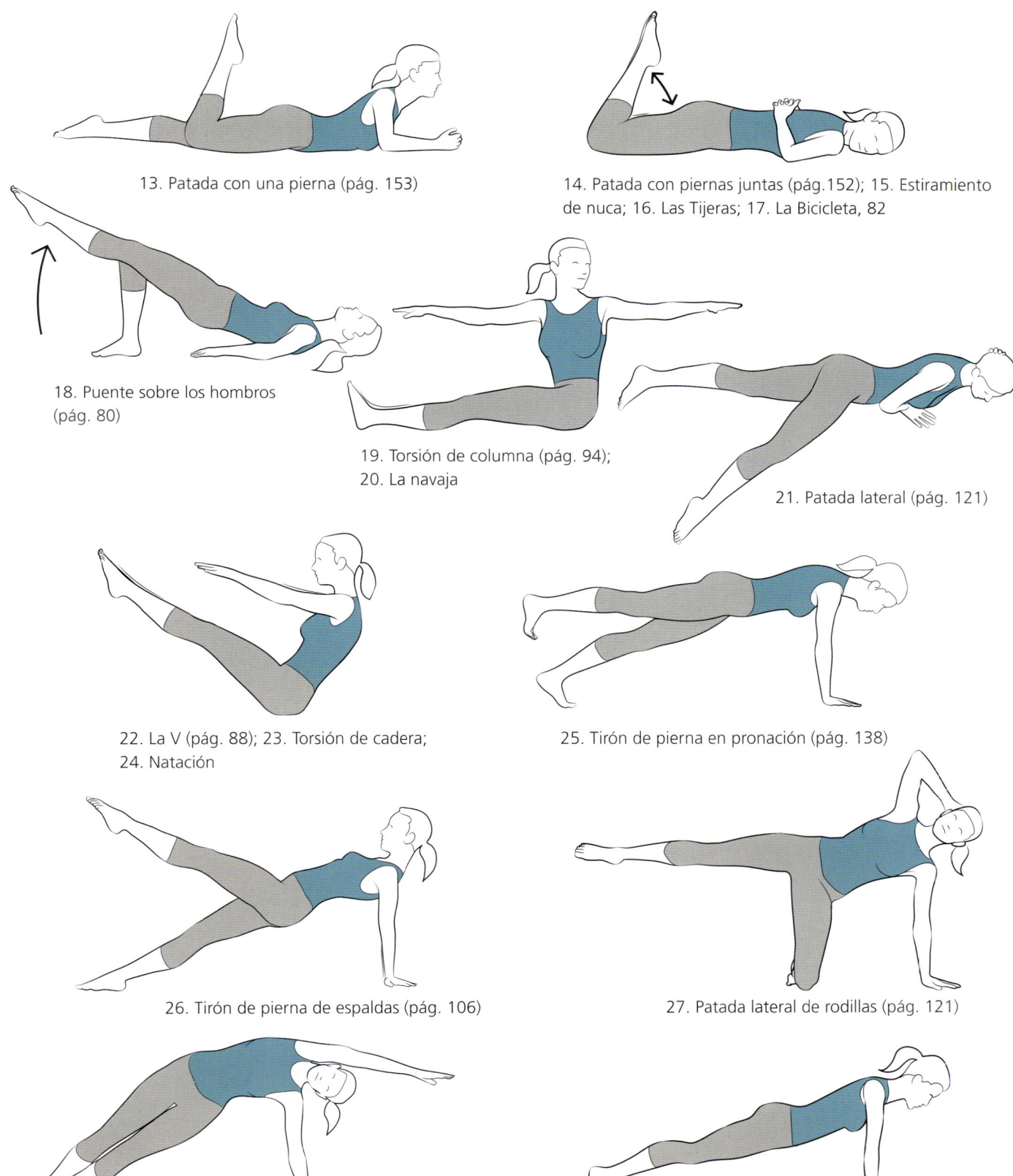

13. Patada con una pierna (pág. 153)

14. Patada con piernas juntas (pág.152); 15. Estiramiento de nuca; 16. Las Tijeras; 17. La Bicicleta, 82

18. Puente sobre los hombros (pág. 80)

19. Torsión de columna (pág. 94); 20. La navaja

21. Patada lateral (pág. 121)

22. La V (pág. 88); 23. Torsión de cadera; 24. Natación

25. Tirón de pierna en pronación (pág. 138)

26. Tirón de pierna de espaldas (pág. 106)

27. Patada lateral de rodillas (pág. 121)

28. Flexión lateral (pág. 116); 29. El Bumerán; 30. La Foca; 31. El Cangrejo; 32. El Balanceo; 33. Control de equilibrio

34. Flexión (pág. 162)

Glosario

Abductores Término abreviado para el conjunto de músculos abductores de la cadera cuyas funciones incluyen alejar la pierna del centro del cuerpo. Este grupo incluye el glúteo medio, el glúteo menor y el tensor de la fascia lata.

Aductores Término abreviado para el conjunto de músculos aductores de la cadera cuyas funciones incluyen acercar la pierna al centro del cuerpo. Este grupo incluye el aductor corto, el aductor largo, el aductor mayor y el grácil.

Agonista Músculo que proporciona la fuerza primaria que impulsa una acción. También se denomina motor principal.

Ahuecamiento abdominal Término utilizado para ayudar a visualizar la activación de los músculos abdominales imaginando que se sube la cremallera de unos vaqueros ajustados metiendo o ahuecando la barriga para llevar la espalda hacia la columna vertebral.

Alineación Colocación específica de la columna vertebral, la pelvis y las extremidades y su relación entre sí como preparación para un movimiento o ejercicio.

Amplitud de movimiento Medida en que puede moverse o estirarse una parte del cuerpo, por ejemplo, una articulación o un músculo.

Antagonista Músculo que se alarga y relaja mientras otro (el agonista) se contrae.

Articulación cartilaginosa Articulación ligeramente móvil en la que los huesos están unidos por cartílago.

Articulación fibrosa Articulación fija en la que los huesos están unidos por tejido fibroso colagenoso.

Articulación sinovial Articulación que se mueve libremente. Las articulaciones sinoviales se consideran las principales articulaciones funcionales del cuerpo en las que las superficies óseas están recubiertas de cartílago articular y unidas por una cápsula de tejido conjuntivo fibroso recubierta de membrana sinovial.

Articular Mover secuencialmente la columna vertebral, vértebra a vértebra. También se denomina articulación de la columna vertebral o movimiento secuencial.

Bombeo Acción y efecto de mover el cuerpo o una parte de él hacia arriba y hacia abajo con movimientos pequeños y repetitivos.

Centramiento Activación del centro del cuerpo, o «powerhouse», para que el movimiento de las extremidades se inicie desde dicho centro.

Circunducción Movimiento circular de una extremidad.

Columna vertebral anclada Toda la columna vertebral se presiona contra la esterilla mediante la activación de los músculos abdominales.

Columna vertebral neutra Posición natural de la columna vertebral cuando las tres curvas, cervical (cuello), torácica (media) y lumbar (inferior), están presentes y bien alineadas.

Contracción concéntrica Acortamiento de un músculo mientras trabaja.

Contracción excéntrica Alargamiento de un músculo mientras trabaja.

Contracción isométrica Contracción estática de un músculo sin movimiento visible en la articulación.

Curva en «C» Redondeo o flexión uniforme de la columna vertebral, desplazándola hacia delante en el plano sagital.

Degeneración/hernia discal Enfermedad que se produce cuando el desgaste relacionado con la edad provoca el deterioro de los discos intervertebrales de la columna vertebral, lo que puede dar lugar a una reducción de la flexibilidad y a la contracción del disco intervertebral, provocando dolor.

Dorsiflexionar Acción de flexionar un pie, alejando el talón en línea con la pantorrilla y apuntando los dedos hacia arriba.

En pronación Estar tendido boca abajo al comienzo de un ejercicio.

En supinación Estar tendido boca arriba al comienzo de un ejercicio.

Estar anclado Tener conciencia de los puntos de contacto del cuerpo con el suelo o la esterilla para favorecer la conexión con esos puntos y sentirse seguro en la posición inicial de un ejercicio. Estando de pie, esto significa sentir cómo los dedos de los pies y los talones conectan con el suelo que hay debajo y dedicar tiempo a ser consciente de la posición de los pies, creando la misma presión en la parte delantera, trasera y lateral de los pies.

Estenosis espinal Estrechamiento de la columna vertebral que causa presión sobre la médula espinal y las raíces nerviosas.

Eversión Movimiento de la articulación del tobillo en el que la planta del pie gira hacia fuera de la línea media del cuerpo.

Extensión de la columna vertebral Arqueamiento de la columna vertebral, desplazándola hacia atrás en el plano sagital. Cuando se utiliza en referencia a los brazos y las piernas, «extensión» se refiere a un enderezamiento o alargamiento de estas extremidades en las articulaciones del codo y la rodilla.

Fijador Músculo que actúa para estabilizar el cuerpo mientras otra parte del cuerpo se mueve.

Flexión con carga Adición de peso o resistencia cuando la columna está en flexión o inclinada hacia delante.

Flexión plantar Movimiento en el que los dedos del pie y el pie apuntan hacia abajo alejándose de la pierna y el ángulo entre el pie y la parte posterior de la pierna disminuye.

Flexión Redondeo o doblamiento, según la parte del cuerpo a la que se haga referencia. Cuando se refiere a la columna vertebral, la flexión es un redondeo; cuando se refiere a los codos y las rodillas, la flexión es un doblamiento de estas articulaciones.

Hiperextender Acción de extender en exceso una articulación cuando se la ha forzado a moverse más allá de su amplitud de movimiento normal. Cuando esto ocurre, los tejidos que rodean la articulación pueden resultar dañados.

Hipermovilidad Enfermedad genética caracterizada por una flexibilidad extrema de las articulaciones, que provoca molestias y rigidez alrededor de las articulaciones y, en algunos casos, en todo el cuerpo.

Hueso isquión Término genérico para designar la tuberosidad isquiática, que marca el límite lateral del estrecho inferior de la pelvis. Se puede localizar presionando en el centro de la nalga.

Inversión En referencia a ejercicios específicos, la elevación de las piernas por encima de la cabeza o el giro hacia dentro de los pies o las manos. En referencia a la articulación del pie y el tobillo, la inversión es el giro del pie hacia dentro.

Línea media Línea vertical imaginaria que atraviesa el centro del cuerpo, dividiéndolo en dos mitades iguales.

Lordosis en la columna lumbar Curvatura exagerada hacia dentro de la columna lumbar que a menudo puede afectar a la parte inferior de la espalda.

Motor principal Músculo que proporciona la fuerza primaria que impulsa una acción; también se denomina agonista.

Músculo cardíaco Músculo que constituye la capa central gruesa del corazón y es responsable de su acción de bombeo. También se denomina miocardio.

Músculo esquelético El tipo de músculo más común del cuerpo, es un músculo voluntario que requiere control y estímulo conscientes para funcionar.

Músculo liso También denominado músculo involuntario, realiza sus funciones sin acción consciente. Por ejemplo, en el sistema cardiovascular, el músculo liso trabaja en los vasos para mantener la presión y el flujo sanguíneo.

Músculos del *core* Término genérico y colectivo para los músculos situados entre los hombros y las caderas, tanto en la parte anterior como posterior del cuerpo.

Osteoporosis Enfermedad crónica que debilita los huesos, haciéndolos frágiles y más propensos a romperse o fracturarse.

Palanca Estructura rígida que se mueve alrededor de un eje cuando se aplica una fuerza. Por ejemplo, el brazo es una palanca y su punto de eje es la articulación del hombro.

Pilates contemporáneo Estilo de pilates que no sigue estrictamente la secuencia del repertorio clásico e introduce nuevos ejercicios, a menudo con accesorios como cintas de resistencia.

Plano sagital Línea vertical imaginaria que divide el cuerpo en una parte derecha y una izquierda. Ejemplos de movimientos realizados en este plano son correr y la flexión de bíceps.

Plano transversal Línea horizontal imaginaria que divide el cuerpo en una parte superior y una parte inferior. Un ejemplo de movimiento realizado en este plano es la rotación de la columna torácica.

Posición pilates Postura de pie con los talones juntos y los dedos de los pies separados a una pequeña distancia para formar una «V».

Pronar Girar o mantener la mano o el pie de forma que la palma o la planta queden hacia abajo.

Propriocepción Conciencia de dónde se encuentran el cuerpo y sus partes móviles en el espacio, transmitida por los receptores sensoriales del sistema nervioso. También se denomina conciencia corporal.

Protracción Desplazamiento de una parte del cuerpo hacia delante. En referencia a las escápulas (omóplatos), éstas se separan ampliamente a lo largo de la columna vertebral y se llevan hacia la parte delantera del cuerpo.

Retraer En referencia a las escápulas, tirar de ellas una hacia otra en dirección a la columna vertebral.

Rotación lateral Rotación externa de una extremidad con respecto a la línea media del cuerpo.

Rotación medial Rotación interna de un miembro hacia la línea media del cuerpo.

Sinergista Músculo que ayuda a otros músculos a realizar un movimiento.

Supinar Girar o mantener la mano o el pie de forma que la palma o la planta queden hacia arriba.

Índice alfabético

Agradecimientos

Joni Jacobs

Cuando empecé mi andadura en la enseñanza de pilates, este es el libro que me habría gustado tener: una guía accesible para entender los ejercicios del método pilates, con orientación práctica y anatómica tanto del repertorio clásico como del contemporáneo. Hoy, me siento muy agradecida de poder ofrecérselo a los demás.

Me gustaría dar las gracias a mis alumnos de pilates por confiarme sus cuerpos y darme la oportunidad de aprender siempre de ellos. Me inspiran a buscar una mayor comprensión sobre el cuerpo humano, que hasta el día de hoy solo se entiende en parte.

A Jacqui y Nick, por la oportunidad de documentar nuestra pasión por el pilates. A David, por mantenernos a raya. A Jennifer, por su meticulosa labor de corrección. A Ken, por su infinita sabiduría sobre anatomía. Y a Jo y Rob, por sus mágicas ilustraciones, creadas a partir de nuestras descripciones más bien vagas.

A mis queridas amigas Stella, Amy, Dani y Holly, que estuvieron a mi lado cuando dejé el mundo del derecho para dedicarme al pilates. Desentrañar mi antigua identidad fue una de las cosas más duras y a la vez más liberadoras que he hecho. A mis amigos, que dentro de nuestra amistad dan cabida a mis aspiraciones profesionales, a mi necesidad ocasional de soledad, y que apoyan mis sueños.

A Michelle, mi coautora, que es una inspiradora profesora de pilates con un corazón y un alma bondadosos. Aunque escribir un libro de esta magnitud no es tarea fácil, nos lo hemos pasado bien al hacerlo. Sobre todo, aprecio su amistad.

Gracias a mi marido, Matt, por permitirme esta autodesafío continuo, a menudo a expensas de otros aspectos de mi vida. Su apoyo y su amistad lo son todo para mí.

Por último, pero no por ello menos importante, a mis increíbles hijas, Olivia y Emily, por vuestros mimos y ánimos. Sois mis mejores animadoras. Vuestra curiosidad por el mundo que os rodea me inspira siempre.

Michelle Pettet

Escribir este libro ha sido una oportunidad increíble y estoy muy agradecida a Jacqui Sayers por haberlo hecho posible.

También quiero dar las gracias a Diana, mi primera profesora de pilates. Descubrí sus clases cuando me sentía sola en una ciudad nueva. Me enseñó a sentirme fuerte a través del movimiento positivo y fortalecedor, lo que me ayudó a atravesar una época difícil y a creer en mí misma. Espero poder hacer lo mismo por las personas a las que enseño.

A mis queridas amigas Alex, Lisa, Beth y Sarah por animarme y levantarme el ánimo. Me siento muy afortunada de conoceros.

A Joni, no podría haber hecho esto sin ti. Tus conocimientos, tu amabilidad y tu empuje son una inspiración para mí.

A mis dos hijos, Bobby y Jude, gracias por ser tan maravillosos, por hacerme reír y por vuestro cariño. Vosotros hacéis que todo merezca la pena.

Referencias bibliográficas

Balanced Body. *The Origins of Pilates.* https://www.pilates.com/origins-of-pilates/.

Fletcher, R. (2019). Personal communication regarding percussive breathing. https://www.fletcherpilates.com/06-01-2019-blog-fletcher-pilates-percussive-breath-technique/.

Gurtner, K. (2023). *Anatomy Trains in Motion: A Movement-Minded Exploration of the Myofascial Meridian Body Map.* Self-published.

Isacowitz, R., & K. Clippinger (2011). *Pilates Anatomy: Your Illustrated Guide to Mat Work for Core Stability and Balance.* Champlain, Illinois: Human Kinetics.

Pilates, J., & W. Miller (2003). *Return to Life Through Contrology.* Miami: Pilates Method Alliance.

Robinson, L., L. Bradshaw, & N. Gardner (2009). *The Pilates Bible: The Most Comprehensive and Accessible Guide to Pilates Ever.* Londres: Kyle Books.

Schleip, R., G. Hedley, & C. A. Yucesoy (2019). Fascial nomenclature: Update on related consensus process. *Clinical Anatomy* 32(7): 929–933.

Siler, B. (2000). *The Pilates Body: The Ultimate At-Home Guide to Strengthening, Lengthening, and Toning Your Body—Without Machines.* Nueva York: Broadway Books.

Ward, T. (2022). *Science of Pilates: Understand the Anatomy and Physiology to Perfect Your Practice*, 1st edition. Londres: Dorling Kindersley Limited.